AF501831

LETTRES

SUR

L'HISTOIRE DE LA MÉDECINE.

Impr. et Fonderie de F. LOCQUIN et Comp., 16, rue Notre-Dame des Victoires.

LETTRES

SUR

L'HISTOIRE DE LA MÉDECINE

ET SUR LA NÉCESSITÉ

DE L'ENSEIGNEMENT DE CETTE HISTOIRE,

SUIVIES

DE FRAGMENS HISTORIQUES,

PAR

J. E. DEZEIMERIS,

DOCTEUR-MÉDECIN DE LA FACULTÉ DE PARIS, BIBLIOTHÉCAIRE DE LA MÊME FACULTÉ, MEMBRE DE LA SOCIÉTÉ MÉDICALE D'ÉMULATION DE PARIS, DE LA SOCIÉTÉ DE MÉDECINE DE GAND, DE LA SOCIÉTÉ MÉDICO-LÉGALE DU DUCHÉ DE BADE.

PARIS

CHEZ L'AUTEUR, RUE HAUTEVILLE, 3.

1838.

PRÉFACE.

Une réorganisation dès long temps réclamée avec instance se prépare enfin pour la médecine, et promet de s'accomplir dans un avenir prochain.

Si de graves désordres introduits dans la pratique de l'art appellent toute l'attention du législateur, des lacunes déplorables dans l'enseignement de la science n'ont pas moins de droits à exciter sa sollicitude.

Il est du devoir de tout homme qui a cru reconnaître quelque vice à corriger dans nos institutions, quelque perfectionnement à y introduire, de faire part du résultat de ses recherches ou de ses réflexions. Je crois avoir étudié plus que d'autres la question de l'utilité des études et de l'enseignement historiques en médecine ; et je crois remplir un devoir en livrant au public le volume auquel ces lignes servent de préface.

Les articles dont il se compose avaient déjà vu

le jour; mais ils étaient dispersés, et ne pouvaient fournir en cet état les lumières qu'il est peut-être possible d'en tirer. Il m'a paru plus utile de les rassembler que de perdre du temps à les présenter sous une autre forme. Les titres que je leur ai conservés (1) pourront, au premier coup d'œil, faire penser au lecteur qu'il eût mieux valu les refondre; J'espère qu'après les avoir lus, on jugera que, n'ayant en vue que leur utilité, et nullement l'intérêt de l'auteur, j'ai pu m'épargner cette peine et consacrer mon temps à d'autres travaux.

Les vues que j'ai exposées sur la nature de l'histoire des sciences et de la médecine en particulier, et sur la manière dont elle demande à être traitée, vues nouvelles et qui me sont propres, auraient exigé, pour être bien comprises, d'être appliquées à l'étude de quelque époque ou de quelque branche de la science ou de l'art.

J'espère faire mieux, d'ici à une époque qui n'est pas éloignée, en commençant la publication d'une

(1) Tel que celui de *pétition* par exemple. Je prie les lecteurs de ne pas tenir compte de ce titre ; ils peuvent lire sans crainte de ne trouver que les banalités obséquieuses qui s'intitulent ordinairement de ce nom.

Histoire de la Médecine, unique objet de mes études et de mes travaux depuis quinze années.

J'ai cru pouvoir, en attendant, réunir un certain nombre de fragmens historiques que j'ai fournis à divers recueils, en prévenant toutefois que la nature même des ouvrages pour lesquels ils avaient été faits leur avait imposé une forme et des caractères fort différens de ceux qu'ils devraient avoir pour entrer dans une histoire régulière.

Je n'en dirai pas plus sur le contenu de ce volume, dont je désire qu'on prenne une idée en jetant les yeux sur la table des matières qui le termine.

PREMIÈRE PARTIE.

Lettres sur l'histoire de la médecine et sur la nécessité de l'enseignement de cette histoire.

LETTRES

SUR

L'HISTOIRE DE LA MÉDECINE

ET

SUR LA NÉCESSITÉ

DE L'ENSEIGNEMENT DE CETTE HISTOIRE.

CHAPITRE PREMIER.

Pétition adressée au Ministre de l'Instruction publique, au mois d'avril 1837.

MONSIEUR LE MINISTRE,

Entre toutes les universités de l'Europe les plus célèbres, la Faculté de médecine de Paris brille par la richesse de son enseignement. Nulle autre n'a l'avantage de posséder comme elle un ou plusieurs professeurs pour chaque branche particulière de la science; nulle autre ne présente aux élèves tant de moyens d'instruction réunis, nulle autre aussi ne voit affluer autour d'elle une aussi grande multitude de disciples.

Mais une lacune existe au milieu de ce vaste enseignement, et, en un point, la Faculté de médecine de Paris reste au dessous de toutes les universités de l'Allemagne : l'histoire de la médecine et la bibliographie médicale ne sont point enseignées en France.

L'existence de cette lacune a lieu d'étonner dans la disposition actuelle des esprits, car jamais on ne sentit mieux l'importance des études historiques pour l'avancement de toutes les parties des connaissances humaines, et leur indispensable nécessité dans la culture des sciences d'observation. En effet, la condition fondamentale de ces sciences est de n'exister et de ne pouvoir s'agrandir que par une attention égale à acquérir des notions nouvelles par l'étude de la nature, et à recueillir, rapprocher et féconder les notions déjà acquises, par l'étude des livres.

La Faculté de médecine de Paris ne fut point toujours privée de cet enseignement; il y exista dès l'origine même de cette École en 1796. Il y exista double pendant plus de quinze années, partagé en chaire d'histoire de la médecine et chaire de bibliographie, unique plus tard sous cette dernière dénomination. Il avait continué sans interruption, et il existait en 1822, confié au professeur et bibliothécaire Moreau (de la Sarthe), quand les ordonnances illégales du 21 novembre 1822 et du 5 février 1823 abolirent la Faculté, et évincèrent ce professeur en même temps que les Dubois, les Desgenettes, les Pinel, les Chaussier, les Vauquelin, les de Jussieu, etc.

L'ordonnance réparatrice du 5 octobre 1830, qui réintégra à la Faculté les professeurs évincés en 1823, l'appelait, s'il eût vécu, à reprendre sa place de bibliothécaire et professeur d'histoire et de bibliographie médicales. Comme plusieurs de ses illustres collègues, il avait survécu peu de temps à la proscription. Mais la mort d'un homme n'entraîne point celle d'une institution.

Quoique veuve de son titulaire, la chaire d'histoire et de bibliographie ne cessa donc point de subsister légalement, et, comme telle, c'est par concours qu'elle doit être pourvue d'un professeur.

La commission nommée le 2 août 1830 par le ministre de l'Instruction publique exprima le vœu de la voir rétablir.

En 1831, la Faculté de médecine, en adressant au ministre une pétition de M. C. Broussais, réitéra la même demande.

Le 27 octobre 1834, dans une séance solennelle de l'association des médecins de la capitale, où l'on discutait les bases d'un projet d'organisation de la médecine, M. le doyen de la Faculté de Paris déclarait qu'il regardait comme une honte pour cette École, que l'histoire et la bibliographie de la science n'y fussent point enseignées.

En 1835, vingt et un professeurs de la Faculté de médecine exprimaient, dans une pétition adressée par moi à M. le ministre de l'Instruction publique, leur conviction sur la nécessité de cet enseignement, et manifestaient vivement le vœu de voir rétablir et mettre au concours la chaire de Moreau (de la Sarthe).

Un obstacle s'y opposait alors. Une portion de la place de Moreau (de la Sarthe), la place de bibliothécaire, était occupée par un homme qui méritait, à tous égards, qu'on respectât sa position; et à moins de l'en déposséder, il aurait fallu charger le trésor de deux traitemens au lieu d'un; il aurait fallu partager entre deux personnes des attributions auxquelles une seule peut suffire, des attributions qu'il y a de grands avantages à réunir, qui avaient été réunies jusqu'en 1822 dans la Faculté de médecine de Paris, et qui ne sont point séparées dans les universités d'Allemagne les mieux organisées.

Mais aujourd'hui, que le rétablissement d'un ordre de choses si regrettable ne blesserait d'autre intérêt que le mien, puisque c'est moi qui suis bibliothécaire, je déclare être prêt à offrir ma démission, si l'on veut rétablir et mettre au concours la place occupée autrefois par Moreau (de la Sarthe).

Je viens donc, monsieur le ministre, solliciter de votre amour pour la science et de votre zèle pour le perfectionnement des études, qu'il vous plaise d'ordonner le rétablissement et la mise au concours de la place de bibliothécaire professeur d'histoire de la médecine et de bibliographie médicale, à la Faculté de médecine de Paris.

Je suis, etc.

DEZEIMERIS,
Bibliothécaire de la Faculté.

Première réponse du Ministre de l'Instruction publique.

J'ai le regret, Monsieur, d'avoir à vous dire que l'avis du Conseil royal et celui de la Faculté m'interdisent les moyens de créer une chaire de l'histoire des sciences médicales (1) : j'ai voulu vous dire moi-même le chagrin

(1) L'avis de la Faculté, dont parle M. Salvandy, n'était que celui du membre du Conseil royal de l'Instruction publique qui est en même temps doyen de la Faculté, et l'avis du Conseil royal n'était que celui du doyen de l'école, qui est en même temps membre de ce Conseil. Ni la Faculté ni le Conseil n'avaient été consultés. Un seul homme, à la faveur de son double titre de représentant de la Faculté et de membre du Conseil, avait pris

que j'en éprouve, et vous offrir l'assurance de mes sentimens les plus distingués.

SALVANDY.

Paris, 13 mai 1837.

Deuxième réponse du Ministre de l'Instruction publique.

Ministère de l'instruction publique.
Division.

Bureau des Facultés.
N. 17,771.

MONSIEUR,

J'ai examiné en Conseil royal de l'Instruction publique la demande que vous m'avez adressée pour la création d'une chaire d'histoire de la médecine et de bibliographie médicale dans la Faculté de Paris. Les motifs sur lesquels vous fondez cette demande ont paru au Conseil dignes d'être pris en considération. Mais la mesure que vous proposez ne saurait être exclusivement applicable à l'Académie de Paris. Les autres Facultés de médecine sont également intéressées à obtenir dans leur enseignement toutes les améliorations désirables. La question entraîne dès lors des conséquences financières qui jusqu'à présent n'ont pas été prévues au budget de l'État.

Pour qu'il fût d'ailleurs possible de donner quelque suite à votre demande, il eût été nécessaire que la Faculté à laquelle vous êtes attaché en eût préalablement délibéré d'une manière spéciale (1). Je me rappellerai dans l'occa-

sur lui de faire prononcer en leur nom. C'est ce dont la certitude m'a été parfaitement acquise, et dont on va voir la preuve dans la lettre ministérielle suivante.

(1) Voyez la note placée au bas de la lettre précédente.

sion les attestations honorables dont vous avez été l'objet.

Recevez, Monsieur, l'assurance de ma considération distinguée.

Le ministre de l'Instruction publique,
SALVANDY.

Paris, 20 mai 1837.

Seconde pétition adressée au Ministre de l'Instruction publique au mois de juin 1837.

MONSIEUR LE MINISTRE,

L'objet de la demande que je vais avoir l'honneur de vous adresser me paraît intéresser à un assez haut degré l'enseignement et l'avenir de la science pour m'autoriser à entrer dans quelques développemens.

Pour ne point charger cette lettre de choses qui n'y soient pas indispensables, je vous demanderai la permission de supprimer tout préambule et d'entrer brusquement en matière.

Toute science d'observation résulte de la connaissance et du rapprochement systématique de tous les objets et de tous les faits qui constituent son domaine.

Les objets dont quelques unes de ces sciences s'occupent se retrouvent partout, et l'observation peut les étudier à toute heure ; les faits qui leur appartiennent ne sont pas tous des actes dont la nature se réserve le secret, et l'expérience en peut reproduire une partie, aussi souvent que l'exige le besoin de les mieux connaître.

L'*observation directe* est la véritable méthode d'étude de ces sciences partout où elle est applicable; pour le reste, il n'y en a pas d'autre que l'*observation reçue* de ceux qui ont pu la faire directement, c'est à dire l'*histoire*.

L'étendue relative du champ de ces deux méthodes varie selon la nature des sciences, et selon la disposition des esprits qui les cultivent aux diverses époques.

La richesse de nos musées concentrera bientôt en un seul point les productions naturelles du monde entier, et le naturaliste pourra tout voir par lui-même. Les progrès rapides de la chimie et de la physique permettront de reproduire à volonté, sous les yeux de l'homme qui veut s'instruire, presque tous les phénomènes que la nature ne montrait qu'accidentellement et d'une manière fugitive, ou qu'elle n'opérait jamais qu'en secret. C'est ici le domaine de l'observation directe. Mais il est des sciences où les faits susceptibles d'être actuellement soumis à l'observation sont les moins nombreux, et où l'expérience est interdite par la nature de l'objet même des études. Ici l'*élément historique* acquiert nécessairement la prépondérance qu'avait l'*observation directe* dans les sciences indiquées précédemment. La médecine appartient à cette seconde catégorie ; et si l'on fait abstraction de quelques unes de ses parties, telles que l'anatomie, la clinique et les opérations chirurgicales pratiquées sur le cadavre, tout le reste est constitué presque exclusivement par un enseignement historique de ce qui a été *observé*, *expérimenté*, *pensé*, sur des faits fugitifs qu'on ne peut reproduire à volonté, que le hasard ne présente à l'observateur que de loin en loin et trop rarement pour lui fournir les moyens de les bien connaître, ou qu'il peut multiplier tout à coup en grand nombre devant le praticien encore inexpérimenté, au grand dommage des malades, si ce dernier a négligé de suppléer par l'histoire à l'absence de l'observation.

Il y a donc une portion considérable de la science médicale, et une plus grande encore de l'art de guérir, qui n'a d'autre base que l'histoire, et dont le degré de certitude se mesure uniquement sur le degré de perfection de cette histoire, sur ce qu'elle est faite avec plus ou moins de critique, et d'une manière plus ou moins complète. Ainsi, repousser l'histoire du nombre des études médicales, c'est anéantir une partie considérable de la science et de l'art.

Il y a eu des époques où l'enseignement historique était presque le seul enseignement qu'on donnât en médecine; où l'histoire était la seule source où l'on cherchât à puiser la connaissance de la vérité. Content des notions acquises durant les siècles écoulés, ou seulement durant quelques siècles, dans la période des Grecs et des Romains, on renonçait volontairement à faire un pas au delà de la limite qu'ils avaient atteinte. Par cette abnégation de toutes les facultés de leur entendement faite au profit de leur mémoire, les savans des quinzième et seizième siècles condamnèrent leurs travaux à une stérilité qui les a fait tomber dans le mépris. Ils avaient sacrifié l'*observation* à l'*histoire;* ils ne furent que l'écho du passé. Dès que ce passé fut abordable pour tout le monde, on n'eut plus rien à leur demander, et l'on put s'avancer dans la voie du progrès sans remarquer désormais qu'ils y eussent laissé la moindre trace.

D'un autre côté, l'enthousiasme qu'excitèrent les premières découvertes dues à l'étude directe de la nature et à l'application de la méthode expérimentale jeta les esprits dans l'excès opposé. Absorbés tout entiers par l'étude des productions de la nature, par les recherches anatomiques, par l'observation des maladies dont les exemples se multipliaient incessamment sous leurs yeux, les médecins négligèrent tout le reste. Sacrifiant complètement l'*histoire* à l'*observation*, perdant les richesses du passé plus rapidement encore qu'ils ne faisaient de nouvelles acquisitions, ils renouvelèrent véritablement la fable des Danaïdes.

Les médecins de notre siècle n'ont pas été exempts de ce travers. Naguère encore, sous la domination d'une doctrine qui se disait neuve, et qui avait, comme tant d'autres, la prétention d'être vraie, on regardait comme parfaitement inutile de s'occuper d'autre chose que de ce qu'elle enseignait, et l'on tenait pour perdu tout le temps passé à étudier d'autres livres que ceux où elle était exposée. La chute de cette doctrine a amené une réaction profonde dans les esprits. Il n'est pas un seul médecin, comprenant les besoins de la science et de l'art qu'il cultive, qui ne reconnaisse la nécessité plus impérieuse et plus pressante que jamais de renouer avec le passé la chaîne des observations et des expériences, pour donner de plus larges bases aux principes scientifiques qui doivent en sortir, et plus de certitude aux préceptes de la pratique. Il n'est pas un seul médecin, doué de quelque esprit philosophique, qui ne sente le besoin d'éclairer l'avenir des lumières que peuvent fournir et l'histoire des méthodes qui mènent à la découverte de la vérité, et l'histoire des écarts qui jettent trop souvent les esprits hors de la voie qui peut y conduire. Mais ce besoin si vivement senti, l'enseignement de nos Facultés de médecine, et celui de la plus riche d'entre elles, fournit-il les moyens de le satisfaire? ou, en l'absence d'un enseignement professoral, la littérature médicale fournit-elle seulement un guide qui facilite l'étude du passé à celui qui aurait le courage d'en braver les difficultés, et se déterminerait à l'aborder par lui-même? La réponse à ces questions n'est pas douteuse. Non, la partie historique de la science et de l'art n'est point enseignée dans les ouvrages classiques où les élèves en puisent les principes; non, elle n'est point enseignée dans les cours où on leur développe ces principes. Elle ne l'est ni ne peut l'être. Dans l'état présent des sciences médicales, vu l'immense développement qu'elles ont pris et la difficulté d'en embrasser toute l'étendue, il est impossible à quiconque donne une partie de son temps à l'exercice de l'art et à un enseignement déjà étendu, de trouver celui qui serait nécessaire pour prendre connaissance des travaux importans qui ont été faits dans tous les siècles et dans toutes les langues. Ce n'est pas trop d'une vie entièrement consacrée à ce genre d'étude pour être en état de l'enseigner avec quelque succès.

Il suit de ce qui précède que le développement historique de la médecine, prise dans son ensemble et dans chacune de ses parties, dans ses généralités et dans tous ceux de ses détails qui ont quelque importance, doit faire l'objet d'un enseignement à part. Il est nécessaire de joindre à cet enseignement celui de la bibliographie médicale, qui, dans cette masse effrayante de livres dont se compose la littérature médicale, signale aux élèves ceux qui méritent d'arrêter particulièrement leur attention, trace la route qu'ils doivent suivre dans leurs études, et les mène, sur chaque objet de leurs recherches, droit aux sources où ils en peuvent le plus facilement et le plus sûrement puiser la connaissance la plus complète.

Ce double enseignement existait, M. le Ministre, à la

Faculté de médecine de Paris, dans la chaire d'histoire et de bibliographie, occupée en dernier lieu par Moreau (de la Sarthe). La demande que j'avais faite du rétablissement et de la mise au concours de cette chaire ayant été, quant à présent, rejetée « *comme entraînant (par la nécessité d'accorder la même chaire aux autres Facultés) des conséquences financières qui n'ont pas été prévues au budget de l'Etat* », j'ai l'honneur de vous demander d'être chargé de faire à la Faculté de médecine, en qualité de bibliothécaire, un cours d'histoire de la médecine et de bibliographie médicale, moyennant une indemnité, qui pourra être ultérieurement maintenue ou supprimée, selon que j'aurai rempli d'une manière plus ou moins satisfaisante la tâche qui m'aura été confiée.

Sans insister plus long-temps sur les avantages qui résulteraient de cet enseignement, et qui se présentent d'eux-mêmes à l'esprit de quiconque réfléchit à cette matière, j'ajouterai ici un fait qui a bien son importance, c'est qu'une décision ministérielle, du 14 juin 1831, a autorisé M. Kühnholtz à faire, *en sa qualité de bibliothécaire*, des cours d'histoire et de bibliographie à la Faculté de médecine de Montpellier, et que *ces cours se font effectivement*. Or, il n'est pas possible que l'on consente à laisser plus long-temps, sous ce rapport, la Faculté de médecine de Paris en arrière de sa rivale.

J'ose espérer, M. le Ministre, que vous accueillerez favorablement ma demande, et que vous ne refuserez pas de m'accorder les moyens de faire tourner au profit de l'enseignement des études poursuivies avec une constance invariable, pendant plus de quinze années, dans une direction où l'amour de la science entraîne invinciblement celui qui n'a pas d'autre passion, mais d'où l'ambition écarte quiconque a, par dessus tout, envie de parvenir à la fortune.

Je suis avec un profond respect, etc.

DEZEIMERIS,
Bibliothécaire de la Faculté de médecine de Paris.

La lettre qu'on vient de lire fut renvoyée par le ministre de l'Instruction publique à la Faculté de médecine pour prendre son avis. En conséquence une commission fut nommée dans le sein de la Faculté, pour en délibérer.

J'avais appris qu'on cherchait à donner le change sur l'objet précis de ma demande, afin d'obtenir de la Faculté une réponse qui ne répondît à rien, et je n'ignorais pas que des hommes habitués à supposer à toute démarche un autre but que celui qu'on avoue en la faisant, prétendaient découvrir dans la mienne une tactique couverte pour forcer les portes de la Faculté; je me hâtai donc d'adresser aux professeurs la lettre suivante, au contenu de laquelle je donnai, par la publicité, le caractère d'un engagement solennel.

Lettre à la Faculté de Médecine de Paris.

MESSIEURS LES PROFESSEURS,

Le ministre de l'Instruction publique vient de soumettre à votre examen la demande que je lui ai adressée *d'être chargé*, comme bibliothécaire, de faire à la Faculté des cours d'histoire de la médecine et de bibliographie médicale.

Avant que vous délibériez sur cette demande, je crois

devoir vous adresser quelques explications sur les vues qui m'ont conduit à la faire, afin que vous puissiez apprécier à leur valeur les assertions de ceux qui pourraient m'en prêter que je n'ai jamais eues, que je n'aurai jamais, et qui répugnent à mon caractère.

Mes intentions ne sont point douteuses, et ma pensée n'est point voilée dans la lettre sur laquelle vous avez à délibérer ; mais si je puis m'expliquer d'une manière encore plus claire et plus complète, je regarde comme un devoir de le faire.

Je dirai donc qu'il ne s'agit point ici de l'*autorisation de faire un cours* ; autorisation que je n'aurais point eue à demander au ministre, et sur laquelle il n'aurait pas eu lui-même à consulter la Faculté ; il s'agit *de l'introduction de l'enseignement de l'histoire de la médecine et de la bibliographie médicale dans la Faculté de médecine de Paris*. La nécessité de cet enseignement dans une école aussi richement dotée sous tout autre rapport que l'est celle de Paris, voilà ce que j'ai voulu établir ; ce n'est que comme moyen de l'y introduire d'une manière peu onéreuse pour le trésor que j'ai proposé d'en charger le bibliothécaire de la Faculté, en indemnisant ce fonctionnaire du surcroît d'occupations qui en résulterait pour lui.

Aucun de vous n'ignore sans doute, Messieurs les professeurs, que cette demande n'est pas la première que j'aie faite dans le but d'obtenir que l'histoire de la médecine et la bibliographie médicale fassent partie de l'enseignement de la Faculté, comme elles font partie de la science ; mais je dois dire que je n'ai demandé que le bibliothécaire en fût chargé qu'après que le ministre a eu repoussé, *quant à présent*, et pour des motifs *qui peuvent cesser prochainement*, la demande que j'avais faite du rétablissement et de la mise au concours de la chaire occupée en dernier lieu par Moreau (de la Sarthe). Nulle conviction ne saurait être plus profonde que celle que j'ai de la nécessité de l'enseignement historique, et aussi de l'opinion unanime qui ne peut tarder à se former en ce sens dans le public. La constance dans mes efforts pour l'obtenir était donc un devoir, et je puis déclarer que je n'y faillirai jamais. Mais sans doute le moment approche où la Faculté de médecine de Paris, prenant une initiative qui lui appartient à tous les titres, demandera elle-même le rétablissement d'une chaire sans laquelle son enseignement est incomplet, et dont l'absence la met, en ce point, *au-dessous* de *toutes* les universités de l'Allemagne.

J'annonce donc, et je déclare ici à titre d'engagement formel, que, les attributions de bibliothécaire faisant partie de celles de professeur d'histoire et de bibliographie, je serai prêt à donner ma démission dès qu'on annoncera l'intention de rétablir cette chaire et de la mettre au concours.

Jusque-là, Messieurs les professeurs, et quel que soit le temps qui doit s'écouler dans cette attente, on ne peut priver les élèves d'un enseignement sans lequel les études à faire dans les livres sont hérissées de difficultés, et dont les résultats peuvent être prévus d'après les avantages frappans qu'il procure dans le pays où il existe et s'agrandit incessamment depuis un siècle.

Vous jugerez donc, Messieurs, qu'il convient de charger dès à présent de cet enseignement le bibliothécaire de votre Faculté, et que, lui imposant de nouveaux devoirs, le chargeant d'une tâche nouvelle et difficile, il est juste de l'indemniser de ce surcroît d'occupations.

Je suis, etc.

DEZEIMERIS,
Bibliothécaire de la Faculté de Médecine

CHAPITRE II.

EXPRESSION DE L'OPINION PUBLIQUE SUR LA NÉCESSITÉ DE L'ENSEIGNEMENT DE L'HISTOIRE DE LA MÉDECINE.

A l'occasion des pétitions qu'on vient de lire, la plupart des journaux scientifiques, et même des journaux politiques, exprimèrent l'opinion qu'on a dans le monde savant et dans la portion du public qui prend intérêt aux sciences, sur la nécessité d'un enseignement sans lequel ceux qui les cultivent semblent condamnés à marcher en sens inverse de ce que prescrit la loi du progrès de l'esprit humain : loi qui fait dériver sa perfectibilité de la faculté qu'il possède de combiner les découvertes de la veille avec celles du lendemain. Je citerai quelques fragmens des articles qui parurent alors dans ces recueils. Les médecins, à qui s'adresse cet ouvrage, savent déjà ce qu'ont dit, à cet égard, les journaux scientifiques, ou peuvent en prendre facilement connaissance ; je me bornerai donc à rapporter ce qu'en dirent quelques journaux politiques, qu'il n'est pas aussi facile de retrouver. Le *Journal des Débats* consacra à se sujet plusieurs articles fort judicieux ; je n'en citerai qu'un seul.

Article du JOURNAL DES DÉBATS du 13 août 1837.

« Depuis 1822 il n'existe plus, à la Faculté de Médecine de Paris, de cours d'histoire de la médecine et de bibliographie ; c'est assurément une lacune fâcheuse dans cet enseignement, et on ne conçoit pas ce qui a jusqu'à présent empêché de rétablir la chaire dont Moreau de la Sarthe fut évincé lors de la dissolution de l'école sous la restauration. Si l'ancien professeur eût existé en 1830, il est probable que la réparation l'eût atteint comme ses autres collègues, et sa mort n'aurait pas dû empêcher que l'on ne fît à l'avantage de la science ce que l'on eût fait au profit d'un homme ; d'autant mieux que les motifs de cette suspension ne sont ni graves ni plausibles. Quant à l'utilité d'un pareil cours, elle est incontestable pour tous les bons esprits, et c'est surtout à une époque d'anarchie scientifique comme celle-ci, lorsque les élèves ne trouvent de guide pour les conduire à travers les différentes doctrines ni dans un système ni dans l'autorité d'un maître, lorsque le défaut d'érudition fait tourner souvent la science sur elle-même, qu'il serait nécessaire de passer en revue les époques antérieures, de mettre en regard les anciennes opinions et les nouvelles, de comparer les temps, les hommes et les choses, et d'apprendre à juger les vivans par les morts.

» Quel est donc l'obstacle au rétablissement de la chaire d'histoire de la médecine? Ce ne peut être une mesquine économie, dans une Faculté aussi productive que celle de Paris. Est-ce le défaut d'un homme capable de remplir un tel enseignement ? Nous ne le pensons pas.

» Voici ce que l'on peut dire de plus positif à cet égard. Les ministres de l'instruction publique qui se sont succédé depuis 1830 ont tous, à ce qu'il paraît, considéré l'ancienne chaire de Moreau de la Sarthe comme n'existant plus ; le rétablissement de cette chaire serait donc une création nouvelle; or, on sait que la nomination à une nouvelle chaire appartient de droit au ministre (1); c'est

(1) S'il était possible d'admettre un pareil système, il n'y aurait

un droit dont le pouvoir se dessaisirait d'autant moins volontiers que l'opinion devient, non sans raison, de moins en moins favorable au concours.

» Ce droit, il est vrai, est contesté; la chaire de bibliographie, dit-on, n'a jamais été supprimée; le cours n'est que suspendu par la mesure violente de 1822, et tant que la loi sur le concours sera en vigueur, ce mode devra être appliqué à l'élection des professeurs faisant partie de l'ancien programme de la Faculté. L'un des candidats à la chaire d'histoire de la médecine et l'un des plus capables sans doute, M. Dezeimeris, conservateur de la Bibliothèque de l'École, a remis plusieurs pétitions dans ce sens aux ministres; dans la dernière, adressée à M. de Salvandy, M. Dezeimeris ayant réclamé de nouveau la mise au concours de la chaire d'histoire de la médecine, sa demande a été accueillie pour le fond comme elle devait l'être par un corps aussi éclairé que le conseil royal; personne n'a élevé le moindre doute sur l'utilité de cet enseignement, mais le droit que pourraient faire valoir les autres Facultés de Médecine d'être aussi bien traitées sous ce rapport que celle de Paris, exige qu'un projet soit soumis aux Chambres, afin d'obtenir les fonds néces-

plus de limite au droit que, par une fausse interprétation de la loi, le ministre s'arroge de nommer des professeurs à toute chaire de nouvelle création. Il suffirait, en effet, quand un professeur vient à mourir, de laisser quelque temps sa place vacante, pour que cette vacance un peu prolongée fût considérée comme équivalant à l'abolition de la chaire, et pour qu'on en qualifiât le rétablissement de *nouvelle création*. Alors les ministres, à qui on laisse prendre, sans que la loi le leur ait réellement conféré, le droit de créer, à leur gré, des chaires utiles ou superflues, et d'y placer leurs créatures, en leur épargnant les tribulations et les mauvaises chances du concours, les ministres, dis-je, pourraient bientôt considérer les Facultés comme *leur maison*.

saires à l'établissement d'un cours de bibliographie dans toutes les écoles de médecine en même temps.

Par cette réponse on semble reconnaître que la chaire de Moreau (de la Sarthe) n'existe plus, qu'elle a été supprimée, si ce n'est de droit au moins de fait, et depuis si long-temps qu'en cette circonstance le fait équivaut au droit. Nous sommes de cet avis, mais nous eussions mieux aimé que le conseil exprimât formellement son opinion à cet égard; sa réponse n'est point directe, quoiqu'elle n'offre aucun doute au fond.

» Voici l'enseignement le plus philosophique, le plus propre à former l'esprit des jeunes gens en leur faisant apprécier la valeur des systèmes passés et le peu de nouveauté de la plupart des opinions pour lesquelles ils sont prêts à se passionner, soumis encore une fois à toutes les chances de l'avenir et de la politique.

» Ce serait un malheur que nous déplorerions sincèrement, s'il ne s'offrait un moyen très simple d'y remédier. M. Dezeimeris a renouvelé sa pétition au ministre sous une autre forme; il demande à être chargé, comme bibliothécaire, de faire à la Faculté des cours d'histoire de la médecine et de bibliographie médicale, moyennant une indemnité. Le ministre a renvoyé cette demande à l'examen de l'École. Le succès ne nous en paraît pas douteux; car quel est le professeur qui voudrait repousser l'enseignement de l'histoire médicale de la Faculté de médecine qui a la prétention de se placer en tête de toutes celles de l'Europe? L'École de Paris ne fera d'ailleurs, en cette circonstance, que suivre l'exemple de la Faculté de Montpellier, dont le bibliothécaire, M. Kühnholtz, est depuis 1831 chargé de faire et fait réellement chaque année un cours d'histoire sur les sciences médicales.

» Il y a pourtant un point propre à soulever des difficultés et des discussions; on craindra peut-être de créer un antécédent fâcheux en donnant au bibliothécaire l'autorisation qu'il demande, et surtout en lui accordant une indemnité. Cette autorisation ne pourra-t-elle pas un jour être invoquée par d'autres et devenir une voie nouvelle par où l'on tenterait de s'introduire dans la Faculté et d'y prendre pied à côté des professeurs? On conçoit combien ce danger doit éveiller la susceptibilité du corps enseignant; il touche en même temps à ses intérêts et à son amour-propre.

» Et pourtant, en y réfléchissant de bonne foi, quel mal peut-on sérieusement trouver dans cette innovation, qui n'en est même pas une, en supposant qu'elle pût servir plus tard de prétexte à d'autres pour faire une demande analogue, y compris l'indemnité? Ne serait-ce donc pas au contraire le meilleur moyen de favoriser le développement de toutes les branches de l'enseignement, que de charger des hommes connus par leurs travaux d'exposer aux élèves des parties neuves ou négligées de la science? Ce moyen, à notre avis, serait plus sûr, plus prudent et moins coûteux que la création subite, vers laquelle on paraît souvent pencher, de nouvelles chaires de spécialités, dont l'utilité est encore loin d'être démontrée.

» L'École ne trouvera qu'avantage et honneur à concentrer dans son sein tout ce qui fait marcher la science, et le nouveau moyen qui s'offre à elle d'entrer largement dans cette voie, loin de le repousser, nous ne doutons pas qu'elle ne l'accueille avec empressement, précisément à cause des conséquences qu'il peut avoir. Elle ne reculera pas devant quelques sacrifices pour attirer à elle des hommes qui, pour une médiocre indemnité, lui consacreront les résultats de leurs travaux et de leurs découvertes. Que peut-elle craindre ? Ne sera-t-elle pas toujours maîtresse de ses faveurs et de ses choix? Ne pourra-t-elle pas les donner, les retirer, les limiter à un an, même à un semestre, comme elle le jugera convenable?

» Quoi qu'il en soit, on voit que la demande de M. Dezeimeris va donner lieu à une délibération importante dans le sein de la Faculté. La question est nettement posée par le pétitionnaire. Il ne s'agit pas d'une autorisation pure et simple de faire un cours d'histoire de la médecine, puisque cette faculté est un droit pour M. Dezeimeris, comme pour tous ceux qui veulent faire des cours particuliers. Depuis long-temps le bibliothécaire est autorisé à se servir des salles mêmes de la bibliothèque pour cet objet. Mais il s'agit aujourd'hui, ainsi que le dit l'auteur de la demande, *de l'introduction de l'enseignement de l'histoire de la médecine et de la bibliographie médicale dans la Faculté de Paris*. C'est sur cette question que les professeurs auront à se prononcer, et voilà comment l'indemnité se trouve être un point important; car autoriser le cours sans indemniser, c'est ne rien faire; c'est accorder un droit que l'on ne peut refuser, qui appartient au premier venu, sur lequel la Faculté n'a pas à se prononcer; tandis qu'avec l'indemnité, c'est réellement introduire, aux moindres frais possibles, l'enseignement de l'histoire, si souvent et si justement réclamé par tous les hommes éclairés.

» On fera peut-être à M. Dezeimeris une autre objection. Qu'avez-vous besoin, lui dira-t-on, d'une autorisation pour faire le cours que vous croyez utile? Pourquoi ne suivez-vous pas l'exemple de tous les hommes qui ont brillé dans l'enseignement? Dubois, Marjolin, Dupuytren, le doyen actuel de la Faculté, ont commencé par faire leurs preuves dans les amphithéâtres particuliers avant de prétendre au fauteuil de l'École. Que ne faites-vous les vôtres de même; que ne suivez-vous la route ouverte à tout le monde, et où se précipitent en foule les agrégés, les prosecteurs et beaucoup de médecins d'hôpitaux? Montrez enfin par expérience l'utilité de l'histoire de la médecine aux plus aveugles et aux plus prévenus, et tous les obstacles que l'on vous oppose seront levés.

» Nous sommes les premiers à regretter que M. Dezeimeris n'ait point pris cette voie, de beaucoup la plus courte et la plus sûre; mais l'important n'est pas de savoir s'il s'y est bien ou mal pris pour le succès de sa demande, et c'est avec intention que nous laisserons de côté toute question de personne. Un grand intérêt domine cette affaire, c'est celui des sciences et de l'enseignement. Quant à M. Dezeimeris, le seul point est de savoir s'il est capable de remplir sa mission, et personne n'élève aucun doute à cet égard. Les professeurs de la Faculté doivent sérieusement songer à l'avenir et se placer au dessus de toute considération personnelle et mesquine. Si, par des motifs plus ou moins plausibles, mais pris en dehors de l'intérêt scientifique, l'enseignement de l'histoire médicale reste encore suspendu pendant quelques années, nous prédisons que non seulement on ne trouvera plus personne pour le remplir, mais, les recherches d'érudition manquant de but, l'ignorance aura bientôt jeté un voile épais sur le passé de notre science. Nous ferons connaître la décision de la Faculté quand elle sera rendue. »

A l'exception des quelques lignes sur le concours, institution qui ne semble pas être du goût du journaliste, et que je regarde au contraire comme la plus excellente de nos institutions médicales, tout cet article me paraît aus s solidement pensé que judicieusement écrit. J'en dirai autant du suivant qu'on trouve dans un autre journal de la même époque.

Article du JOURNAL DU COMMERCE du 15 août 1837.

« Sous l'influence d'une foule de circonstances, dont les principales sont la succession de quelques hardis novateurs en médecine, et l'enthousiasme qu'avait excité l'étude de quelques parties spéciales de l'art de guérir, l'esprit médical en France, depuis près d'un demi-siècle, était devenu spécial, exclusif et égoïste. Tout ce qui était en dehors du cercle de ses recherches de prédilection, des dates contemporaines, des limites de la patrie, était traité par lui avec le plus souverain mépris. Le passé était répudié, et le présent n'existait sans doute que pour la France ; « rien avant nous, rien hors de nous », disaient ces exclusifs qui ne commençaient l'ère médicale qu'à dater de leurs ouvrages. Les Hippocrate, les Galien, ces grands noms auxquels on pourrait appliquer les vers si connus de Chénier sur Homère, en un mot tous les savans, toute la science du passé, étaient supprimés avec autant de facilité que pendant la révolution on avait supprimé Dieu et ses saints; et ces niveleurs, qui érigeaient ainsi l'ignorance en système, mettaient leur conscience et leur vanité à couvert de tout reproche avec cette phrase commode : « Ils dédaignaient, disaient-ils, l'étalage facile *d'une vaine érudition.* »

» Mais ce n'était pas seulement l'érudition dont on faisait de si bon cœur le sacrifice, c'était une portion importante de la science elle-même. Elle n'existe que par le rapprochement des faits, et son étendue, comme le degré de sa certitude, se mesure en général sur leur nombre et sur leur constance à se reproduire avec les mêmes caractères ; elle a donc besoin d'appeler à elle le tribut de tous les temps et de tous les pays.

» Au plus fort d'une disposition si fâcheuse, des esprits plus éclairés se préparaient, dans le silence des longues études, à lutter contre ce travers du siècle. Au premier rang de ces patiens et louables *réactionnaires*, il faut citer M. Dezeimeris, bibliothécaire de la Faculté de médecine de Paris, connu par des travaux fort importans de bibliographie médicale, et dont les efforts pour faire revivre l'amour de l'antiquité, et nous rendre le goût d'une saine et profonde érudition, ne sauraient être trop encouragés.

» Un des moyens les plus sûrs de faire goûter aux jeunes docteurs les études sérieuses et fortes serait sans contredit le rétablissement de la chaire d'histoire de la médecine et de bibliographie dans l'Ecole de Paris. Cette chaire, dont l'origine remontait à la création même de la Faculté, y exista sans interruption, et ne fut abolie que quand la Faculté tout entière périt sous le coup d'une ordonnance illégale de M. Corbière, en 1822 ; elle était occupée en dernier lieu par Moreau (de la Sarthe) ; ce professeur était en même temps bibliothécaire. M. Dezeimeris adressa, il y a quelques mois, au ministre de l'instruction publique, la demande du rétablissement de l'ancien ordre de choses. Il réclama la chaire, non pour lui, car au contraire il offrait de donner sa démission de bibliothécaire, mais pour le plus digne. La place de professeur bibliothécaire serait alors mise au concours.

» Les hommes qui connaissent le mieux l'état de la science médicale en France et les besoins de l'enseignement s'étonnent que la Faculté de Paris n'ait pas pris l'initiative d'une pareille demande. Jalouse de l'honneur du corps et de l'éclat de notre école, elle comprend sans doute la nécessité des études historiques dans une science d'observation, qui n'est elle-même en grande partie que de l'histoire. Il est de son intérêt bien entendu d'ajouter un complément indispensable aux études de ses élèves par l'établissement définitif d'une chaire d'histoire de la médecine. Sa gloire souffrirait, bien certainement, d'être surpassée en ce point, elle, la première école du monde, par la plus petite université d'Allemagne, où des chaires semblables existent depuis long-temps.

» Il ne s'agit point ici d'une prééminence purement nominale et plus apparente que réelle ; il suffit au contraire de considérer les productions qui émanent de ces universités, depuis les plus minces dissertations des élèves jusqu'aux œuvres des maîtres, pour reconnaître *qu'à mérite égal* dans les auteurs il y a supériorité marquée sous le rapport de l'étendue de la science chez les écrivains d'outre Rhin, supériorité qu'on est forcé d'attribuer aux cours d'histoire et de bibliographie, qui donnent une première érudition, et qui mettent chacun en état d'acquérir en ce genre des connaissances plus approfondies.

» La Faculté de médecine de Paris, qui sait justement apprécier les plus pressans besoins de l'enseignement, secondera, nous l'espérons, ou plutôt assurera le succès des démarches de M. Dezeimeris. Le ministre de l'instruction publique ayant répondu à ce médecin que les motifs allégués par lui en faveur du rétablissement de la chaire d'histoire avaient paru au conseil royal dignes d'être pris en haute considération, mais que le défaut d'une allocation spéciale au budget de l'état empêchait de prendre une décision immédiate, M. Dezeimeris a pensé qu'on ne pouvait du moins se dispenser de procurer aux élèves, à un titre quelconque, un enseignement sans lequel leurs études sont hérissées de difficultés, et il a demandé que le bibliothécaire de la Faculté fût chargé de faire des cours d'histoire de la médecine et de bibliographie médicale, jusqu'à ce que la chaire fût rétablie et mise au concours. Nous savons que le ministre de l'instruction publique a renvoyé cette pétition à la Faculté de médecine pour prendre son avis. Evidemment cet avis ne peut qu'être favorable, et quoiqu'on puisse hâter de ses vœux le moment où la chaire de Moreau (de la Sarthe), régulièrement rétablie à la Faculté, sera mise au concours, on peut du moins dès à présent se féliciter de voir le but scientifique atteint et la lacune de l'enseignement comblée, puisque ces cours se feront jusqu'à ce qu'il y ait un professeur titulaire. »

Le *Journal de Paris* n'est ni moins précis, sur la nécessité de l'enseignement de l'histoire de la médecine et de la bibliographie médicale, ni moins formel sur la légalité du rétablissement et de la mise au concours de la chaire de Moreau de la Sarthe, ni moins décisif sur la convenance et l'urgence de confier provisoirement cet enseignement au bibliothécaire, en attendant que la chaire soit rétablie.

Article du JOURNAL DE PARIS du 5 août 1837.

« Depuis quelques mois il est question dans le monde médical de la réorganisation d'une chaire d'histoire et de bibliographie médicale à la Faculté de Paris.

» Vers le milieu du mois de mai, M. le bibliothécaire de la Faculté de médecine de Paris renouvela à M. le ministre de l'instruction publique une pétition déjà adressée par lui en 1835 sur la réorganisation de cette chaire, et M. Dezeimeris, bibliothécaire à la Faculté, un des hommes les plus érudits en semblable matière, dut nécessairement rencontrer une opposition assez prononcée, car, pour lui, proposer de rétablir cette place, c'était paraître se désigner pour l'occuper, et bientôt le reproche lui en fut adressé (1). Mais avant les questions de personnes, que l'on a toujours mauvaise grace à traiter, examinons un peu le fait en lui-même, et voyons jusqu'à quel point la chaire proposée est utile, jusqu'à quel point son rétablissement, loin de devoir être accepté comme la faveur d'une création nouvelle, ne pourrait pas être réclamé presque comme un droit, comme une exigence des changemens qui ont reconstitué la faculté de médecine en 1830, et la gouvernent maintenant.

» Quant à l'utilité, à la nécessité même de cette chaire, assurément il est impossible à tout homme qui est attaché à la profession médicale de ne pas reconnaître, s'il est de bonne foi, la lacune immense qui existe dans les études, à moins que, libre de tout soin, sûr d'une existence indépendante, il ne se soit livré d'une façon spéciale, et en amateur, comme l'on dit, à cette partie des connaissances médicales si négligée, si inconnue même pour la plupart des praticiens.

» Le défaut des connaissances historiques et bibliographiques en médecine était trop généralement reconnu, pour qu'on tentât de le nier ; mais quant à la nécessité de créer une chaire à la Faculté de médecine pour remé-

(1) Non, jamais ce reproche n'a pu m'être adressé, car je n'ai jamais demandé que la chaire me fût donnée ; j'ai réclamé l'exécution de la loi, qui veut qu'elle soit mise au concours, et il n'y a rien de personnel dans ma démarche, que l'offre que j'ai faite du sacrifice d'une position qui m'est acquise.

dier à cette lacune, c'est un fait que tous les esprits ne paraissent pas avoir également apprécié.

» Assurément, pour ce point de la science plus que pour tout autre, il nous semble inexact de prétendre qu'un cours public fait oralement par un professeur spécial est inutile. Quels sont en effet les cours que les élèves peuvent facilement se dispenser de suivre ? ceux auxquels suppléent des livres bien faits, des traités particuliers, résultats consciencieux de la pratique ou des observations de tel ou tel maître distingué, souvent du professeur lui-même, et surtout ces cours qu'une étude sérieuse et assidue des faits cliniques remplace avec le plus grand avantage. Encore, au début dans la carrière, et plus tard même, il serait souvent impossible, ou tout au moins bien difficile aux élèves de pouvoir choisir une direction et d'apprendre seuls à profiter des faits qu'ils observent et dont ils ne peuvent débrouiller la portée, ou des livres, si nouveaux pour eux, qu'ils liraient souvent long-temps sans les comprendre.

» Si dans l'étude de ces parties de la science, où tant de ressources abondent, les cours publics, faits oralement par un professeur spécial, sont déjà d'une grande utilité comme règle de conduite, comme guide, certes l'utilité, la nécessité même d'un semblable cours sur l'histoire et la bibliographie médicales, ne sauraient être contestées.

» Il n'existe aucun ouvrage complet sur cette matière, qui est entièrement en dehors des faits médicaux, et qui ne peut tirer aucune lumière de leur observation. Bien au contraire, la médecine pratique empruntera de bien utiles instructions à l'histoire et à la bibliographie médicales. L'érudition deviendra plus facile, les connaissances plus généralement répandues ; et que d'incertitudes, que d'embarras cette science n'aurait-elle pas déjà sauvés à la médecine clinique, surtout depuis quelques années, où tant de gens, dévorés du désir d'écrire, inventent, préconisent des moyens de thérapeutique déjà inventés, préconisés, rejetés depuis long-temps, et entravent ainsi en la compliquant la marche de la thérapeutique, qu'il serait au contraire si important de simplifier.

» Un cours est donc indispensable pour établir les faits et surtout guider les élèves et les praticiens dans les études historiques qui se rattachent à la médecine, et qui certainement sont aussi utiles à cette science qu'elles le sont aux arts et aux différentes spécialités de notre société.

» Maintenant si l'on cherche des exemples qui montrent le résultat de ces cours, on n'aura qu'à bien examiner sous ce point de vue l'état des universités allemandes, si avancées dans cette partie de la science, desquelles sortent des élèves si profondément érudits, qu'en vérité c'est une honte pour la Faculté de Paris, la première des Facultés de médecine.

» Vient maintenant la question de droit. Créée en 1796, la chaire d'histoire et de bibliographie médicales exista jusqu'en février 1823, époque où des ordonnances arbitraires la détruisirent en même temps que la Faculté. Elle fut alors supprimée, Moreau (de la Sarthe) fut le dernier professeur d'histoire et de bibliographie médicales.

» Le 5 octobre 1830, une ordonnance, contre-signée par M. de Broglie, rétablit l'ancienne Faculté de médecine ainsi que toutes les chaires existant avant l'ordonnance du 2 février 1823. Toutes celles qui étaient devenues vacantes par démissions volontaires ou par décès devaient être remises au concours. Moreau (de la Sarthe) étant mort, la chaire d'histoire et de bibliographie devait être mise immédiatement au concours, et elle l'eût été si les fonctions de bibliothécaire n'eussent pas pu et dû même être réunies à cette chaire, et si M. Mac-Mahon, homme si recommandable, n'eût pas été à la tête de la bibliothèque de l'École de médecine, poste qu'il eût été injuste et presque odieux de lui ôter. Mais maintenant un autre bibliothécaire a remplacé M. Mac-Mahon, décédé, et c'est ce bibliothécaire lui-même qui demande le rétablissement de la chaire dont la Faculté est privée. Rien de plus juste, il nous semble.

» Tout le monde n'est cependant pas convaincu. Resterait la question de personnes; mais M. le bibliothécaire s'est encore placé en dehors, en demandant le concours, et en offrant, lors de l'ouverture des épreuves, sa démission, qui nécessairement devient indispensable.

» Enfin, il propose un essai, et certes il nous semble qu'on ne saurait faire mieux; il demande de faire provisoirement à la Faculté le cours d'histoire. Par là, on pourra juger, il espère, du degré d'importance de ces matières; puis, si le cours paraît utile, on ouvrira le concours, sans qu'il y jouisse, lui, d'autre faveur personnelle et spéciale. »

Le Temps trouva la question de l'enseignement historique et bibliographique de la médecine assez importante pour consacrer toute une série d'articles à la traiter. Pour ne pas répéter l'énoncé des faits déjà indiqués dans les pages précédentes, je ne prendrai de ces articles que les considérations générales ayant pour but de démontrer l'utilité de l'histoire de la médecine et de la bibliographie médicale, la nécessité de consacrer une chaire à leur enseignement, et l'urgence du rétablissement de cet enseignement avant même que la chaire de Moreau (de la Sarthe) soit relevée.

Extrait des articles du TEMPS des 10 et 13 juillet et 16 octobre 1837.

« Une question de haute importance a été dernièrement soulevée par un des médecins les plus distingués de Paris, par M. le docteur Dezeimeris, qui est attaché en qualité de bibliothécaire à la Faculté de médecine. Il s'agit du rétablissement d'une chaire pour l'enseignement de l'histoire de la médecine et de la bibliographie médicale.

» Cette chaire avait existé, etc., etc. C'est pour obtenir son rétablissement que M. le docteur Dezeimeris a sollicité une décision du ministre de l'instruction publique. La pétition a été bien accueillie par la presse médicale et par tous les hommes qui poussent au progrès de la science. Des difficultés d'administration ont pu seules retarder la promulgation d'un nouvel arrêté à ce sujet. Tandis que l'on est encore dans l'attente, M. Dezeimeris a entrepris de démontrer péremptoirement, par une série de lettres adressées à un journal de médecine (*La Presse médicale*), l'utilité d'une semblable mesure et l'importance de l'enseignement de l'histoire de l'art dans la Faculté de médecine.

» Les argumens nombreux et pleins de science qui sont à l'usage de M. Dezeimeris sont bien capables de piquer vivement l'attention du public; aussi croyons-nous bien faire, en indiquant ici comment ce jeune médecin plein de mérite soutient la cause dont il a entrepris la défense.

» M. Dezeimeris procède avec logique à la démonstration des faits, etc., etc...

» Nous ne pensons pas, d'après quelques ouï-dire, que la création d'une nouvelle chaire soit prochaine; bien des difficultés s'opposeront à l'exécution définitive des bonnes intentions du ministre de l'instruction publique et des membres du conseil. Nous savons que M. Dezeimeris a été parfaitement accueilli, et que sa demande a fait sensation, et nous espérons qu'une demi-mesure sera prise dont l'exécution satisfera tout le monde. Il est possible que l'année prochaine l'enseignement de l'histoire de la médecine soit fait à la Faculté de Paris. Le public sera juge alors des avantages qui peuvent résulter d'un cours sur ce sujet, et l'autorité sera éclairée d'après des rapports exacts qui lui seront faits à cet égard. » (N° du 10.)

« Nous avons initié nos lecteurs à la connaissance des opinions émises par M. Dezeimeris sur l'utilité de l'enseignement de l'histoire de la médecine dans la Faculté de Paris. M. Dezeimeris accumule les preuves, appuie ses assertions d'un nombre considérable d'argumens sans réplique, se tient sur la brèche avec l'attitude d'un homme qui ne manquera pas d'entrer dans la place.

» Il a déjà traité des divers points de vue sous lesquels il convient de considérer l'histoire d'une science, etc.... De là résulte clairement la nécessité d'un cours ayant pour objet l'enseignement historique de la science et de l'art. On se laisse préoccuper par des passions mesquines lorsqu'on se confine dans les évènemens du jour ; on apprécie mal la portée scientifique de certains hommes, lorsque, pour les juger, on se borne à les mesurer à la taille de leurs contemporains ; on se rappetisse en vérité lorsqu'on ne recherche pas un autre spectacle que celui des faits actuels ; mais si, par l'étude, on se reporte vers les temps passés, si l'on analyse leurs préoccupations, les diverses nouveautés qui dénotent la marche de l'esprit humain dans une voie progressive, si l'on compare les hommes qui tour à tour se sont succédé sur le trône de la science, si l'on cherche à connaître enfin la tradition, l'esprit s'élève, le jugement se forme, les petites passions font silence, et c'est alors seulement que l'on a droit à l'estime de ses concitoyens.

» Par la spécialité de ses études, le corps médical est déchu, dans la personne de quelques uns de ses membres, de la haute position qu'il devrait occuper. L'enseignement de l'histoire, dans les Facultés, nous semble capable de lui rendre une partie de son lustre. Nous reviendrons sur cette question. » (N° du 13.)

A l'occasion d'une question qui touche à celle qui nous occupe, le même journal s'exprime de la manière suivante :

« Mais au sein de ce débat continuel et animé, on a perdu de vue les travaux des anciens. La critique s'est exercée si violente, si acrimonieuse à leur égard, que, de nos jours, on a craint de faire appel à la tradition, d'invoquer l'appui de ces maîtres, que l'on a classés parmi les humoristes, les vitalistes, les ontologistes, comme pour les anéantir sous une réprobation dédaigneuse. Il est arrivé cependant qu'après de longs efforts et un travail assidu on n'est point sorti du vaste cercle qu'ils avaient déjà tracé, que souvent même on a rétrogradé, on a mis en doute des faits depuis long-temps démontrés.

» Ce mépris donné aux travaux de nos prédécessaurs ne pouvait être accueilli que dans un temps de fougue et d'effervescence; les monumens qu'ils ont élevés à la science sont pour la plupart impérissables; on commence à le comprendre, et voici qu'à l'exemple des philosophes, des historiens, des littérateurs, les médecins se mettent à fouiller dans les vieux écrits, pensant bien que l'expérience des temps modernes sera d'autant plus vaste, d'autant plus solide, qu'elle s'appuiera davantage sur l'expérience des temps passés.

» Le choc a été donné, l'impulsion est transmise, le mouvement se fait déjà sentir, et nous avons tout lieu d'espérer que ces études sérieuses nous conduiront à rendre de nouveaux services à l'humanité.

» Deux hommes que l'on rencontre toujours dans les régions élevées et difficiles qu'il nous faut parcourir, deux jeunes médecins qui ont fait leurs preuves par des travaux érudits et complets, viennent de s'associer dans le but de commander à la révolution médicale qui se prépare.... L'intention de MM. Dezeimeris et Littré est de rattacher la science au passé, en d'autres termes, de chercher la racine par laquelle les productions actuelles tiennent aux productions anciennes; de rapprocher dans une vue commune les développemens contemporains, mais divers, que cette science, fille du temps, comme dit Baglivi, reçoit journellement dans d'autres pays, dans d'autres écoles, sous d'autres influences.

» La tradition médicale est trop certaine, les observations naissent trop directement les unes des autres, les théories s'enchaînent trop étroitement, pour qu'il n'y ait pas le plus grand dommage à établir volontairement des lacunes dans une œuvre qui ne fait des progrès réels qu'à la condition de se continuer, et où il faut toujours, tôt ou tard, sciemment ou sans le savoir, rétablir les anneaux rompus, etc. » (N° du 16 octobre.)

J'aurais désiré faire connaître, au moins par des extraits, les articles qui furent publiés dans le *National* et dans le *Courrier français* sur la nécessité de l'enseignement de l'histoire de la médecine et de la bibliographie médicale, mais je n'ai pu me les procurer.

CHAPITRE III.

POLÉMIQUE AVEC LA *PRESSE MÉDICALE*.

Je n'espérais point un assentiment aussi complet de la part de tous les journaux. Ainsi je ne comptais point sur celui de la *Presse médicale*. Malgré le caractère d'indépendance et la loyauté bien connue du directeur de ce journal, il était évident que le rédacteur, chargé de parler de tout ce qui était relatif à la Faculté de médecine de Paris, allait puiser ses inspirations dans le cabinet du doyen, et j'avais de graves motifs, qu'on pourra connaître plus tard, pour penser qu'il n'en pouvait rien sortir qui me fût favorable.

Le directeur du journal, lui-même, parla le premier de ma démarche près du ministre; il en parla d'après ses propres opinions et en ne consultant que l'intérêt de la science et des études; aussi en parla-t-il de la manière la plus favorable, et avec les expressions d'un homme qui en désirait sincèrement le succès. Les restrictions ne vinrent qu'après, et elles vinrent d'une autre main que la sienne.

J'aurais presque autant aimé des objections faites avec franchise, et une discussion sérieuse, qu'un assentiment pur et simple, qui laisse toujours douter s'il est ou n'est pas suffisamment raisonné. Cette discussion fut annoncée et s'ouvrit même; on admettait comme incontestable l'utilité de l'histoire de la médecine et de la bibliographie médicale (et comment la contester en effet?), mais on laissait apercevoir des doutes sur l'utilité d'un enseignement qui leur fût consacré. Je m'empressai d'entrer dans cette discussion et de me placer sur le terrain qu'on avait choisi. Mais mon adversaire fit défaut, et je ne pus le ramener dans la lice.

A défaut d'un antagoniste direct, je profitai de l'occasion qui m'était offerte pour réfuter les argumens connus de ceux qui repoussent l'enseignement historique de la médecine; je leur prêtai même en outre les plus spécieux qu'il me fut possible d'imaginer, en attendant qu'ils fassent connaître les motifs de leur opposition, si ces motifs sont de nature à être avoués.

Premier article de la PRESSE MÉDICALE. (3 juin 1837).

« Tout l'intérêt du moment se concentre sur la discussion de philosophie médicale qui s'agite à l'Académie. C'est à peine s'il nous reste assez de temps et d'espace pour dire quelques mots des faits qui surgissent en dehors de cette discussion, à laquelle, il est vrai, nous prenons un bien vif intérêt, et que nous nous efforçons de reproduire avec exactitude. Il importe cependant que rien de ce qui peut intéresser le monde médical ne soit passé sous silence dans ce journal; et, sous ce rapport, nous devons attention à la pétition de M. Dezeimeris pour le rétablissement de la chaire d'histoire de la médecine et de bibliographie. Cette pétition a été généralement bien accueillie. On a vu avec plaisir que le pétitionnaire ait fait abnégation de tout intérêt personnel par la demande loyale du concours. Sa résolution de se démettre de sa place de bibliothécaire, si le concours est accordé, est noble et généreuse; elle a été unanimement approuvée. Quel sera le résultat de cette demande? Il est très problématique. Si la Faculté est consultée sur cette affaire, et elle doit l'être, nous croyons savoir que, malgré les vingt et une signatures obtenues par M. Dezeimeris, tout en adoptant comme bon et utile le rétablissement de la chaire d'histoire, elle demandera la priorité pour la création de chaires nouvelles qui lui paraissent plus utiles, telles, par exemple, que de nouvelles chaires de clinique. Dans ce conflit d'opinions, il pourrait bien se faire que la pétition de M. Dezeimeris fût ajournée indéfiniment, et qu'il en fût de même de la création de chaires nouvelles.

» Pour nous, nous verrions avec peine que l'état actuel de l'enseignement dans la Faculté de Paris empêchât, pour quelque temps encore, le rétablissement de la chaire d'histoire de la médecine. Nous sommes partisans en principe de toutes les mesures qui ont pour but de multiplier les moyens d'instruction. Les études historiques, convenablement faites, avec sagacité, un jugement droit et une complète indépendance, ont pour nous une grande valeur. Nous exprimons cette opinion avec d'autant plus de plaisir, que les partisans de la statistique ont été accusés de rejeter comme inutile l'étude historique et littéraire; qu'aux yeux de certaines personnes ils passent pour des sortes d'iconoclastes et de brûleurs de livres, professant un souverain mépris pour tout ce qui ne porte pas le cachet de leur école. Il serait puéril de les défendre contre une accusation si inconsidérément portée. Il vaut mieux que, par notre organe, ils témoignent de tout l'intérêt qu'ils prennent au sort de la pétition de M. Dezeimeris et des vœux qu'ils forment pour son succès. »

Deuxième article.—Lettre à M. le rédacteur de la PRESSE MÉDICALE.

« MONSIEUR LE RÉDACTEUR,

» J'ai lu avec beaucoup d'intérêt la pétition de M. Dezeimeris pour le rétablissement de la chaire d'histoire de la médecine, et les réflexions qu'elle vous a suggérées dans votre dernier numéro. Comme vous, j'applaudis à toutes les mesures qui ont pour but la propagation d'une solide instruction, et le *cui bono* que vous demandiez dans une autre circonstance est ici incontestable. A tort ou à raison, cependant, la pétition de M. Dezeimeris rencontrera plus d'un obstacle, et sa candidature surtout plus d'une prévention. Je crois, monsieur le rédacteur (et il me serait bien agréable que mon opinion reçût votre assentiment), que M. Dezeimeris aurait un excellent moyen de surmonter les obstacles et de dissiper les préventions en ouvrant dans ce moment même un cours public d'histoire de la médecine et de bibliographie. En agissant ainsi, M. Dezeimeris donnerait la mesure, non pas de ses talens, qui ne sont contestés par personne, mais du degré d'utilité qui résulterait de son enseignement, utilité qui est mise en doute par quelques bons esprits. Rien sans doute ne serait plus facile à M. Dezeimeris, et, je le répète, rien ne lui serait plus profitable.

» Veuillez avoir l'obligeance, monsieur le rédacteur, de

donner insertion à cette lettre, qui ne m'est inspirée que par l'intérêt que je porte au succès de la pétition de M. Dezeimeris. Veuillez en outre agréer, etc.

»Paris, 4 juin 1837.

» *Un de vos abonnés.* »

Note du rédacteur. « Nous donnons volontiers notre assentiment à l'opinion de notre correspondant. Nous croyons, en effet, que l'utilité de la chaire d'histoire ne peut être bien appréciée par ceux qui la contestent que par expérience, et cette expérience, c'est à M. Dezeimeris qu'il appartient de la tenter. »

Réponse à l'article précédent.

MONSIEUR LE RÉDACTEUR,

Je regrette de ne pas connaître cet *abonné* de LA PRESSE MÉDICALE dont la lettre insérée au numéro de mercredi prouve qu'il s'intéresse vivement au succès de mes démarches pour le rétablissement de la chaire d'histoire et de bibliographie. J'aimerais à le remercier de cet intérêt et de la sollicitude que lui inspire ma candidature. Cette sollicitude lui fera facilement comprendre pourquoi je ne puis profiter, quant à présent, du conseil qu'elle lui a dicté. Le moment serait mal choisi pour ouvrir un cours d'histoire et de bibliographie, quand une partie des élèves se dispose à aller en vacances, tandis que les autres s'occupent exclusivement de leur thèse ou de leurs examens.

Je ne saurais d'ailleurs admettre, quoique vous sembliez la partager, l'opinion de votre abonné sur l'importance de l'épreuve qu'il propose. S'agit-il de savoir le jugement que porteraient sur un cours d'histoire les hommes qui seront appelés à prononcer sur l'utilité de la chaire en question? Mais ces hommes ne se donneront assurément pas la peine de l'entendre. Veut-on seulement savoir le degré d'empressement que les élèves mettraient à le suivre? Mais ignore-t-on que leur assiduité ne se mesure guère que sur l'obligation qui leur est imposée de suivre tel ou tel cours, pour subir les examens qui terminent leurs études?

Je ne saurais non plus admettre que de *bons esprits* puissent élever des doutes sur la haute importance, je dirai même sur la nécessité de l'enseignement de l'histoire, dans la culture des sciences d'observation. Bâcon, qui était, je crois, un bon esprit, n'eut pas besoin de l'épreuve d'un cours public pour comprendre qu'une science d'observation n'étant elle-même, au fond, que de l'histoire, en négliger le passé, c'est tout bonnement la recommencer tous les jours.

La nécessité de l'histoire de la médecine une fois reconnue, qu'importent les préventions que *pourra rencontrer* ma *candidature?* Et pourquoi s'en préoccuper? Je n'ai point demandé que la chaire *me soit donnée*, mais qu'*elle soit mise au concours*. Or, quand le concours viendra, ce sera le moment de voir sur quoi ces préventions se fondent. Gardons-nous, monsieur le rédacteur, de réduire aux proportions d'une affaire personnelle et d'intérêt individuel une question de principes et d'intérêt public.

DEZEIMERIS.

Paris, 8 juin 1837.

Note du rédacteur. « Nous ne cherchions pas la discussion au sujet de la question soulevée par M. Dezeimeris sur le rétablissement de la chaire d'histoire de la médecine; cependant nous craignons que la lettre qu'on vient de lire ne serve d'aliment à une polémique qui, après tout, ne peut que jeter des lumières sur un sujet qui intéresse aujourd'hui un assez grand nombre de personnes. Au reste, notre position à nous est bien nette : nous sommes convaincus de l'utilité des études historiques. Si quelque indécision existe dans nos idées, elle touche plutôt à la manière dont ces études doivent être faites qu'à l'intérêt qu'elles présentent et qu'au profit qu'on en peut retirer. Nous croyons que le correspondant à qui répond M. Dezeimeris n'a pas voulu dire autre chose; et, pour mieux préciser les faits, nous pensons que, par exemple, l'indispensable nécessité d'un enseignement *oral* ne lui est pas encore parfaitement démontrée; et nous partageons son opinion sur ce point. C'est là ce qui nous a fait approuver la proposition faite à M. Dezeimeris de commencer un cours d'histoire de la médecine, proposition qu'il rejette par des motifs que tous nos lecteurs peuvent apprécier. Nous devions donner notre assentiment à cette proposition, nous qui dans une autre circonstance avons écrit : « Qu'un homme, par des écrits empreints d'un vrai savoir, *par un enseignement libre*, nouveau, qui aura eu de l'éclat, ait prouvé que cet enseignement *était utile*, qu'il restait une lacune à combler, et que par cet enseignement il ait rendu de véritables services à la science, il serait injuste de blâmer le pouvoir qui récompenserait par une chaire le travail et le talent. » (PRESSE MÉDICALE, n° 5.)

» Cette opinion, nous la professons encore, et il nous semble qu'il n'y a là ni mauvais vouloir contre l'institution sollicitée par M. Dezeimeris, ni prévention contre sa candidature. S'il est vrai que ces préventions existent quelque part, ce n'est pas dans LA PRESSE MÉDICALE, dont les colonnes seront toujours ouvertes à M. Dezeimeris, s'il veut répondre aux observations qui pourront être présentées soit par nous, soit par d'autres. »

Lettre à M le rédacteur de la PRESSE MÉDICALE, sur la nécessité de l'enseignement oral de l'histoire de la médecine et de la bibliographie médicale.

J'accepte avec empressement, monsieur, la proposition que vous faites, d'ouvrir dans la PRESSE MÉDICALE une discussion grave et sérieuse sur l'enseignement de l'histoire de la médecine et de la bibliographie médicale. Nul ne désire autant que moi que la question de l'utilité de cet enseignement soit soumise à un examen rigoureux et approfondi, parce qu'on ne saurait être plus profondément convaincu que je ne le suis que l'institution dont j'ai demandé plusieurs fois le rétablissement n'a été repoussée que parce que son importance n'avait pas été suffisamment examinée, et qu'il lui suffirait d'être connue pour emporter tous les suffrages. Le médecin, harcelé sur l'incertitude de son art par les critiques inconsidérées d'un homme du monde, ne se fait pas scrupule d'ajourner la discussion jusqu'à l'époque où ce dernier aura appris à connaître ce qu'il attaque; et je ne vois pas qu'il y ait autre chose à faire avec ces personnes, comme j'en ai vu quelques unes, qui vous disent d'un ton tranchant : « L'histoire de la médecine est sans utilité », et qui, pour preuve, vous le répètent aussi souvent et d'autant de façons que vous avez la patience de l'entendre, mais sans prendre jamais la peine de vous déduire les raisons sur lesquelles leur opinion se fonde.

J'étais bien sûr qu'il y avait dans la Presse médicale trop de lumières et de loyauté pour que de telles allures fussent à son usage. Je vois annoncée, dans la note que vous avez mise à la suite de ma lettre, dans votre dernier numéro, l'intention de développer et de soutenir les objections qu'on peut faire au rétablissement d'une chaire d'histoire et de bibliographie à la Faculté de médecine, et je m'en réjouis, puisque vous ajoutez loyalement que vos colonnes seront ouvertes à mes réponses. Si vous ajoutiez encore que, dans cette polémique toute scientifique, toute de désintéressement et de raison calme, vous ferez en sorte que l'on sache d'où les objections viennent, comme on saura d'où partent les réponses, vous auriez fait plus que la justice n'exige rigoureusement, et tout ce que les convenances peuvent raisonnablement demander. Pour ma part, je vous en serais reconnaissant, car vous savez qu'on est flatté de savoir à qui l'on a affaire dans une discussion de cette nature. Aussi regardé-je comme une bonne fortune que ce soit avec vous-même, monsieur le rédacteur, que s'ouvre aujourd'hui cette discussion; et j'y entre non moins flatté de l'adversaire que j'ai à combattre que content du thème que j'ai à soutenir. Vous êtes convaincu, dites-vous, de l'utilité des études historiques; mais l'indispensable nécessité d'un enseignement *oral* (de l'histoire de la médecine et de la bibliographie médicale) ne vous est pas encore parfaitement démontrée.

Vous développerez certainement, monsieur, les raisons qui vous empêchent d'être entièrement convaincu de l'utilité de l'histoire de la médecine enseignée dans un cours oral, quand votre conviction est complète à l'égard de l'utilité de cette histoire enseignée dans un livre. En attendant ces développemens, j'exposerai quelques idées qui pourront peut-être vous dispenser de vous arrêter sur quelques uns d'entre eux, et qui, réduisant le champ de la discussion au cercle des argumens neufs et précis que vous pourrez y apporter, la débarrasseront de tout ce qui peut en entraver la marche et en obscurcir la solution.

Il y a des personnes qui ne considèrent comme vraiment nécessaire d'autre enseignement professoral que celui des parties des connaissances humaines qu'il n'est pas possible d'exposer complètement dans les livres, et à l'égard desquelles l'éducation de l'élève se fait autant ou plus par l'observation actuelle et par l'expérience que le professeur lui fait pratiquer sous ses yeux que par la transmission d'un dogme établi. En médecine, elles regardent comme indispensable l'enseignement de l'anatomie, de la clinique, de l'histoire naturelle des médicamens, des opérations chirurgicales, de l'obstétrique démontrée sur des pièces naturelles ou des mannequins; pour tout le reste, elles n'en reconnaissent point la nécessité.

A considérer les choses d'une manière abstraite et selon la rigueur métaphysique *du possible*, il y a du vrai dans cette opinion. Je ne ferai même nulle difficulté de convenir que, pour certains esprits, un bon livre vaut mieux que tous les professeurs du monde. Mais l'erreur est d'ériger en un principe général ce qui n'est qu'une possibilité relative; de faire un précepte d'application d'une vue qui n'est juste que dans le domaine logique de l'abstraction, et qui devient fausse dès qu'elle descend aux réalités de la pratique. Pour l'immense majorité des esprits de la classe ordinaire, le meilleur livre ne vaut pas un médiocre professeur. Pour quinze élèves, au moins, sur vingt, la physiologie, l'hygiène, la pathologie, la thérapeutique, la médecine légale, et j'ajouterai l'histoire de la médecine et la bibliographie seront plus faciles à apprendre dans des cours que dans des livres. Pour ne pas donner à cette assertion plus de portée que je ne lui en donne moi-même, notez qu'il ne s'agit ici que des premières notions à acquérir sur une science, pour se mettre en état de l'approfondir par soi-même et de l'identifier avec sa pensée, ce qu'on ne fera jamais, en quelque étude que ce soit, par la parole fugitive d'un professeur.

J'ai mis, sous ce rapport, l'histoire et la bibliographie de la médecine sur la même ligne que les sciences dont l'enseignement ne se compose pas à la fois et d'un exposé dogmatique de principes et d'une démonstration des objets auxquels l'enseignement se rapporte; j'espère pouvoir vous démontrer qu'en cela j'ai fait une concession; mais je puis concéder sans difficulté tout ce qui tendrait à marquer à l'enseignement dont je m'occupe sa place à côté de ceux où ce genre de démonstration est plus d'une fois nécessaire, et par conséquent de ceux dont la nécessité est le plus rigoureusement démontrée. Je le puis, dis-je, et je ne m'inquiète pas qu'il ne soit mis que dans la seconde classe dont il vient d'être parlé, car personne aujourd'hui, que je sache, ne propose de supprimer la chaire de physiologie, celles de pathologie interne et externe, et pour citer un exemple qui aille plus directement à notre discussion, nul, que je sache, ne propose de supprimer la chaire d'hygiène, parce que son titulaire est mort, ainsi qu'il est arrivé à celle de Moreau (de la Sarthe).

Prétendrait-on qu'il y a dans la nature de la physiologie, de l'hygiène, de la pathologie, de la médecine légale, considérée en elle-même, quelque chose de particulier et d'étranger à leur histoire, et à l'histoire de la médecine en général, qui fait que, quoique n'exigeant pas des démonstrations et des expériences, et pouvant être traitées dans des livres, elles réclament pourtant impérieusement un enseignement oral, que ne demande nullement l'histoire? *Ce quelque chose*, j'avoue que je ne puis le deviner, et je suis obligé, pour en apprécier l'importance, d'attendre qu'on me l'ait fait connaître.

Tout au contraire, je vois dans l'histoire de la médecine et la bibliographie médicale des conditions toutes particulières, étrangères à la physiologie, à la pathologie, à la médecine légale, et à l'hygiène, qui en rendent l'enseignement professoral bien plus indispensable encore que celui de ces sciences. Ces conditions sont multiples; je ne puis les exposer dans une seule lettre. Je m'en tiendrai à une pour aujourd'hui, mais celle-là seule est décisive. Cette condition, la voici : la physiologie, la pathologie, la médecine légale, etc., sont faites dans des livres classiques, où l'on pourrait à la rigueur les apprendre; l'histoire de la médecine ne l'est pas. Ceci a l'air d'une bévue de l'ignorance, d'un écart de l'esprit paradoxal, ou d'une sentence tranchante de la vanité; ce n'est pourtant ni l'un ni l'autre. Et d'abord, l'on m'accordera sans peine, je crois, qu'ayant consacré quinze années d'une vie qui n'a pas été prodiguée dans les plaisirs, à étudier la médecine dans son développement historique, je dois savoir ce qu'il existe d'ouvrages relatifs à cet objet constant de mes études. Aussi puis-je dire que je connais à peu près tout ce qui a été publié en ce genre, en quelque temps et en quelque langue que ce soit. Ce n'est donc pas par ignorance que j'ai émis l'assertion que je veux établir. Il ne serait pas moins injuste de l'attribuer à une disposition exagérée pour la critique, à une tendance pour le dénigrement de ce qui a été fait jusqu'ici. Loin de là, l'esprit frondeur n'est nullement de mon goût. Je regarde comme un devoir d'honnête homme de rechercher et d'honorer le mérite dans les travaux même imparfaits de nos prédécesseurs; et j'ajoute que peu de branches de la littérature médicale offrent des ouvrages où il y ait autant à louer que dans ceux qui se rapportent à l'histoire. Trouve-t-on, en effet, beaucoup de productions médicales qu'on puisse placer à côté des prodigieuses *bibliothèques* de Haller et de l'histoire du savant Sprengel? Et pourtant je maintiens mon dire: la physiologie, la pathologie, etc., ont des traités où l'on peut les apprendre, l'histoire de la médecine n'en a pas. Voyons, monsieur, si, après s'être récrié contre cette assertion, on n'est pas plus près qu'on ne l'imagine de l'accepter sans difficulté. Prenons au hasard quelques points importans de médecine. Prenons-en dans chacune de ses branches, et voyons si, en l'absence d'un professeur qui en enseigne le développement historique, l'élève en trouvera l'histoire quelque part. Noubliez pas, monsieur, qu'il s'agit ici de l'histoire de la science et de l'art en eux-mêmes, non de celle des hommes qui les cultivèrent, ou des ouvrages qui les eurent pour objet. Qu'on prenne, par exemple, dans les institutions médicales, le plan et les méthodes d'enseignement, la constitution des Écoles, les institutions académiques, la condition civile et politique des médecins, etc.; dans l'anatomie, le chapitre de l'organogénésie; dans la physiologie générale, la doctrine des principes fondamentaux de la vie; dans la physiologie spéciale, la digestion; dans la pathologie générale, la doctrine des lésions primitives ou élémentaires; et, pour y joindre un exemple plus spécial, la doctrine de l'inflammation; en thérapeutique générale, celle des méthodes curatives, celle de la méthode antiphlogistique, par exemple; pour être bref, en un mot, qu'on prenne dans chacune des autres branches de la médecine les points les plus importans entre tous ceux dont elles se composent, et qu'on me dise où l'on en trouvera l'histoire. Si l'on ne peut répondre à cette interpellation, on m'aura donné gain de cause, et je répéterai qu'il n'y a point d'ouvrage où l'on puisse apprendre l'histoire de la médecine; d'où l'on sera forcé de conclure que, cette histoire étant utile, il y a nécessité absolue de l'enseigner oralement.

Que si l'on prétend que l'histoire de tous ces points et d'une multitude d'autres est faite dans autant d'ouvrages spéciaux, je commencerai par le nier pour la plupart; puis, après l'avoir concédé ensuite par pure complaisance, je déclarerai qu'en ce cas même encore je serai autorisé à tirer la même conclusion jusqu'à ce qu'on m'ait démontré qu'il est possible à des élèves d'apprendre la pathologie, sans le secours d'un livre classique, sans le secours d'un professeur, dans quelques milliers d'ouvrages spéciaux relatifs à autant de points distincts de la science.

Mais si, après les travaux de tant de grands esprits, l'histoire de la science médicale et de l'art de guérir n'existe pas encore, ne faut-il pas désespérer de la posséder jamais, et ne serait-ce pas une entreprise insensée que de prétendre l'enseigner dans un cours?

Rappelez-vous, monsieur, ce passage des *Recherches* de Bayle *sur la phthisie pulmonaire*, où il n'y a pas moins de profondeur que de simplicité : « Il suffit d'avoir des yeux et de la patience pour amasser des observations, et l'art de faire des recherches en médecine est presque réduit à une sorte de mécanisme : il n'est point alors nécessaire d'avoir un grand talent pour composer un ouvrage utile. » Cette facilité dont parle Bayle était le résultat de la découverte et de l'introduction en médecine de la véritable méthode expérimentale. Par cette méthode avaient disparu des difficultés devant lesquelles avaient échoué durant des milliers d'années les efforts des plus puissans génies. Il est donc raisonnablement permis de penser que si l'on possédait la véritable méthode historique des sciences, avec une éducation médicale suffisante pour bien juger en médecine, la connaissance des langues, une ardeur infatigable pour les recherches, et l'esprit de critique, quoique d'ailleurs fort inférieur sous beaucoup de rapports à quelques uns des hommes qui se sont occupés de l'histoire de la médecine, on pourrait réussir où ils ont échoué, accomplir ce qu'ils n'ont pas même tenté; on pourrait, en un mot, faire l'histoire de la médecine, tandis que leurs efforts n'ont abouti qu'à en faire les préliminaires, et à fournir des matériaux, mais bien insuffisans, pour en faire la partie fondamentale. Je dis que tout cela pourrait être le résultat simple et naturel de la véritable méthode historique des sciences ; eh bien ! cette méthode, je crois la posséder, et j'en ferai l'objet d'une seconde lettre.

Veuillez agréer, monsieur le rédacteur, l'assurance de ma considération distinguée.

DEZEIMERIS.

Paris, 15 juin 1837.

Réplique de la PRESSE MÉDICALE.

« Il nous semble que dans la courte note qui suivait sa première lettre, M. Dezeimeris a vu beaucoup plus de choses qu'il n'y en avait réellement. Nous n'avons pas proposé d'ouvrir dans la PRESSE MÉDICALE une discussion grave et sérieuse sur l'enseignement de l'histoire de la médecine et de la bibliographie médicale; nous n'avons annoncé que quelques observations sur ce sujet. Il n'y est pas question que nous ayons l'intention de développer et de soutenir les objections qu'on peut faire au rétablissement de la chaire d'histoire, mais simplement de l'indécision de nos idées sur l'utilité de cette chaire. Enfin, quelque flatteuses que soient pour nous les considérations dont il l'a entourée, nous ne pouvons accepter la qualification d'*adversaire* que nous donne M. Dezeimeris. Un simple doute ne constitue pas un acte d'opposition, et s'il est vrai que pour réussir dans sa demande M. Dezeimeris ait besoin de livrer quelques combats, ce n'est pas contre nous qu'il doit diriger ses savantes manœuvres.

» De quoi s'agit-il, en effet, entre nous? d'une chose bien simple : M. Dezeimeris publie une pétition pour réclamer le rétablissement de la chaire d'histoire; un de nos abonnés nous écrit que, pour dissiper tous les doutes sur l'utilité de cet enseignement, M. Dezeimeris ferait peut-être bien d'ouvrir un cours; M. Dezeimeris s'en défend, et à propos de quelques lignes qui accompagnaient sa lettre, et auxquelles assurément il a fait beaucoup trop d'honneur, il nous adresse une autre lettre où se trouvent soulevées les questions les plus graves de l'enseignement, un parallèle entre l'enseignement dogmatique et l'enseignement démonstratif, dans laquelle il cherche à prouver la nécessité de l'un et de l'autre; dans laquelle il établit que, malgré les travaux existans sur l'histoire de la médecine, il est impossible de l'apprendre dans nos bibliothèques, parce que l'histoire de la médecine n'est pas faite dans les livres classiques; dans laquelle enfin il annonce avoir trouvé une méthode historique qui doit le faire réussir là où d'autres ont échoué, lui faire accomplir ce qu'ils n'ont pas même tenté, lui permettre, en un mot, d'écrire ou de professer l'histoire de la médecine.

»C'est à coup sûr une noble ambition, et personne moins que nous ne doute que M. Dezeimeris soit capable de la réaliser. Mais lui, si ingénieux à devancer les objections qu'on peut lui faire, comment n'a-t-il pas vu que tous les développemens dans lesquels il est entré peuvent précisément être invoqués comme argumens par ceux qui demandent qu'avant de rétablir la chaire d'histoire on prouve son utilité? Comment n'a-t-il pas vu qu'il y aurait peut-être imprudence à créer une chaire pour une partie de la science qui, de son propre aveu, n'existe pas encore? Comment n'a-t-il pas vu surtout qu'en lui demandant de prouver par un cours l'utilité de cet enseignement, on ne demandait qu'une chose très légitime, puisque tout est nouveau dans ce qu'il se propose de faire, par conséquent inconnu, et qu'en vérité on ne peut raisonnablement demander au pouvoir de rétablir une chaire dont il est impossible encore d'apprécier l'importance et l'utilité?

»Voilà, ce nous semble, où est toute la question; la nécessité pour M. Dezeimeris et pour tous ceux qui sollicitent le rétablissement de la chaire d'histoire de faire un cours qui donne la mesure de l'importance et de l'urgence de ce rétablissement. Cette proposition ne comporte aucun des développemens que M. Dezeimeris nous demande; elle n'est pas pour nous un motif suffisant de le suivre dans l'examen de toutes les questions qu'il a soulevées dans sa lettre, questions qu'il n'est pas opportun d'agiter en ce moment.

» Il nous semble enfin que si M. Dezeimeris a prouvé quelque chose dans sa lettre, c'est la nécessité de faire un bon livre sur l'histoire de la médecine, condition que nul autre ne peut remplir mieux que lui. Qui sait si, en publiant un bon traité sur cette matière, les convictions de M. Dezeimeris lui-même sur l'enseignement oral de l'histoire ne seraient pas ébranlées? et s'il en était ainsi, n'aurait-il pas rendu un double service en enrichissant nos bibliothèques d'un bon ouvrage de plus, et en ne grevant pas le budget d'une charge nouvelle? »

Seconde lettre au rédacteur de la PRESSE MÉDICALE sur la nécessité de l'enseignement oral de l'histoire de la médecine et de la bibliographie médicale.

MONSIEUR LE RÉDACTEUR,

Vous n'êtes point, dites-vous, *un adversaire* pour moi, et ce n'est point avec vous qu'il faut que je débatte la question de l'utilité d'une chaire d'histoire et de bibliographie. Je suis pourtant obligé, monsieur, de persister à croire le contraire. Le ton de politesse qui règne dans votre article, et les expressions bienveillantes dont il est plein, ne sont point, à la vérité, d'un homme qui *combat;* mais, dans un débat purement scientifique, une manière de voir différente suffit pour donner à deux hommes le caractère d'adversaires, quelque éloignées que soient leurs paroles d'avoir celui d'une dispute ou d'une simple contestation. Ces noms, j'ose m'en flatter, ne seront jamais ceux qui conviendront aux discussions que nous pourrons avoir sur l'utilité de l'enseignement de l'histoire de la médecine ; il ne peut y avoir ni dispute ni contestation entre gens qui s'estiment et qu'aucun intérêt ne divise, si ce n'est celui de la science et de l'enseignement, que chacun envisage d'une manière particulière et un peu différente.

Mais, monsieur, à prendre les choses dans ce sens, qui est le seul raisonnable, vous allez voir à combien de titres je dois vous considérer comme un *adversaire*.

Premièrement, tout en admettant la nécessité d'apprendre l'histoire de la médecine et la bibliographie médicale, vous déclarez que l'utilité d'un enseignement oral sur ces matières ne vous est pas démontrée; et moi je regarde la nécessité de cet enseignement comme doublement démontrée; puisque, d'une part, j'admets, avec les esprits supérieurs qui ont fondé nos écoles, et avec la masse des élèves qui les suivent, que l'enseignement est nécessaire, même pour les branches des sciences médicales qui sont le plus complètement exposées dans des livres classiques, où l'on pourrait, à la rigueur, les apprendre; et, d'autre part, je crois pouvoir établir qu'il n'existe pas d'ouvrage semblable pour l'histoire et la bibliographie.

Deuxièmement, vous trouvez qu'il est peu raisonnable de demander au pouvoir de rétablir une chaire dont il est impossible, selon vous, d'apprécier l'importance et l'utilité, jusqu'à ce qu'un cours public ait été fait; et moi je trouve que l'urgence du rétablissement de cette chaire est démontrée par la raison, qui veut qu'on enseigne oralement une science que vous reconnaissez nécessaire, et qu'on ne peut apprendre dans un livre qui n'existe pas; je trouve qu'elle est démontrée par l'expérience, qui prouve les inconvéniens sans nombre de ne pas connaître, à défaut d'histoire, ce qui a été fait et pensé en médecine; je trouve enfin qu'elle est démontrée par la considération du profit que l'on retire de l'étude des fragmens et des matériaux nombreux qu'on possède de cette histoire.

Troisièmement, vous pensez que cette discussion serait peut-être mieux ailleurs que dans la PRESSE MÉDICALE; et moi je pense que c'est là sa véritable place, puisqu'une pareille discussion exige une entière indépendance et une parfaite impartialité à l'égard des personnes comme à l'égard des choses, qualités que j'honore dans ce journal, et qu'il n'est peut-être pas facile de trouver ailleurs au même degré. J'ajoute que c'est vous-même, monsieur, qui avez assigné cette place à la discussion qui s'agite entre nous, puisque votre journal est le seul qui ait fait quelques objections à ma pétition, reproduite en tant d'autres lieux, et qui n'avait recueilli partout ailleurs que des vœux en faveur de sa réussite.

Vous me permettrez donc, monsieur, de continuer la défense d'une cause qui intéresse bien d'autres personnes que moi, mais dont vous et votre correspondant m'avez constitué le champion.

L'objet de cette lettre sera la méthode suivant laquelle doit être faite l'histoire des sciences. Ce sujet, traité successivement sous les points de vue critique et dogmatique, comprendra l'examen des méthodes suivies jusqu'à présent par les historiens, puis l'exposé des principes d'une méthode différente de la leur.

Mais avant d'entrer en matière, et pour ne point laisser se reproduire des objections déjà combattues, je crois pouvoir déclarer que, par ma précédente lettre (à moins qu'on ne la réfute complètement), la nécessité de l'enseignement de l'histoire de la médecine et de la bibliographie médicale restera démontrée jusqu'à ce qu'on ait prouvé l'une de ces deux choses : ou que la physiologie, l'hygiène, la pathologie, la thérapeutique et la médecine légale, qui n'exigent pas plus de démonstrations et d'expériences que l'histoire, n'ont pas besoin d'être enseignées à la Faculté de médecine; ou qu'il y a dans la nature de ces diverses sciences quelque chose d'étranger à l'histoire, et qui m'est inconnu, qui fait que l'enseignement oral est nécessaire pour elles et ne l'est pas pour celle-ci. Et si quelqu'un entreprend d'établir la première de ces deux thèses, qu'il me permette de lui donner un avis sur la conséquence que cela entraînera inévitablement pour lui.

Il est de toute évidence qu'on ne pourrait contester la nécessité de l'enseignement de la physiologie, de l'hygiène, de la médecine légale, etc., qu'en se fondant sur ce motif, qu'il existe des livres où l'élève peut les apprendre aussi facilement que dans un cours. Eh bien ! de tels livres n'existent pas pour l'histoire de la médecine et la bibliographie médicale. Ce sera donc une obligation rigoureusement imposée à celui qui s'opposera à ce qu'on les enseigne oralement, de combler cette lacune de la littérature, de faire immédiatement une histoire de la médecine et une bibliographie médicale ; car vous pensez bien, monsieur, que parmi les personnes qui peuvent se proposer de disputer au concours la chaire d'histoire et de bibliographie, il n'y en aura pas une seule qui s'avise alors de publier un ouvrage dont l'existence servirait de prétexte pour empêcher le rétablissement de cette chaire. Que penseriez-vous, monsieur le rédacteur, de celui qui, s'imaginant avoir trouvé le secret de rendre les journaux désormais inutiles au moyen d'un volume publié une fois pour toutes, irait vous proposer, à vous, rédacteur de la PRESSE MÉDICALE, de livrer ce secret au public médical en publiant ce volume? Sur la foi de si belles promesses, vous hâteriez-vous, sans la moindre hésitation, d'abandonner votre journal, pour enrichir le public de ce volume précieux, tout en dégrevant sa bourse de la charge des abonnemens? J'imagine qu'il faudrait, pour vous décider, que la chose vous fût prouvée un peu mieux que par de simples assertions. Mais ce secret, direz-vous, est la pierre philosophale; rien ne peut anéantir la nécessité des journaux; vous êtes profondément convaincu que rien ne peut les remplacer, et vous êtes sans crainte sur leur avenir. Eh bien, monsieur, la nécessité de l'enseignement de l'histoire n'est pas à mes yeux moins immuable, je vous l'assure, et je suis tout aussi convaincu que rien ne remplacera jamais cet enseignement. Toutefois, il y a là un avertissement qui ne sera pas perdu. Pour mon compte, malgré la politesse avec laquelle vous voulez bien me désigner comme capable de faire une bonne histoire de la médecine, malgré quinze années de travaux invariablement poursuivis en vue d'en faire une sur un plan que je ne puis m'empêcher de trouver meilleur que ceux qu'on a suivis jusqu'ici, quoique je n'aie pas la moindre prétention à la regarder comme propre à rendre inutile un enseignement oral de l'histoire, comme la raison et la vérité ne sont malheureusement pas l'unique règle des conseils des hommes, et qu'ils ne saisissent pas toujours avec plus d'empressement l'occasion de faire une chose utile qu'un prétexte pour s'en dispenser, je me garderai bien de publier cette histoire avant qu'une décision définitive et irrévocable ait été prise sur l'objet de ma pétition.

J'arrive enfin à l'objet essentiel de cette lettre, et j'aborde l'examen de la méthode suivie jusqu'ici par les historiens des sciences et des arts, et par ceux de la médecine en particulier, dans la composition de leurs ouvrages. J'énoncerai d'abord quelques principes dont le développement devra trouver plus tard sa place dans cette lettre, mais qui nous faciliteront ici l'examen critique dans lequel nous allons entrer.

Une science est un ensemble systématique d'observations, d'expériences et d'inductions, et aussi d'hypothèses, d'explications et de conséquences, relatives à l'un des objets principaux de nos connaissances.

Un art est un ensemble de règles de pratique, en partie rationnelles, c'est à dire déduites d'une science correspondante, en partie empiriques, c'est à dire reçues du hasard, accréditées et perfectionnées par l'usage.

L'histoire d'une science est cette science elle-même présentée historiquement, c'est à dire dans l'ensemble des vicissitudes qu'elle a éprouvées depuis les premiers rudimens qui en constituèrent l'origine, jusqu'au point de développement qui constitue son état actuel, objet du dogme qu'on enseigne sous son nom.

Cette définition, applicable également aux arts, comprend rigoureusement et exclusivement tout ce qui constitue l'histoire *réelle*, l'histoire *intrinsèque* d'une science, et rien de plus.

Il y a, pour les sciences et pour les arts, une autre

histoire, qui se rattache à celle-ci par des liens souvent très intimes, mais qui n'est pas elle, qui fait en quelque sorte à son égard le même office que *les sciences accessoires* à l'égard de la médecine; c'est l'histoire *extrinsèque*, c'est à dire l'histoire de toutes les circonstances, de quelque nature qu'elles soient, qui ont eu une influence quelconque sur les vicissitudes des sciences. La réunion de ces deux histoires est nécessaire pour constituer un tout historique qui, non seulement expose les faits dans l'ordre de leur développement, mais qui, de plus, en dévoile les causes et en signale les conséquences pour l'avenir. Ces idées, je le répète, seront développées ultérieurement; il suffit, je crois, de les énoncer et d'appeler sur elles l'attention, pour qu'on en saisisse la portée; et nous pourrons y ramener celles qui ont présidé à la composition des ouvrages historiques que nous possédons, pour voir si elles ont pu produire l'histoire réelle des sciences.

Qu'on rassemble autour de soi un aussi grand nombre qu'on voudra de ces histoires, malgré la diversité de leur mérite et la variété de leur forme, on les trouvera au fond toutes conçues selon la même méthode, et selon une méthode telle que, quelque parfaite que soit l'exécution, il n'en saurait sortir l'histoire réelle des sciences.

Cette méthode consiste (à part de rares exceptions que j'aurai soin d'indiquer) à prendre successivement chaque auteur l'un après l'autre, dans un ordre chronologique pur, ou dans l'ordre chronologique subordonné à celui des systèmes et des doctrines générales, à tracer le caractère de son esprit, à examiner ses ouvrages, et à en faire une analyse plus ou moins étendue, en classant les matières de ces extraits dans l'ordre suivant lequel sont écrits les livres d'où on les tire.

Qu'on suppose ainsi placées à la suite les unes des autres la série des analyses les mieux faites de *tous* les livres qui renferment quelque chose qui mérite d'être recueilli, ce qui n'existe assurément dans aucun ouvrage de ce genre; aura-t-on là l'histoire d'une science? non certes, on ne l'aura pas.

Il saute aux yeux que cette manière de traiter l'histoire des sciences est identique à ce que sont les annales universelles par rapport à l'histoire civile et politique de chaque nation en particulier. Les annales ou tablettes chronologiques, n'ayant d'autre principe de classification que l'ordre des temps, placent les faits dans cet ordre, quelle que soit leur nature, et quel que soit le peuple auquel ils se rapportent. Allez demander à un ouvrage ainsi fait l'histoire militaire d'une nation, celle de ses mœurs, celle d'une institution politique, etc.; non seulement vous ne l'y trouverez pas, mais vous n'y trouverez pas même les matériaux nécessaires pour la faire.

Ainsi en est-il, identiquement, de nos histoires de sciences. C'est l'histoire chronologique des savans, c'est l'histoire critique et littéraire de leurs productions, ce sera tout ce que vous voudrez, hormis l'histoire réelle des sciences. Vous pourrez, pour une époque donnée, y trouver, dépecés en une foule d'articles sans liaison scientifique, des lambeaux plus ou moins nombreux de la science d'alors, mais vous n'y trouverez pas l'histoire d'un point quelconque de la science suivie à travers la durée des temps, de telle sorte que ce soit la science qui marche; vous n'y verrez point la science, objet essentiel de votre étude, s'avancer avec les siècles, au milieu de la foule des auteurs qui la cultivèrent, recevant de chacun de ceux qui l'enrichirent le trésor qu'il avait découvert, sans se laisser distraire ou offusquer par l'énorme fatras de matériaux de toute espèce qui encombrent sa route. Non seulement vous ne trouverez pas cette histoire réelle de la science dans les histoires que nous possédons, mais vous n'y trouverez point les matériaux nécessaires pour la faire vous-même dans cet esprit, avec les lambeaux ramassés par l'historien.

En effet, à moins de donner à ses analyses une étendue démesurée, et de faire une compilation d'un volume monstrueux, l'historien travaillant selon la méthode reçue est réduit à choisir dans de grands ouvrages quelques observations ou quelques idées, en quelque sorte au gré du hasard, selon qu'elles le frappent plus ou moins dans une lecture où il n'est point éclairé par l'unique lumière qui puisse régler convenablement ce choix.

L'importance historique réelle d'un fait ou d'une opinion, pris dans un ouvrage quelconque, n'est déterminée et ne peut se mesurer que par les rapports qu'ils ont avec les faits et les opinions de même nature qui avaient été publiés auparavant, ou qui ont apparu depuis. Pour juger si une observation, une pensée d'un auteur du XVIe siècle a quelque valeur historique et doit entrer dans l'histoire de la science, il faut, de toute nécessité, que l'historien les place dans la série des observations et des pensées de tous les temps relatives au même sujet, et qu'il aperçoive nettement les rapports qu'elles ont avec celles-ci. Or, un tel rapprochement n'existe, ou plutôt un tel rapprochement n'est possible qu'autant qu'on étudie l'histoire et qu'on en recueille les matériaux suivant l'ordre des matières, et non pas, comme on l'a toujours fait, suivant l'ordre chronologique des auteurs. Je n'ai pas besoin de faire remarquer qu'il ne s'agit en ce moment que de l'histoire *intrinsèque* ou *réelle* de la science.

La méthode reçue ne serait praticable(1) qu'autant que l'historien, en lisant, par exemple, les ouvrages de Sennert, aurait à la fois dans la mémoire, sur tous les points qui y sont traités, c'est à dire à peu près sur toutes les questions qu'embrassent les sciences médicales, un souvenir parfait de tout ce qu'il a déjà lu dans les auteurs antérieurs à Sennert. Or, de toutes les impossibilités qu'on puisse imaginer, celle-là est assurément la plus impossible. Eh bien, c'est précisément là le cas où se trouve l'historien qui travaille selon la méthode reçue. Un ouvrage arrive entre ses mains quand la chronologie a marqué son tour; l'historien, choisissant, ai-je dit, à peu près au gré du hasard, les observations ou les opinions qu'il en tire, tantôt s'arrête à des pensées qu'il ne trouvera nulle occasion de rapprocher, dans la suite des siècles, d'une pensée analogue, et plus souvent en néglige une multitude qui formeraient des chaînons nécessaires dans l'histoire réelle de la science ou de l'art.

Le hasard ne présentant que rarement des sujets analogues dans deux auteurs que l'ordre chronologique place à côté l'un de l'autre, et cet ordre chronologique mettant à des distances énormes les sujets les plus analogues, d'un côté toute série progressive dans les idées se trouve complètement rompue, et, d'un autre côté, l'historien, oubliant sans cesse que tel point qu'il trouve dans l'auteur dont il s'occupe aujourd'hui se retrouve dans quatre, six, dix auteurs antérieurs à celui-ci d'un ou plusieurs siècles, et

(1) Pour recueillir, bien entendu, des matériaux historiques, mais non pour faire l'histoire d'une science, ce qui ne lui est possible à aucune condition.

dont il a achevé l'examen depuis long-temps, attribue, par oubli, la priorité d'une découverte à dix auteurs qui n'ont fait que se la transmettre, ou tombe dans les contradictions les plus choquantes.

Aussi, qu'on prenne telle histoire qu'on voudra d'une science quelconque, qu'on rassemble dans un ordre scientifique les documens épars qu'elle renferme, et, loin de former une histoire réelle et suivie de la science, une pareille classification ne servira qu'à montrer la stérilité d'une foule de répétitions de faits et d'opinions tout à fait identiques et nullement progressifs, l'inutile citation d'une foule de copistes qui n'ont fait que répéter ce qu'avait dit un seul auteur original, et, à côté de tant de superfluités, d'énormes lacunes par rapport aux choses que l'histoire doit s'attacher par dessus tout à recueillir.

Mais il faut mettre fin à cette lettre, déjà longue; nous reprendrons ce sujet dans un prochain numéro de la PRESSE MÉDICALE.

Veuillez agréer, monsieur le rédacteur, l'assurance de ma considération distinguée.

DEZEIMERIS.

Paris, le 25 juin 1837.

Troisième lettre au rédacteur de la PRESSE MÉDICALE sur la nécessité de l'enseignement oral de l'histoire de la médecine et de la bibliographie médicale.

MONSIEUR LE RÉDACTEUR,

Je crois avoir suffisamment montré dans ma précédente lettre qu'il ne faut pas se flatter de trouver l'histoire réelle des sciences dans les ouvrages faits tout exprès pour nous la donner. Rien ne serait plus facile que de multiplier les preuves de cette assertion, en soumettant à un examen détaillé les histoires que nous avons de chaque science; mais il me semble qu'au point où en est notre discussion, rien ne serait plus inutile, car il s'agit là d'un fait dont il ne me paraît pas possible que l'on conteste la réalité, pour peu qu'on ait jeté seulement un coup d'œil sur ces histoires; et si l'on ne veut pas même se donner cette peine, je puis alléguer l'opinion exprimée à cet égard par les hommes les plus capables d'en juger, et dont l'impartialité ne saurait être mise en doute. Ainsi, par exemple, Ernest Platner, homme non moins distingué comme philosophe que comme physiologiste et médecin, qui par les beaux fragmens qu'il a donnés de l'histoire de la philosophie et de celle de la chirurgie a acquis le droit d'être tenu pour juge compétent en ces matières, Platner s'étonne qu'on accuse la paresse du siècle de l'oubli dans lequel est tombée l'histoire de notre art, quand c'est à la manière dont elle a été traitée par nos historiens qu'il faut uniquement s'en prendre. « Certè à paucissimis intelligitur, dit-il, quid sit medicinæ historia, quæ sit ejus addiscendæ ac scribendæ ratio, quæ deniquè *ad medicam artem accomodatio*... Ego, cum ad hæc studia primum me olim applicarem, sperabam, historiam ingenii et experientias medicorum me ibi reperturum esse. Verum nil tale reperi, sed alia omnia. » Et plus loin, exprimant avec autant de justesse que de concision ce qu'on doit chercher dans une histoire de la médecine : « *Cum idearum notionumque vicissitudines* potiùs quàm hominum vitas exigat medica historia », il ajoute qu'on ne saurait le trouver dans des histoires écrites selon la méthode reçue.

Ackermann a bien senti le vice radical dans lequel étaient tombés ses prédécesseurs, puisqu'il dit : « Historiam *scientiæ medicinalis* tractare putantes, *litterariam* ejus *historiam* scripserunt » ; mais il n'a pas vu que leur méthode historique ne pouvait produire autre chose ; aussi est-il bien loin d'avoir complètement évité le même défaut.

« L'histoire de la médecine, dit Sprengel, est l'histoire de la connaissance scientifique et du traitement des maladies, et celle des changemens qu'ont éprouvés les théories médicales et les méthodes pratiques. » En donnant cette définition, le savant professeur de Hale ne manque pas de faire remarquer qu'on a trop souvent méconnu la différence qu'il y a entre l'histoire ainsi définie, et *l'histoire littéraire* de la médecine. Mais demandez à son propre ouvrage, en conséquence de cette définition, ce qu'elle semble vous promettre; demandez-lui, par exemple, l'histoire de la connaissance scientifique et du traitement des hémorrhoïdes; demandez-lui l'histoire d'un point d'obstétrique, de la délivrance, du forceps, etc., et vous verrez que, quoique fort supérieur sous beaucoup de rapports aux historiens qui l'avaient précédé et à ceux qui l'ont suivi, Sprengel s'en distingue à peine sous le rapport qui nous occupe.

Je m'arrête, monsieur, pour ne pas abuser de la facilité de démontrer une chose par trop évidente; et je conclus de nouveau que *l'histoire réelle de la science médicale et de l'art de guérir* n'existe pas dans nos *histoires de la médecine*.

Je veux signaler ici quelques exceptions dont j'ai déjà annoncé l'existence, et dont j'ai fait pressentir la nature dans ma précédente lettre; car il ne faut pas qu'on puisse se prévaloir de l'exception pour nier la règle ; et d'ailleurs il est bon d'apprécier l'importance de ce que les historiens nous ont donné de l'histoire de la science dans certains cas, en sortant quelquefois du plan que devait leur prescrire la méthode historique reçue.

J'ai dit qu'ils avaient quelquefois subordonné l'ordre chronologique des auteurs à l'ordre des systèmes et des doctrines générales. C'était faire pressentir que, par rapport aux systèmes et aux doctrines générales, ils avaient fait l'histoire de la science, et non plus seulement celle des médecins et de leurs ouvrages. Je ne m'arrêterai pas ici à démontrer (et il me serait facile de le faire) que les historiens n'ont jamais isolé bien nettement, dans les écrits d'un chef de secte, ce qui constitue et caractérise son système de tout ce qui y est mêlé d'étranger, pour en suivre les développemens et les modifications dans ses successeurs ; je ne m'arrêterai pas à faire voir qu'ils tombent perpétuellement dans la faute d'exposer à la fois tout ce qu'ils trouvent à recueillir et dans les ouvrages du chef de secte et dans ceux de ses sectateurs, tant les principes généraux que ce qu'il peut y avoir de relatif à des points particuliers de la science ou de l'art qui ne tiennent nullement à la doctrine, qu'ainsi ils perdent à chaque instant de vue l'unique objet dont ils devraient s'occuper, pour courir après le premier objet étranger qui vient distraire leur attention. A la vérité ce sont là des défauts qui vicient gravement la méthode à laquelle nous consentons à rattacher leurs travaux sur les systèmes ; ce sont des défauts qui suffiraient peut-être pour prouver qu'ils n'avaient pas une notion bien nette des principes de cette méthode, même par rapport aux cas où ils en faisaient usage ; mais, après tout, ce ne sont que des défauts d'exécution, qui n'empêchent pas de trouver dans leurs ouvrages l'histoire des systèmes, entremêlée, il est vrai, de beaucoup de choses inutiles et étrangères. Nous admettrons donc comme faite l'*histoire des systèmes et des doctrines médicales*. Il s'agit de déterminer la place qu'elle occupe dans l'*histoire de la médecine*, tant sous le rapport de l'étendue que sous celui de l'importance.

Il suit de la définition que nous avons donnée de l'histoire de la médecine (1) que cette place est précisément la même que celle que les systèmes et les doctrines ont dans la médecine, qu'elle n'y doit occuper ni plus ni moins d'espace, qu'elle n'y a ni plus ni moins d'importance.

Eh bien! les doctrines médicales, les systèmes généraux constituent-ils à eux seuls la médecine tout entière, comme l'ont prétendu tant d'écrivains systématiques, autrefois ses dominateurs, aujourd'hui tombés dans le mépris, et comme semblent encore l'admettre les historiens? Non, certes, ils ne la constituent pas. Bien loin de là, les plus vastes laissent en dehors de leur domaine infiniment plus de faits et de notions sans rapport avec leurs principes, ou en opposition avec eux, qu'ils ne peuvent en embrasser. La médecine d'un siècle et les doctrines ou les systèmes de la même époque sont choses fort différentes et d'étendue bien inégale. Un système peut dominer la science, enceindre dans son réseau tout ce

(1) L'histoire réelle d'une science est cette science elle-même présentée historiquement, c'est à dire dans l'ensemble des vicissitudes qu'elle a parcourues depuis les premiers rudimens qui en constituèrent l'origine jusqu'au point de développement qui constitue son état actuel, objet du dogme qu'on enseigne sous son nom.

qu'elle offre de plus saillant ; mais il n'absorbe point pour cela son existence pour y substituer la sienne, mais il n'est point identique avec elle, mais il n'anéantit point tout ce qui échappe à ses chaînes, et n'a pu être englobé dans sa sphère. Dans la bouche de Galien, ce grand dominateur de la médecine, dont l'empire absolu dura quatorze siècles, cette sentence : *la médecine, c'est mon système*, n'eût pas été moins ridiculement fausse que dans celle de Louis XIV ces paroles fameuses : *l'Etat, c'est moi*. Que serait-ce donc de tout autre chef de secte qui oserait élever les mêmes prétentions? Nul, aujourd'hui, n'attache aux doctrines médicales et aux systèmes plus d'importance qu'ils n'en ont réellement ; nul n'est disposé à concéder aux *systématiques* un empire absolu et sans limites sur la science. L'historien de la médecine pourrait-il seul continuer à partager l'illusion de ces écrivains d'autrefois, qui s'imaginaient avoir épuisé l'histoire d'une nation quand ils avaient fait celle des princes qui la gouvernèrent, des grands dont elle subit les caprices, et des guerriers qui la ravagèrent ? L'histoire de la médecine serait-elle encore long-temps réduite à n'être que celle de ses *rois* et de ses *héros ?* Il nous semble qu'il est plus que temps qu'elle sorte de ce caractère. Les systèmes n'ont point, en médecine, il s'en faut presque de tout, l'importance qu'ils ont en philosophie, et l'on a eu par conséquent le plus grand tort de prendre l'histoire de la philosophie pour modèle de celle de la médecine (1). Cette erreur a produit, et tout récemment

(1) On paraît s'être laissé guider par les préceptes suivans de Bacon sur la manière d'écrire l'histoire de la philosophie, préceptes qui sont aussi judicieux relativement à cette histoire, qu'ils

encore, des livres ayant beaucoup de philosophie dans leurs titres, beaucoup dans leurs préfaces, et fort peu dans leur exécution; car la véritable philosophie consiste à envisager chaque chose selon sa nature, et à ne la traiter que selon des principes qui lui soient propres.

C'est ce que je tâcherai de ne point perdre de vue, monsieur, dans l'exposé de la méthode qui me paraît devoir être substituée à celle qu'ont suivie jusqu'ici les historiens, exposé que je puis enfin aborder.

Avant tout, il est indispensable de bien déterminer le but qu'on doit se proposer, et qu'il faudra toujours avoir en vue dans l'étude et l'enseignement de l'histoire de la médecine. Or, je commence par déclarer que, dans l'état présent des sciences médicales, vu l'immense développement qu'elles ont pris et la difficulté d'en embrasser toute l'étendue, une étude qui ne serait qu'agréable ou curieuse, mais qui n'aurait pas une utilité directe et positive, ne mériterait pas qu'on s'en occupât, et devrait être rejetée. Il faut donc que l'histoire de la médecine soit écrite pour les hommes disposés à y chercher, non les délices de l'antiquaire, les plaisirs du roman où les agrémens d'une histoire curieuse, mais ***une instruction médicale*** solide et profitable. Il faut qu'elle se montre à tout le monde non

sont vicieux et impraticables quand on en veut étendre l'application à l'histoire de la médecine.

Optarim igitur.... opus confici, cum diligentiâ et judicio, de antiquis philosophiis. Tale enim opus nondum extare video. Attamen hic moneo, ut hoc fiat distinctè : ita ut singulæ philosophiæ seorsùm componantur, et continuantur : non per titulos et fasciculos (quod Plutarchus fecit) excipiantur. Quævis enim philosophia integra se ipsam sustentat : atque dogmata ejus sibi mutuo et lumen et robur adjiciunt : quod si distrahantur, peregrinum quiddam et durum sonant. (*De augm. Scient.*, lib. III, cap. IV.)

comme une étude de luxe et d'ornement pour l'esprit, mais comme une étude de nécessité et une source de lumières pour la pratique. Il faut, en un mot, qu'elle réponde aux grandes vues de Bacon sur l'histoire des sciences, vues admirablement exposées dans ce passage, que vous me permettrez de rapporter.

Quod *ad usum* attinet, hæc eo spectant, non ut honor litterarum, et pompa, per tot circumfusas imagines celebretur; nec quia, pro flagrantissimo, quo litteras prosequimur amore, omnia quæ ad earum statum quoquomodo pertinent, usque ad curiositatem inquirere, et scire, et conservare avemus; sed præcipuè ob causam magis seriam et gravem : ea est (ut verbo dicamus), quoniam per talem, qualem descripsimus, narrationem, ad virorum doctorum, in doctrinæ usu et administratione, prudentiam et solertiam maximam accessionem fieri posse existimamus; et rerum intellectualium, non minus quam civilium motus, et perturbationes, vitiaque et virtutes, notari posse et regimen inde optimum educi et institui. Neque enim B. Augustini, aut B. Ambrosii opera, ad prudentiam episcopi, aut theologi, tantum facere posse putamus, quantum si ecclesiastica historia diligenter inspiciatur, et revolvatur. Quod et viris doctis ex historia literarum obventurum non dubitamus. Casum enim omnino recipit, et temeritati exponitur, quod exemplis et memoria rerum non fulcitur. (*De augm. scient.*, lib. II. c. IV.)

Pour répondre à ces vues, l'histoire de la médecine doit remplir deux conditions fondamentales. La première d'exposer les faits, utiles à connaître, que lui présente l'étude du passé : c'est là *le corps* de l'histoire; la seconde d'en développer les causes : ceci en est l'ame, selon l'expression de Bacon : Antè omnia etiam id agi volumus (quod historiæ decus est, et quasi anima) ut cum eventis causæ copulentur. De là les deux sortes d'histoire, l'histoire *intrinsèque* et l'histoire *extrinsèque*, déjà définies dans ma lettre précédente, et qu'il faut maintenant examiner avec plus de détails. Je commencerai par la dernière.

L'histoire générale, ou extérieure, ou extrinsèque, comme on voudra la nommer, est l'exposition des circonstances, politiques ou autres, qui ont eu quelque influence sur les progrès de la médecine ou sur sa décadence.

L'état de la civilisation à l'époque qu'on veut connaître, la tendance du siècle au perfectionnement social ou son déclin, la pente qui l'entraîne vers la décadence; les encouragemens donnés aux études ou les obstacles qu'on leur oppose; les institutions scolaires et les établissemens académiques; la condition civile des médecins; l'état des lettres et des sciences, et plus particulièrement des sciences d'observation; celui de chaque branche de la médecine elle-même, en tant qu'elle est capable d'influer sur les autres; l'exposition des systèmes philosophiques dominans, des méthodes logiques accréditées; tels sont les élémens principaux de l'histoire extrinsèque de la médecine.

Quoique Bacon ait recommandé la sobriété des réflexions dans cette partie de l'histoire : « at hæc omnia ità tractari præcipimus, ut non, criticorum more, in laude et censurâ tempus teratur; sed planè historicè res ipsæ narrentur, judicium parciùs interponatur », cependant il n'en est point qui fournisse à l'historien plus d'occasions de donner des preuves de sa perspicacité; car elle peut ne pas se renfermer dans une simple exposition de toutes les circonstances que nous venons d'énumérer, elle comporte également l'appréciation juste et rigoureuse de l'influence immédiate et éloignée exercée par chacune de ces conditions sur la marche ultérieure de la science et de l'art. Or, pour pénétrer à une certaine profondeur dans la connaissance de cet ordre de choses, l'historien devrait être pourvu de cet esprit philosophique et scrutateur qui sait démêler l'origine d'une série de résultats à travers la complication des causes, et poursuivre les conséquences d'un principe au milieu des résultats d'autres principes différens ou opposés.

On a de beaux modèles de la manière dont doit être étudiée l'influence de l'état de la civilisation et des institutions politiques sur les lettres et sur les sciences dans les ouvrages de Winkelmann, Meiners, Tiedemann, Tiraboschi, Bouterweck, Ginguené, et de plusieurs autres ; et Sprengel s'est placé, sous ce rapport, fort au-dessus de tous les historiens de la médecine qui l'avaient précédé, et même de ceux qui sont venus après lui. Toutefois ils n'ont pas tenu compte de tout ce qui peut contribuer à donner l'explication des vicissitudes de la science et de l'art, et, sous plus d'un rapport, leur cadre a besoin d'être agrandi. Mais au lieu de faire ici une sèche énumération des circonstances négligées par eux, et dont il serait difficile d'apprécier la valeur en les considérant d'une manière abstraite, il sera plus convenable de faire à une question historique déterminée l'application d'un plan plus complet que le leur ; et c'est un essai que je tenterai dans la Presse médicale, dès que j'aurai achevé l'exposé de la méthode qui nous occupe en ce moment, ce qui aura lieu, j'espère, dans ma prochaine lettre.

J'aurais voulu ne pas finir celle-ci sans parler de *l'histoire littéraire de la médecine*, qu'on a presque toujours prise pour l'histoire tout entière de la médecine, et qui n'est, en réalité, qu'une section de l'*histoire extrinsèque;* mais je m'aperçois que j'atteins la limite ordinaire d'un *Bulletin*, et qu'il faut remettre ce sujet à une autre fois.

Veuillez agréer, monsieur le rédacteur, l'assurance de ma considération distinguée.

DEZEIMERIS.

Quatrième lettre au rédacteur de la PRESSE MÉDICALE, sur la nécessité de l'enseignement oral de l'histoire de la médecine et de la bibliographie médicale.

MONSIEUR LE RÉDACTEUR,

J'ai mis fin à ma précédente lettre en exprimant une opinion qu'on eût prise pour un étrange paradoxe, si elle n'eût été précédée de l'examen critique des histoires que nous possédons. Quand on n'a pas beaucoup réfléchi aux conditions qu'impose à l'histoire d'une science la nature même de son objet, et lorsqu'on n'en a d'autre idée que celle qui se déduit naturellement de l'examen et du rapprochement des histoires existantes, on a peine à comprendre que l'*histoire littéraire de la médecine* ne soit qu'une section de *son histoire extrinsèque*. Cette difficulté vient de ce que, dans les mains des historiens, l'histoire littéraire a été ce qu'elle ne devait pas être, et n'a pas été ce qu'elle devait. Elle a été plus, elle a été moins; elle a été exubérante, elle a été incomplète; elle a offert, sous certains rapports, bien au delà de ce qu'on pouvait lui demander, et elle est restée presque toujours en défaut quant à ce qu'on était en droit d'exiger d'elle. De là les opinions les plus contradictoires sur le degré de son importance. Car ici, comme en toute occasion, on ne s'est fait nul scrupule de juger les choses sans les connaître; et l'ignorance présomptueuse a prononcé d'un ton plus tranchant, d'après de vagues apparences, que ne fait jamais le savoir, avec tous les élémens du jugement le mieux réfléchi. Ainsi, d'un côté, des historiens du plus grand mérite, identifiant l'histoire littéraire avec l'histoire de la science, l'ont élevée à un degré d'importance qui ne lui appartient pas; de l'autre, des écrivains qui n'avaient réfléchi à ces matières que juste autant de temps qu'il en faut pour tourner une phrase d'une manière plus ou moins piquante, ne trouvant pas dans l'histoire littéraire ce qu'ils appellent la haute philosophie de la science (et c'est bien là son moindre défaut, si c'est *de leur philosophie* qu'il s'agit), l'ont rabaissée jusqu'à dire que, enseignée dans une chaire, elle ne mériterait pas d'avoir quatre auditeurs.

Ne nous laissons point préoccuper, monsieur, par des opinions si contradictoires; voyons les choses en elles-mêmes, tirons de leur nature propre les principes d'après lesquels il faut les juger, et les règles selon lesquelles elles doivent être traitées.

Nous savons que l'histoire littéraire, quelque étendue qu'on lui donne, et de quelques détails qu'on surcharge les notices qui entrent dans sa composition, ne peut en aucune manière ni constituer l'histoire *réelle* ou *intrinsèque* d'une science, ni même en rassembler les matériaux. Ne pouvant accomplir cette mission, il faut qu'elle y renonce. Il faut qu'elle soit histoire littéraire et rien de plus. Or, voyons ce que ce titre comporte. Je puis répéter, monsieur, que ceci s'applique à toutes les sciences aussi bien qu'à la médecine, car l'art historique y est resté précisément au même point.

L'histoire littéraire de la médecine est l'histoire des hommes qui ont exercé quelque influence sur sa marche et celle des ouvrages où leurs travaux sont consignés, l'une et l'autre bornées au point de vue qui nous permet d'apercevoir clairement et complètement cette influence.

Pour bien déterminer les principes de critique qui lui sont applicables, et les règles de sa composition, il faut préciser bien nettement son objet et sa portée. L'histoire littéraire, comme nous l'envisageons ici, n'étant point un tout indépendant, une histoire à part, mais un élément historique subordonné au plan général d'une histoire complexe, doit se renfermer rigoureusement dans les attributions qui lui sont propres. Ce ne serait donc point en elle une qualité d'épuiser sur chaque auteur et sur chaque ouvrage tout ce que cet auteur et cet ouvrage peuvent offrir à remarquer; ce serait, au contraire, un grave défaut. Il faut qu'elle recueille scrupuleusement, sur l'homme qu'elle veut faire connaître, tout ce qui peut lui servir à révéler le caractère de son esprit, tout ce qui peut montrer l'influence qu'il a subie de la part des circonstances, tout ce qui peut expliquer celle qu'il a exercée à son tour sur son siècle et la postérité; il faut qu'elle signale dans chaque ouvrage tout ce qui y apparaît de neuf et d'assez important pour réagir d'une manière notable sur la science, soit pour la faire avancer, soit pour lui imprimer un mouvement rétrograde ou excentrique. Mais elle doit se borner là. Un pas de plus serait un empiètement arbitraire sur un terrain qui ne lui appartient pas, et dont la culture est réservée pour d'autres travaux que les siens. Ainsi, monsieur, pour s'expliquer par un exemple, l'histoire littéraire ayant à s'occuper d'Hippocrate, recueillera avec un soin minutieux tout ce qui peut servir à mettre en évidence la tendance de son esprit pour la méthode expérimentale, car c'est à cette tendance qu'est due la révolution profonde qu'il opéra en médecine. L'histoire littéraire ne laissera point échapper ces sentences positives et précises par lesquelles il détermine d'une manière beaucoup plus explicite et plus exacte qu'aucun philosophe de l'antiquité les procédés de l'entendement dans la recherche de la vérité, et les principes de la logique des sciences d'observation (1). Entrant dans l'examen de ses divers ouvrages autant qu'il est nécessaire pour le voir étudier un à un les faits qui constituent le domaine de la médecine, c'est à dire les cas morbides, les rapprocher selon leurs analogies de cause, de marche, de tendance et de terminaison, et exprimer en aphorismes les résultats généraux que l'induction saisit dans ces rapprochemens, l'histoire littéraire s'assurera qu'il connaissait bien toute la portée de ces principes, et qu'il avait véritablement deviné Bacon. Enfin, plaçant cet homme d'un esprit si supérieur et si admirablement juste au milieu des conditions où se trouvait la médecine quand il parut, et recherchant ce qu'il dut penser en la voyant livrée aux hypothèses des philo-

(1) Telles sont les suivantes :

« Avant tout, les sens doivent s'exercer, et le raisonnement vient après. Car le raisonnement n'est qu'une sorte de *ressouvenir* des faits que l'observation nous a fait connaître. »

« La pensée qui s'appuie sur l'observation conduit à la vérité; mais si elle procède d'un raisonnement hypothétique et seulement vraisemblable, elle jette dans une situation pénible et fâcheuse, car on suit alors un chemin impraticable. »

« Tout art doit son origine aux résultats de l'observation de chaque phénomène médités et réduits à des principes généraux. »

sophes, pour qui c'était un jeu d'expliquer le problème de l'existence humaine dans l'état de santé et dans celui de maladie, quand ils expliquaient avec une merveilleuse facilité l'origine et la nature de toutes choses, l'histoire littéraire montrera quel contre-sens historique ont commis ceux qui ont imaginé qu'Hippocrate ne sépara la médecine de la philosophie, ainsi que le dit Celse, que parce que l'union de ces deux sciences, pendant un siècle environ, les avait agrandies l'une et l'autre au point qu'un seul homme n'en pouvait plus embrasser l'étendue. Rapprochant enfin, dans un parallèle qui se présente tout naturellement et de lui-même, Hippocrate et Socrate, et les caractères et les circonstances, l'histoire littéraire montrera que si Socrate arracha la philosophie des mains des sophistes parce qu'elle avait cessé par eux d'être la recherche de la vérité, Hippocrate n'arracha la médecine à ceux qui s'en étaient emparés que parce qu'il avait parfaitement compris que la médecine véritable, la médecine qui guérit, la médecine du médecin, n'avait rien de commun avec celle des philosophes, et que, juste appréciateur des systèmes *à priori*, il les abandonnait à cette classe de savans qui n'avaient rien de mieux à faire qu'à se livrer aux jeux de leur imagination, pour établir sur ses véritables bases l'étude des sciences d'observation. Mais après avoir étudié Hippocrate sous ce rapport et sous quelques autres points de vue analogues, l'histoire littéraire s'arrêtera-t-elle à recueillir dans ses écrits nombre de notions de pathologie ou de thérapeutique qui ont conservé leur vérité et leur importance depuis plus de vingt siècles, ou même quelques découvertes qui seraient encore neuves aujourd'hui? Non, monsieur, elle ne le fera pas; car ce n'est point là de l'histoire littéraire, mais bien des fragmens de l'histoire réelle ou intrinsèque de la science et de l'art. L'histoire littéraire doit rester dans l'étude des conditions de son domaine qui ont influé sur la médecine; elle doit rester en dehors de la science même; elle doit rester histoire *extrinsèque;* et elle le doit non seulement pour éviter un double emploi fastidieux et inutile, mais parce qu'elle est assujettie, comme on va le voir, à une méthode incompatible avec l'histoire intrinsèque, sur laquelle elle a tant de tendance à empiéter. D'après ces limites marquées à l'histoire littéraire des hommes, il est facile de tracer celles de l'histoire littéraire des livres; ce sont les mêmes principes à appliquer de part et d'autre, et il n'est pas nécessaire de s'y arrêter plus long-temps.

C'est à l'histoire littéraire, considérée sous cet aspect et dans ces limites, que s'appliquent les préceptes suivans de Bacon : « De modo autem hujusmodi historiæ conficiendæ, illud imprimis monemus, ut materia et copia ejus non tantum ab historiis et criticis petatur, verum etiam per singulas annorum centurias, aut etiam minora intervalla, seriatim (ab ultimâ antiquitate facto principio), libri præcipui, qui eo temporis spatio conscripti sunt, in consilium adhibeantur; ut ex eorum non perlectione (id enim infinitum quiddam esset), sed degustatione et observatione argumenti, styli, methodi, genius illius temporis litterarius, veluti incantatione quadam, a mortuis evocetur. » (*De augm. scient.*, lib. II, c. IV.)

Après avoir déterminé les caractères généraux de l'histoire littéraire de la médecine, nous avons maintenant, monsieur, à en considérer les espèces, car il y en a plus d'une; puis nous passerons à la méthode suivant laquelle elle doit être traitée, car les historiens laissent à désirer sous ce rapport; après quoi nous serons en mesure de déterminer d'une manière précise le degré de son importance et de son utilité.

L'histoire littéraire est *générale* ou *spéciale;* l'histoire littéraire générale est celle de la médecine considérée dans son ensemble, celle des hommes et des livres qui ont influé plus ou moins sur toutes ses parties. L'histoire littéraire spéciale est celle de chaque branche de la science ou de l'art, et l'on comprend qu'il y a encore des degrés dans cette spécialité : car la littérature peut être relative ou à une branche tout entière, ou seulement à quelque point plus ou moins restreint. Le seul principe important qui ressorte de l'histoire littéraire considérée sous ce point de vue, c'est qu'elle doit toujours procéder du général au particulier, des influences les plus étendues et les plus hautes aux plus spéciales et aux plus restreintes. Ceci n'a pas besoin d'autre explication.

Une distinction qui demande des remarques plus étendues est celle qui considère l'histoire littéraire comme entrant dans une histoire de la médecine, ou comme traitée à part et dans un ouvrage indépendant. Une même méthode ne saurait lui convenir dans les deux cas, et rien n'est plus divers que la mesure du développement qu'elle prend dans l'un ou dans l'autre.

L'histoire littéraire faisant partie d'une histoire de la médecine doit se tenir rigoureusement dans la limite du nécessaire. Quiconque, dans la durée des temps, a modifié d'une manière sensible le mouvement progressif de la science ou de l'art, y a sa place marquée, et ne saurait y être omis; mais la multitude qui se presse sur les pas du chef d'école et qui fait écho à sa voix en doit être soigneusement écartée. C'est pour avoir manqué à cette règle que les historiens ont si souvent encombré la marche de leurs ouvrages en les surchargeant d'un bagage non moins inutile que gênant.

L'histoire littéraire, quand elle est traitée à part, au contraire, ne reconnaît pour ainsi dire point de limites naturelles, et n'en a d'autres que celles qu'on lui prescrit arbitrairement. Son office, à elle, est bien aussi de signaler les auteurs qui ont apporté un tribut à la science, de faire connaître les livres qui contiennent quelque chose d'utile; mais ce principe ne lui fixe, pour celui qui l'étudie avec la prétention de l'enseigner, que des règles bien incertaines; car, d'un côté, comme l'a dit Pline, il n'y a si mauvais livre de la lecture duquel il n'y ait quelque profit à retirer; et, d'un autre côté, *le choix* de ce qu'il y a de mieux dans la littérature médicale suppose une *comparaison* faite avec tout le reste; d'où la nécessité de ne rien négliger. Mais avec la prodigieuse extension qu'a prise cette littérature, il ne faut pas plus prétendre à en examiner par soi-même toutes les parties, qu'on ne prétend à recommencer la science et l'art, chacun pour son propre compte, et à les refaire de toutes pièces, en n'employant d'autres matériaux que ceux qu'on trouve dans sa propre expérience. Il faut bien reconnaître la faiblesse de notre nature et les bornes de nos facultés : *ars longa, vita brevis!* et c'est en présence de cette nécessité bien sentie qu'on ne peut s'empêcher de laisser éclater l'expression de sa reconnaissance pour ces hommes laborieux dont les recherches critiques nous ont épargné la peine d'entreprendre après eux ce triage des bons livres et des productions insignifiantes; pour ces hommes désintéressés qui, comme l'immortel auteur des *Bibliothèques médicales*, le grand Haller, ont usé une partie de leur vie à la lecture d'ouvrages sans valeur, pour nous épargner l'ennui de perdre un jour notre temps à les examiner. Quoi de plus propre à montrer la nécessité de l'histoire littéraire que ce privilège qu'elle a de nous transmettre en un instant tous les résultats instructifs de recherches qui ont absorbé la vie de vingt savans, et de nous épargner les dégoûts qu'on éprouve à fouiller dans le chaos de la littérature médicale, quand on n'est pas éclairé d'avance par l'indication des bonnes sources.

Continuons, monsieur, le parallèle commencé plus haut:

L'histoire littéraire faisant partie d'une histoire de la médecine a une méthode déterminée qu'il lui est imposé de suivre rigoureusement ; elle doit être écrite dans l'ordre chronologique, mais dans un ordre chronologique subordonné à quelques conditions qui lient entre eux les hommes et les livres plus fortement que la différence des dates ne tend à les séparer. Tantôt, et le plus souvent, le principe de cette classification qui domine la chronologie se tire de l'affinité qu'établissent entre les hommes les systèmes et les écoles auxquels leurs travaux se rattachent ; tantôt elle se fonde sur la considération des pays dans lesquels ces travaux s'accomplissent. Ces différences tiennent à des conditions sur lesquelles il serait trop long de s'expliquer en ce moment.

L'histoire littéraire traitée à part admet des méthodes diverses. Les ouvrages les plus importans que nous possédions en ce genre, sont disposés dans l'ordre chronologique ou dans l'ordre alphabétique des auteurs. L'ordre le plus convenable paraît être celui qui se base à la fois et sur la chronologie et sur l'arrangement systématique des diverses parties dont se composent la science et l'art. Du reste, la multitude des matériaux qui entrent dans cette histoire, quand elle vise à l'universalité, y rend toute classification difficile et défectueuse sous divers rapports; ce n'est que par des tables diversement combinées qu'on peut y corriger des inconvéniens qu'il n'est pas possible d'éviter.

Il nous resterait à parler, Monsieur, de l'importance et de l'utilité de l'histoire littéraire. La longueur de cette lettre ne laisse que peu de place pour cela, mais peu de mots suffisent pour mettre chacun à même d'en juger.

Si l'on donnait à faire l'histoire d'un point particulier de la science, de la pathologie de l'inflammation, par exemple, croit-on qu'il serait indifférent pour celui qui l'entreprendrait de savoir ou d'ignorer l'histoire littéraire générale de la médecine? Ou, si l'on ne croit pas qu'on pût se passer de cette connaissance, penserait-on du moins qu'elle n'y fût que d'un faible secours? Si c'est là ce qu'on imagine, on tombe dans une grande erreur. Sans cette connaissance de l'histoire littéraire, on aura beau travailler consciencieusement d'après les sources, on verra inévitablement, dans une foule d'ouvrages, toute autre chose que ce que les auteurs y ont réellement voulu mettre; on substituera continuellement les idées de son siècle à celles d'un autre siècle qui en avait de fort différentes; l'on croira sans cesse retrouver la science d'aujourd'hui dans un langage qui exprima en son temps une science presque sans rapport avec elle, ou l'on regardera au contraire comme nouvelles une foule de choses qui n'ont fait absolument que changer de nom.

L'histoire littéraire est donc véritablement la clé du passé. C'est par elle que toute histoire commence, et c'est à elle qu'il faut sans cesse en revenir; si vous rencontrez quelqu'un qui la dédaigne, ou qui feigne de la dédaigner, soyez sûr que c'est parce qu'il l'ignore.

Ma prochaine lettre sera consacrée à l'histoire *intrinsèque* ou *réelle* de la médecine.

Veuillez agréer, Monsieur le rédacteur, l'assurance de ma considération distinguée.

DEZEIMERIS.

Bibliothécaire de la Faculté de médecine de Paris.

Cinquième lettre au rédacteur de la PRESSE MÉDICALE, sur la nécessité de l'enseignement oral de l'histoire de la médecine et de la bibliographie médicale.

MONSIEUR LE RÉDACTEUR,

Avant de poursuivre l'exposé de la méthode historique des sciences, commencé dans mes précédentes lettres, il est bon de rappeler les points principaux de la discussion qui les a dictées.

Vous reconnaissez, Monsieur, avec tous les hommes qui comprennent les besoins de la science, la nécessité de l'étude de l'histoire de la médecine. C'est de ce point que nous sommes partis. Il était inutile de s'arrêter à combattre les argumens connus de ceux qui contestent cette nécessité, argumens qui décèlent leur profonde ignorance du sujet, et qui font peu d'honneur à leur intelligence.

Sans avoir d'opinion bien arrêtée sur ce point, vous doutiez si l'histoire de la médecine n'était pas de nature à être apprise dans un livre aussi facilement que dans un cours. J'ai montré que, sous ce rapport, l'histoire de la médecine ne pouvait qu'être assimilée aux sciences dont l'enseignement est purement dogmatique et non expérimental, et il s'est trouvé que votre doute était un procès fait aux chaires de physiologie, d'hygiène, de pathologie interne et externe, de thérapeutique, de médecine légale, etc. Mais des raisons très solides, prises de la différence qu'il y a entre un livre et un professeur, tant pour la facilité d'être bien compris que pour le profit qu'ils doivent procurer aux élèves, et des preuves décisives tirées de l'expérience, ont donné gain de cause contre vos doutes à toutes ces chaires, et par conséquent à celle d'histoire.

Admettant ensuite, monsieur, que des personnes moins réservées que vous, et se faisant illusion sur la possibilité d'apprendre ces sciences dans des livres où elles sont complètement exposées, se décidassent à supprimer toutes ces chaires, j'ai déclaré qu'il en faudrait encore une pour l'histoire de la médecine, puisqu'il n'y a point d'ouvrage où elle puisse être apprise par les élèves, pas plus qu'il n'y en a pour l'histoire des autres sciences, malgré le grand nombre d'ouvrages historiques que chacune d'elles possède. Cette assertion, qui attend un contradicteur, a pris de la consistance à mesure que nous avons examiné ce que ces ouvrages contiennent. Elle en a pris bien plus encore, lorsque nous avons considéré la méthode qui a présidé à leur composition; car il est de toute évidence que l'application même la plus parfaite de cette méthode ne peut aboutir à donner en réalité l'histoire d'une science, ni même à rassembler des matériaux convenables et suffisans pour la composer.

J'étais donc autorisé à conclure de nouveau à la nécessité évidente et irrécusable de l'enseignement professoral de l'histoire de la médecine.

Une seule objection pouvait encore être faite. On pouvait dire que si les efforts des historiens des sciences et de la médecine avaient échoué devant les difficultés de leur entreprise, il y avait tout lieu de craindre qu'un professeur ne fût hors d'état de les surmonter.

Mais il s'agissait de voir si ces difficultés tenaient à la nature même des choses, ou si elles ne provenaient pas tout simplement de l'emploi d'une mauvaise méthode historique. Or, les vices de la méthode reçue sautent aux yeux, au premier examen qu'on en fait. La route suivie est une fausse route ; qu'on en prenne une meilleure, et, sans être à beaucoup près un Haller ou un Sprengel, on parviendra sans des efforts extraordinaires à des résultats qu'il leur était impossible d'atteindre. Eh bien, cette voie s'ouvre d'elle-même à celui qui, pour la tracer, prend ses directions non dans des modèles, qui n'existent pas, mais dans la nature même de l'objet à traiter.

Qu'est-ce que l'histoire d'une science ? C'est cette science elle-même, exposée comme elle s'est produite, en suivant les phases et les vicissitudes de son développement (histoire intrinsèque). Où trouver le secret et les lois des causes de ces vicissitudes et de ces progrès ? Dans l'histoire de toutes les choses extérieures à la science, qui, placées dans des rapports plus ou moins directs avec elle, ont pu l'influencer d'une manière quelconque (histoire extrinsèque). L'objet de la première de ces deux histoires est entièrement distinct de l'objet de la seconde. L'un est la science même, l'autre quelque chose d'étranger à la science. On peut les lier, mais non les confondre ; et il faut pour les traiter deux méthodes tout à fait distinctes. Faire l'histoire intrinsèque toute seule, ce serait bien faire l'histoire complète de la science, mais une histoire sans vie, un corps sans ame ; se borner à l'histoire extrinsèque, ce serait ne pas donner même le premier mot de l'histoire réelle de la science ; vouloir faire rentrer l'histoire extrinsèque dans le plan d'une histoire intrinsèque, serait une méthode vicieuse et pleine de confusion ; prétendre introduire l'histoire intrinsèque dans le plan d'une histoire extrinsèque, est une méthode impraticable, une chose impossible, et c'est pourtant ce qu'on a toujours tenté de faire.

Je me suis déjà expliqué, monsieur, sur la manière dont a été exécutée jusqu'ici l'histoire extrinsèque de la médecine. Dans ma dernière lettre, je me suis particulièrement étendu sur l'histoire littéraire, portion isolée de cette histoire extrinsèque, et la seule dont se soient occupés la plupart de nos historiens.

J'arrive à l'histoire intrinsèque. Je vais en exposer l'objet, l'étendue, l'importance ; puis je parlerai de la méthode suivant laquelle elle doit être traitée. Il ne me restera plus alors qu'à rapprocher dans une vue d'ensemble les divers points que j'aurai traités isolément, et à montrer comment toutes les parties de l'histoire peuvent se lier dans un plan simple et régulier.

C'était quelque chose de bien commode pour la paresse des historiens qu'un plan qui n'aurait permis de voir tout ce qui manquait dans leurs ouvrages qu'autant qu'on aurait pris, tout exprès, la peine de les refaire sous une autre forme ; un plan à la faveur duquel les Kortum, les Meza, les Leupoldt, les Hamilton, etc., pouvaient donner au public leurs maigres compilations sous le titre d'histoires de la médecine. Combien s'est-il passé de temps sans qu'on s'avisât de remarquer qu'il n'y avait dans de pareils ouvrages ni l'histoire de la médecine, ni même l'histoire d'un seul chapitre, d'un seul point de cette science ?

Qu'on substitue à ces prétendues histoires un traité de médecine dans lequel chaque observation, chaque expérience, chaque notion, chaque hypothèse, exposée dans l'ordre de son apparition dans le monde scientifique et dans ses rapports de filiation soit rapportée à son époque et à son auteur; où soient déduites, autant que les leçons de l'expérience peuvent les donner, les conséquences que peuvent avoir pour l'avenir ou de grandes découvertes ou de grandes erreurs; où soient recueillis avec soin les enseignemens que l'étude de la marche de la science fournit à chaque instant sur la nécessité d'être fidèle à la méthode expérimentale, sur le danger de s'en écarter, et l'on aura alors véritablement l'histoire de la médecine; on aura l'histoire *intrinsèque* de la science et de l'art. On ne l'aura point, au contraire, ou l'on ne l'aura que partielle, incomplète, tant qu'il y aura un seul point de quelque importance dans la science ou l'art, dont elle n'expose pas les vicissitudes et le développement progressif, jusqu'au degré qui touche à son état actuel, objet exclusif des livres et de l'enseignement dogmatiques.

On est tenté de se récrier contre l'étendue démesurée qu'on suppose qu'exige l'histoire de la médecine ainsi faite, pour être complète à un degré raisonnable. Il ne tiendrait qu'à ses partisans de prendre ce reproche pour une preuve de plus de son importance; car, puisqu'on reconnaît son utilité, le temps et l'attention qu'on devrait lui accorder ne devraient plus se mesurer que sur son étendue. Mais qu'on prenne en considération les remarques suivantes, et l'on comprendra qu'elle puisse être en même temps infiniment plus complète que toutes les histoires que nous possédons, et moins étendue que quelques unes d'entre elles. Celles-ci parlent sur un sujet donné de tous les auteurs qui s'en sont occupés, donnent des extraits de tous les ouvrages qui s'y rapportent. L'histoire intrinsèque ne tient compte que des faits réellement progressifs; il lui importe peu que cent auteurs se soient occupés d'un même sujet depuis celui qui l'introduisit le premier dans la science, s'il n'y en a que quatre ou cinq qui aient ajouté réellement quelque chose à sa découverte, ou qui aient notablement modifié ses opinions. L'histoire ordinaire ne peut faire ce triage; car l'historien, passant à chaque minute de ses études à des matières toutes différentes de celles qui l'occupaient la minute auparavant, est dans l'impossibilité de se rappeler, sur toutes sortes de sujets, ce qui se trouve dans tous les auteurs qu'il a déjà examinés; l'histoire intrinsèque, au contraire, procédant par ordre de matières, sans aucun effort de mémoire, voit à l'instant, dans chaque ouvrage, ce qui n'est que la répétition de l'ouvrage examiné un moment auparavant, et choisit à coup sûr le fait original qu'il y ajoute. Ainsi donc, point de place vainement prodiguée à un copiste, point d'inutile répétition.

Dans les histoires faites jusqu'à présent, on a recueilli indifféremment, sur chaque auteur, et les découvertes qu'il avait faites, et les erreurs qu'il avait commises. Quelques historiens ont même affecté de ramasser avec prédilection les erreurs les plus choquantes du passé, les idées les plus extravagantes, ou les opinions les plus ridicules; et, le champ de l'erreur étant sans limites, la moisson a pu être prodigieusement abondante. Mais c'est là méconnaître entièrement l'esprit et le but de l'histoire. L'erreur n'y doit trouver place qu'autant qu'elle a exercé une influence notable sur la marche de la science, et qu'elle sert à expliquer ses vicissitudes ultérieures.

Je n'ai pas besoin de dire que l'application de ces deux principes suffit déjà pour déblayer le terrain d'un tas énorme d'inutilités, et qu'en n'y plaçant que des objets qui méritent d'être vus, le premier coup d'œil les saisira d'une manière bien plus nette, et l'esprit pourra les apprécier d'une manière beaucoup plus juste. D'ailleurs, dans l'histoire, même bornée au tableau des découvertes successivement ajoutées aux premiers rudimens de la science ou de l'art, tout n'est pas également utile à connaître. Rien ne fait à l'historien un devoir de tout dire; il peut choisir et se restreindre. Et d'abord, il convient de faire une distinction entre les diverses parties des sciences médicales et de l'art de guérir. Quelques unes se composent de faits de détail et de notions tellement positives, indubitables, que leur ensemble forme un tout approchant de la perfection. Ici, l'histoire conserve bien son intérêt, mais elle y perd une grande partie de son importance; il lui est donc permis d'être très concise. Son domaine se compose essentiellement des parties dans lesquelles il reste encore quelque découverte à faire, quelque obscurité à éclaircir, quelque incertitude à lever, quelque erreur à détruire, de celles, en un mot, qui n'ont pas encore atteint la perfection. Ce domaine n'est malheureusement encore que trop étendu; mais tout n'y est pas également important pour l'histoire, ou plutôt l'histoire n'y est pas également utile à tout; et c'est toujours sur son utilité que doit se mesurer l'étendue des dévelopemens qu'on lui accorde. On peut poser un principe qui fixe ses limites sous ce rapport.

Parmi les objets dont s'occupe la médecine, il en est qu'on trouve partout et à toute heure; parmi les phénomènes qu'elle étudie, il y en a qui se présentent d'eux-mêmes à chaque instant, ou que l'expérience peut reproduire à volonté. Par rapport aux uns et aux autres, les travaux du passé n'ont qu'une importance limitée, et les enseignemens de l'histoire se bornent à fournir des indices à nos propres investigations. L'histoire ici doit être très concise.

Mais il y a des faits propres à certains temps et à certains pays, des faits accidentels que le hasard présente trop rarement pour fournir à chacun le moyen de les étudier, des phénomènes variables dont la loi ne pourra se déduire que du rapprochement d'un nombre immense de cas particuliers; ici, l'observation directe d'une époque quelconque est peu de chose par elle-même; l'histoire constitue le fondement principal de la science; elle y réclame des développemens qui répondent à son importance.

De plus longs développemens sur ce point seraient superflus; passons, Monsieur, à une autre partie de notre sujet.

La méthode la plus usitée pour l'exposition systématique et complète de la médecine est celle qui convient le mieux pour son histoire intrinsèque. Il n'est pas plus facile de trouver une bonne classification pour tant de sujets exposés historiquement, que cela n'est facile pour les mêmes sujets traités d'une manière dogmatique; mais l'histoire peut la recevoir telle qu'on la lui donne; car tout ce qu'elle recherche, c'est un ordre auquel on soit accoutumé, et qui ne soit point par lui-même une source de confusion. La seule classification dont elle ne pourrait faire usage, serait celle qui, fondée sur des principes tout nouveaux, scinderait une foule de questions jusque là rattachées à un petit nombre de sujets, et que l'histoire doit nécessairement présenter sous l'aspect qui leur a toujours été propre, ou qui, basée sur des principes trop étroits, confondrait au contraire ce qui a toujours été distinct. Ainsi, l'on comprend qu'il serait aussi difficile de faire entrer l'histoire intrinsèque, complète, de la médecine dans le cadre de la *médecine physiologique*, qu'il l'est de faire rentrer tous les faits dans les principes de cette doctrine.

Laissant de côté les divisions secondaires qu'il serait inutile et trop long d'énumérer, il suffit de dire qu'on doit placer en première ligne l'histoire de la physiologie, de la pathologie et de la thérapeutique générales, ou des systèmes et doctrines; parce qu'elle éclaire tout le reste, vu l'influence exercée par ces doctrines et systèmes sur toutes les parties de la science et de l'art. Viennent ensuite l'histoire de l'anatomie, de la physiologie spéciale, de l'hygiène, de la médecine pratique, de la matière médicale, de la chirurgie, des accouchemens, de la médecine légale et de la police médicale; chacune traitée dans l'ordre même le plus généralement reçu pour l'exposition classique de ces sciences.

Comme les autres parties de l'histoire complète de la médecine, l'histoire intrinsèque doit être divisée par périodes; mais ses périodes ne peuvent être les mêmes que les leurs. L'histoire générale a ses époques marquées par les révolutions politiques, par les grands mouvemens dans le monde scientifique, par les institutions scolaires ou académiques, qui ont imprimé de brusques et profondes modifications à la culture de la science et à l'exercice de l'art. L'histoire littéraire se partage en autant d'époques qu'il y a eu d'hommes faisant école, et imprimant un cachet particulier aux travaux de leur siècle. Ces divisions y sont nécessaires; car il n'y a de considérations générales possibles sur chaque période qu'autant qu'elles n'embrassent que des travaux ayant un caractère important qui leur soit commun. L'histoire intrinsèque, au contraire, n'admet que le plus petit nombre possible de divisions. Ainsi, l'histoire générale et l'histoire littéraire de la médecine grecque présentent au moins six et huit périodes bien distinctes, tandis qu'on peut se dispenser de couper l'histoire intrinsèque en plus de deux époques. Il y a pour les premières avantage dans la division : pour la dernière, avantage dans la continuité. Cela tient à ce que la science, prise en elle-même et dans son ensemble, éprouve des accroissemens successifs, des temps d'arrêt, ou des modifications plus ou moins profondes, mais non de véritables révolutions. Quelques parties seulement, les systèmes et les doctrines générales, font exception à ce principe; mais il suffit de les considérer chacun à part et dans son ensemble, dans une section préliminaire qu'on leur consacre, pour n'avoir pas besoin d'assujettir par rapport à eux l'histoire de la science et de l'art tout entiers à un morcellement incommode et fâcheux.

Il ne me reste plus qu'une remarque à faire sur la méthode à suivre dans l'histoire intrinsèque de la médecine; c'est qu'en passant d'une branche de la science à une autre, de la médecine pratique à la chirurgie, par exemple, ou de celle-ci à l'obstétrique, on peut avoir à introduire, comme préliminaires de chacune de ces sections, des fragmens spéciaux de l'histoire extrinsèque, politique ou littéraire, qui ne se rapportent qu'à elle, et qui n'ont pas dû rentrer dans le tableau général de cette histoire.

Il faudrait maintenant, monsieur, montrer comment ces diverses espèces d'histoires doivent se combiner, dans quel ordre et dans quelle proportion, pour constituer une histoire complète, extrinsèque et intrinsèque de la médecine. Ce sera l'objet d'une autre lettre.

Veuillez agréer, monsieur, l'assurance de ma considération distinguée,

DEZEIMERIS.
Bibliothécaire de la Faculté.

Sixième lettre au rédacteur de la PRESSE MÉDICALE sur la nécessité de l'enseignement oral de l'histoire de la médecine et de la bibliographie médicale.

MONSIEUR LE RÉDACTEUR,

Bien que j'aie donné assez de développement à l'exposition des principes suivant lesquels me paraît devoir être faite l'histoire de la médecine pour qu'il soit facile de juger combien mes vues diffèrent à cet égard de celles de nos historiens, il se pourrait néanmoins que dans cette exposition, coupée en une série de lettres qui n'ont pu se suivre de très près, on n'ait pas saisi bien nettement les rapports qui lient entre elles les diverses parties dont se compose cette histoire. Tour à tour critique et apologiste de chacune d'elles, selon l'aspect sous lequel on l'avait envisagée, je n'ai peut-être pas assez répété que chacune, considérée sous son vrai point de vue, me paraissait également importante si elle se rattachait aux autres et s'harmonisait avec elles, également insuffisante, incomplète, mutilée, si elle prétendait s'isoler et vivre à part. Peut-être, avec tous les élémens bien déterminés d'une histoire complète, totale, chaque lecteur ne s'est-il point représenté d'une vue bien nette le tableau qui doit résulter de leur réunion, de leur agencement.

Cela deviendrait-il plus clair si je disais qu'une époque étant donnée l'historien doit faire d'abord, et avec tous les détails qui peuvent porter quelque lumière dans son sujet, l'*histoire politique* ou des influences extérieures de toute espèce, qu'il doit prendre ensuite de l'*histoire littéraire* de la même époque ce qui est nécessaire à l'intelligence des vicissitudes de la science et de l'art, en rejetant sévèrement tout le reste, et qu'après avoir ainsi achevé l'*histoire extrinsèque*, en divisant son cadre en autant de compartimens qu'il le juge convenable, il doit tracer dans un seul tableau le progrès de la science et de l'art pris dans toute leur étendue (c'est à dire l'*histoire intrinsèque*), du commencement à la fin de la même période? Toute obscurité serait-elle dissipée, même pour des lecteurs peu attentifs, si, reprenant le sujet dans son ensemble après l'avoir examiné dans ses parties, je lui donnais sous une nouvelle forme de nouveaux développemens? La réponse à ces questions est douteuse. En tout cas, le plus sûr est de mettre en pratique les principes en question. Un exemple sera plus clair que des commentaires, et je me décide à le donner.

La difficulté est de trouver, Monsieur, un sujet qui puisse, sans trop de morcellemens, s'accommoder aux dimensions de votre bulletin. Car il faut une période d'une certaine étendue pour que l'histoire extrinsèque, politique et littéraire, trouve à remplir son cadre accoutumé; et, d'autre part, il faut que de l'histoire intrinsèque, trop vaste pour entrer tout entière dans quelques lettres, on puisse facilement détacher comme *specimen* quelque chapitre susceptible de conserver dans cet isolement une certaine importance.

Je choisirai l'histoire de la médecine chez les Romains. Ce sujet nous présentera, dans l'histoire extrinsèque, quelques points sur lesquels les historiens n'ont pu parvenir à se mettre d'accord, tel que celui relatif à la condition civile des médecins; d'autres qui ont échappé à leurs investigations, comme on en trouve plusieurs dans les questions qui se rattachent à l'organisation et à la police médicales; d'autres enfin qui n'ont été étudiés que d'une manière superficielle, et de ce nombre sont les rapports qui lient l'histoire de la médecine d'alors à celle de la civilisation et de la philosophie.

Dans l'histoire intrinsèque, je choisirai le chapitre de l'hygiène publique ou police sanitaire, parce que c'est à peu près le seul où l'on trouve que les Romains aient porté des vues qui leur appartiennent en propre, et qui ne leur viennent pas d'emprunt.

Mais avant d'entamer ce sujet, qui fournira matière à plusieurs lettres, je veux repousser une assertion qui se répète, et qu'on produit, peut-être à défaut de mieux, comme une objection contre le rétablissement de la chaire d'histoire de la médecine et de bibliographie médicale. On prétend qu'il s'agit, dans la question du rétablissement de cette chaire, d'une chose entièrement inconnue, dont on n'a nulle idée (*res inaudita et inexperta*), et sur la valeur de laquelle il est impossible de se former une opinion et de prononcer un jugement jusqu'à ce qu'épreuve en ait été faite.

Voilà certes une prétention qu'on peut citer elle-même pour preuve de la nécessité d'un enseignement historique; car il faut être bien étranger à l'histoire de la médecine pour ignorer que cette épreuve qu'on réclame se fait sans interruption, depuis près, d'un siècle, dans un pays qui, malgré notre supériorité marquée en beaucoup de points, a bien encore autre chose à nous apprendre que cela.

Je vais démontrer qu'en Allemagne l'histoire de la médecine et la bibliographie n'ont pas cessé, depuis le milieu du dernier siècle, d'être enseignées chaque année aussi régulièrement que toute autre partie des sciences médicales; je vais démontrer que cet enseignement a eu lieu dans un très grand nombre d'universités; je vais le démontrer par des pièces authentiques, irrécusables, par des extraits des propres programmes de ces universités. Ce que je fais pour un grand nombre de ces établissemens, on le ferait pour d'autres encore, si l'on avait la patience de rechercher dans tous les journaux du temps l'annonce que chacun d'eux donne souvent, mais aucun d'une manière constante et régulière, des cours qui vont s'ouvrir à l'entrée de chaque saison.

Permettez-moi, Monsieur, de faire précéder le recueil de ces documens de quelques remarques sur l'histoire de l'enseignement historique en Allemagne.

Je ne remonterai pas jusqu'à Conring, qui, vers le milieu du dix-septième siècle, fit sur l'histoire de la médecine et la bibliographie médicale, des leçons non moins remarquables que celles qui le firent placer au rang des hommes les plus profondément instruits de son siècle dans l'histoire et la diplomatie. Je prendrai pour point de départ deux hommes que nul ne refusera de reconnaître pour deux grands esprits, et qui signalèrent à la génération qui se forma à leurs leçons l'immense avantage que procurent les études historiques à celui qui veut connaître l'art dans toute son étendue pour le pratiquer avec satisfaction, et encore plus à celui qu'anime la noble ambition de lui faire faire quelques progrès. Le premier est Fred. Hoffmann. Ami de Leibnitz, ce grand médecin partageait la manière de voir du grand philosophe sur la nécessité de combiner les résultats des recherches du passé aux découvertes contemporaines, si l'on a la prétention d'arriver à quelque chose d'important dans les sciences d'observation. C'est par ses soins et ses conseils que se forma J. Henri Schulze, l'un des plus savans historiens qu'ait eus la médecine. « Contigit mihi, singulari felicitate meâ, dit cet historien, ut medicinæ studiis ultimam manum in illustris medici domini Friderici Hoffmanni ædibus imponerem, sæpeque cum humanissimo viro privatos sermones de rebus utilissimis instituere liceret. Hic autem amorem illum historiæ medicinæ in me deprehensum non solum crebris excitationibus fovit et ulterius inflammavit, verum etiam conatus meos optimis consiliis direxit, etc. » (*J.-H. Schulz. hist. med. præf.*)

Un second promoteur des études historiques, non moins célèbre que le précédent, est Boerhaave. Il ne se borna point à des conseils, il joignit l'exemple au précepte. Non seulement chacun de ses cours s'ouvrait constamment par l'histoire de la partie de la science qui en devait faire l'objet, mais encore il faisait des cours spéciaux d'histoire littéraire, de méthodologie et de bibliographie médicale, et le succès de ces leçons était tel, que les élèves les recueillaient avec avidité ; que quelques-uns d'entre eux se réunirent pour les publier, d'après leurs cahiers, sans l'assentiment du maître ; que le succès en fut immense dans le public, et que Haller ne dédaigna pas de s'en faire le commentateur.

Morgagni est encore un des hommes de cette époque

qui aient le mieux connu l'utilité de l'histoire de la médecine, et qui l'aient le plus cultivée; nul n'a recueilli plus de matériaux que lui pour l'histoire de l'anatomie, ni des matériaux plus précieux par leur exactitude.

Mais l'homme qui poussa surtout aux études historiques, et qui fit lui-même des pas immenses dans cette carrière, c'est le grand Haller. Ses titres à l'immortalité se fondent principalement sur des travaux historiques. Dans le vaste recueil de ses œuvres, douze volumes in-4°, son *Methodus studii medici*, et ses incomparables Bibliothèques, sont des ouvrages purement historiques et bibliographiques; et dans ses *Prælectiones*, comme dans ses impérissables *Elementa physiologiæ*, il n'expose pas seulement l'état de la science à son époque, il en fait l'histoire, et la partie historique de son œuvre est certainement la plus étonnante de supériorité. Il se trouverait peut-être aujourd'hui quelque physiologiste capable d'approcher de Haller dans l'exposition de l'état actuel de la physiologie : on peut affirmer hardiment qu'il n'y a pas en Europe un homme capable de faire comme lui l'histoire de la physiologie si la sienne n'existait pas.

Après avoir exposé les avantages qui résultent des études historiques, du rapprochement des travaux de tous les temps et de tous les pays, il apprécie avec sa haute raison le dédain qu'affectaient alors les Français pour de semblables études. « Audio, dit-il, reclamantes librorum contemptores, qui nihil legunt nisi noviter inventum, qui *auctores* nunquam nominant, quin una refutent. Vulgò ita sentitur in gente ingeniosâ, et acri, quam à legendis libris sæpè linguarum ignorantia absterret, quam ad naturam audiendam opportunitas incidendorum cadaverum invitat, quam denique ardor enitendi, prœmiorumque et Academicorum titulorum cupido sollicitat. »

En voyant ainsi mis à nu les vrais motifs du dédain qu'affectaient pour l'érudition les Français d'autrefois, que pensez-vous, M. le rédacteur, vous qui estimez l'histoire, des motifs de ceux qui la dédaignent encore aujourd'hui? Et croyez-vous qu'il serait difficile de trouver au milieu de nous le Sosie de cet homme dont nous parle Haller, qui, avec les talens nécessaires pour faire avancer la science, la faisait rétrograder par l'ignorance où il était de ce qui avait été fait avant lui? « Coram video exemplum, virum qui experimenta facit, et nonnunquam repetit, ingenio verò, etiam in eâ gente excellit, quæ ingenio eminet. Verum non legit, ignorat rationes dudum in utrumque sensum propositas, non percipit, quantis, quam dudum enarratis difficultatibus ea hypothesis prematur, quam confidenter proponit, etc. »

Quand des hommes tels que Boerhaave, Hoffmann, Morgagni, Haller, proclament la nécessité d'unir l'histoire de la science à la science même pour la bien connaître et la faire avancer, un siècle qui aime les progrès ne peut rester sourd à de tels avertissemens. Aussi furent-ils entendus, et mis aussitôt à profit; et depuis, l'Allemagne ne les a point oubliés. Bien avant le milieu du dix-huitième siècle, on voit l'histoire de la médecine régulièrement enseignée dans plusieurs universités. En faut-il des preuves?

En publiant son *Compendium historiæ medicinæ*, le professeur de Halle, J.-Henri Schulze, dit, dans sa dédicace, qu'il le destine à tenir lieu des cahiers que les professeurs mettent entre les mains des élèves : « Porro etiam spero fore ut idoneus sit libellus, quem auditoribus suis in manus dent, qui medicinæ historiam in Academiis explicare volunt : mihi certè illum sic concinnandi et emittendi hæc præcipua causa fuit. » Et, dans sa préface : « Atque adeo jam pridem, et antè viginti annos in usum auditorum exaratum, iisdemque tunc exhibitum hujus historiæ compendium sub incudem revocandum censui, multis locis multa addidi, correxi, sustulique non pauca, de quibus me subsequens dies aliter edocuit, erat autem consilium ita duas æquales mole partes efficere; ut quælibet earum intra semestre tempus commodè posset auditoribus explicari. »

Au milieu du siècle, et dans l'université illustrée par Haller, à Gottingue, le professeur George Matthiae faisait régulièrement un cours d'histoire littéraire de la médecine, et il en a publié le précis. Ex quo prælectiones de notitiâ auctorum et librorum medicinalium..... institui, neque aptus proposito exstitit liber impressus; dictandi in calamum describendique labor valdè incommodus esse cœpit.... consilium cœpi typis excudendi breviarium, cujus quasi tituli vel notæ necessariis expositionibus diduci ac declarari possent, etc. (*Conspect. hist. med. chron.* Gotting., 1761.)

A Leipzig, le célèbre Christ. Gottl. Ludwig, qui enseigna avec tant d'éclat et avec tant de jugement toutes les parties des sciences médicales, mettait en première ligne son cours de méthodologie et celui de l'histoire de la médecine. « Ego vero, dit-il, in scholis meis id semper curæ cordique habebo, ut historiæ litterariæ fundamenta, ad illustrandam rem medicam necessaria, semper tradam, et auditores meos cum ad cognitionem, tum ad imitationem præstantissimorum scriptorum impellam. (*Method. doctrin. med. univers.*, etc. Leipzig, 1766.)

Je pourrais, pour ces universités, et pour d'autres encore, donner la série des professeurs qui, successivement et sans interruption, furent chargés de l'enseignement de l'histoire, mais ces détails ne sauraient trouver place ici: les tableaux qui termineront cette lettre y suppléeront surabondamment. Qu'il me soit permis seulement de signaler en passant quelques-uns des résultats qu'eut la propagation des connaissances historiques et bibliographiques, conséquence immédiate et évidente de ce nouvel enseignement. A Gottingue, où à George Matthiae avait succédé, pour l'enseignement de l'histoire, Murray, qui fut remplacé par Blumenbach, on vit paraître les ouvrages de Vogel, Roederer, Murray, des Richter, oncle et neveu, de Schroeder, Gmelin, Wrisberg, Blumenbach, ouvrages où l'on reconnaît sans peine des auteurs nourris des études historiques et bibliographiques, où l'histoire et la bibliographie occupent une place importante, et qui doivent précisément à ce caractère de tenir le premier rang entre tous les ouvrages publiés à la même époque sur les mêmes matières.

Le Français, si dédaigneux de l'histoire et de la bibliographie, trouverait-il dans la littérature de son pays, au dix-huitième siècle, quelque chose qu'il pût comparer à l'*Apparatus medicaminum* de Murray, ouvrage où se reconnaît si facilement le professeur qui avait fait des leçons sur l'histoire littéraire de la médecine et l'auteur d'une bibliographie médicale? trouverait-il quelque chose à mettre en parallèle avec les ouvrages de A. Gottl. Richter, œuvres non de génie, mais de science et de jugement? trouverait-il dans la même époque une toxicologie qu'il pût opposer à celle de Gmelin; de Gmelin, qui n'était certes pas un esprit supérieur, mais qui était nourri d'études historiques et bibliographiques?

Mais pourquoi presser plus long-temps nos adversaires sur un point où la plus aveugle prévention pourrait seule nier l'évidence ? Ces résultats si frappans de l'enseignement historique et bibliographique ne pouvaient manquer de frapper tous les yeux dans le pays qui pouvait les citer comme des titres de gloire. Les universités rivalisèrent à l'envi les unes des autres pour lui donner plus de portée et le rendre plus complet ; et il serait plus difficile d'en trouver une où, depuis un demi-siècle, cet enseignement eût été mis en oubli, qu'il ne le serait de prouver que, dans la plupart, on ne s'est pas même contenté de lui consacrer un seul cours par chaque année, mais que des leçons subsidiaires plus ou moins nombreuses y ont toujours été ajoutées. Je me bornerai à en administrer les preuves que me fournissent à l'instant mes notes sur ce sujet. J'y vois, pour chaque année, depuis 1790, par qui ont été faits les cours d'histoire de la médecine dans un grand nombre d'universités ; et, depuis 1815 environ, par qui ont été faits, en même temps que les cours d'histoire, des cours d'*encyclopédie* et de *méthodologie* médicales, cours dont l'objet n'est en très grande partie qu'une dépendance de l'histoire littéraire et de la bibliographie. J'extrais de ces notes ce qui se rapporte aux années 1790, 1800, 1810, 1822 et 23, et 1834, comme *specimen* d'une année quelconque prise dans ce demi-siècle.

Je dois avertir que quand plusieurs professeurs sont désignés pour un même cours, l'un est chargé du cours général, l'autre fait des leçons spéciales sur quelque point particulier de l'histoire. Voici ces tableaux :

— Dans les années désignées plus haut, les cours d'histoire de la médecine furent faits, savoir :

En 1790.

à Erfurt,	par Hecker.
Erlang,	Delius.
Gottingue,	Blumenbach.
Halle,	Sprengel.
Ingolstadt,	Leveling.
Iena,	Gruner.
Kœnigsberg,	Metzger.
Leipzig,	Platner, Hebenstreit, Kühn.
Tubingue,	Reuss.

En 1800.

à Erfurt,	par Rumpel.
Erlang,	Harles.
Gottingue,	Hoffmann, Blumenbach Cappel, Osiander.
Halle,	Sprengel.
Iena,	Fischer.
Tubingue,	Hopf, Reuss.

En 1810.

Giessen,	Nebel.
Halle,	Sprengel.
Kœnigsberg,	Kelch.
Leipzig,	P. O. D. Platner.
Marbourg,	Conradi.
Tubingue,	Reuss.
Wittemberg,	Kletten.
Wurtzbourg,	Spindler.

1822—1823.

	HISTOIRE DE LA MÉDECINE.	ENCYCL. ET MÉTHOD.
à Berlin,	Hecker. Berends.	Rudolphi.
Bonn,	Harles, Windischmann.	Windischmann.
Breslau,	Benedict. Henschel. Lichtenstædt.	Benedict. Lichtenstædt.

	HISTOIRE DE LA MÉDECINE.	ENCYCL. ET MÉTHOD.
Dorpat.	Kœhler.	Kœhler.
Erlang,	Leupoldt.	Leupoldt.
Fribourg,	Schütz.	Beck.
Giessen,	Nebel.	Nebel.
Gottingue,	Klose.	Klose.
	Ammon.	
Greifswald,	Wil. Sprengel.	Weigel.
Halle,	K. Sprengel.	Friedlænder.
	Friedlænder.	Weinhold.
		Dzondi.
Heidelberg,	Conradi,	
	Naegele.	
Iena,	Kieser.	Starck.
	Heusinger.	
	Fuchs.	
Kœnigsberg,	Burdach.	Burdach.
Leipzig,	Meissner.	Puchelt.
Marbourg.	Bartels (méd. hip.)	Herold.
Munich,	Roeschlaub.	
Prague,		Ilg.
Vienne.		Scherer.
Wurtzbourg.	Hergenrother.	Hergenrother.

Mes documens sur 1834 ne donnent que les cours du semestre d'hiver ; mais si l'on en rapproche ceux du semestre d'été de 1831, on a le tableau suivant :

Berlin (académie militaire médico-chirurgicale),	Reich.	Rudolphi.
Berlin (Université),	Hecker.	Rudolphi.
	Bartels.	Schütz.
	Ideler.	Phœbus.
Bonn,	Harles.	Windischmann.
	Windischmann.	Bischof.
		Weber.
		Albers.
Breslau,	Henschel.	Henschel.
		Klose.
Erlang,	Leupoldt.	Wagner.
Fribourg,	Baumgaertner.	Werber.
	Werber.	
Giessen,	Nebel.	Nebel.
		Rau.
Gottingue,	Marx.	Conradi.
	Kraus.	

	HISTOIRE DE LA MÉDECINE.	ENCYCL. ET MÉTHOD.
Halle,	Friedlænder.	Friedlænder.
Heidelberg,	Leuckart.	Arnold.
	Kobelt.	
Iena.	Walch.	
Kœnigsberg.	Dietz.	Baer.
Leipzig,	Kneschke.	Kneschke.
Rostock,	Vogel.	Lesenberg.
Wurtzbourg,	Hoffmann,	Hoffmann.

L'histoire nous fournirait au besoin les moyens d'indiquer les jours de la semaine et les heures où se faisaient ces cours.

Voilà donc l'expérience qu'on réclame comme un essai non encore tenté, et dont on s'applaudit d'avoir eu l'idée, qui, sans qu'on s'en doute, se fait chaque jour et depuis cent ans!! Mais l'expérience de cent ans, comme de mille, est perdue pour celui qui, dédaignant l'histoire, ne sait et ne veut savoir que ce qui se fait autour de lui, et aujourd'hui même.

L'espace me manque pour montrer l'influence qu'ont eue l'enseignement et la culture de l'histoire de la médecine et de la bibliographie médicale sur les travaux des Allemands; permettez-moi seulement, monsieur, quelques courtes remarques à cet égard.

Je n'ai pas besoin de vous dire ce qu'on en pense dans le pays où l'épreuve a été faite, et où l'enseignement historique prend des développemens toujours croissans; et vous savez ce que vaut l'opinion de l'Allemagne en fait d'enseignement. Deux exemples nous donneront la mesure des résultats que nous cherchons à apprécier, par rapport aux petites choses et par rapport aux grandes. Vous savez, parmi les thèses qui se soutiennent dans les facultés de France, combien il y en a de remarquables, combien de bonnes, combien de médiocres et de misérables par chaque centaine. Vous savez si la proportion des unes aux autres est flatteuse pour le pays. Assurément les élèves des facultés de France ne sont inférieurs sous aucun rapport à ceux des universités germaniques. Eh bien, monsieur, si on les comparait par les thèses, ces derniers auraient un énorme avantage. C'est que, quand l'élève des universités n'a rien d'intéressant à dire de son propre crû, ses études historiques et bibliographiques lui fournissent au moins les moyens de résumer d'une manière plus ou moins utile les travaux accomplis sur un sujet donné.

Et pour parler de choses d'une plus haute portée, assurément le génie, l'esprit et le talent français ne le cèdent à ceux d'aucune autre nation ; avons-nous pour cela la supériorité en toutes choses ? et sur quoi reposent principalement les titres de ceux qui nous la disputent ? Nous avons de grands physiologistes; avons-nous des ouvrages comme ceux de Tiedemann et de Burdach ? La réponse se donne d'elle-même : nous sommes obligés de les importer chez nous.

Nous avons de grands anatomistes dans l'anatomie humaine et comparée; avons-nous des ouvrages comme ceux de Meckel ? Oui, nous avons ces ouvrages, et nous avions naguère dans leur auteur l'homme qu'on pouvait opposer avec orgueil à tout ce que l'Europe présentait de plus distingué; nous avions Cuvier ! Mais ce grand nom, loin d'être invoqué par les contempteurs de l'histoire, ne leur imposera-t-il point silence? Ont-ils déjà oublié, eux pour qui il n'y a pas de passé, que Cuvier voulut couronner tous ses travaux par des travaux de l'espèce de ceux qu'ils dédaignent, et que le chant du cygne fut un cours de l'histoire des sciences naturelles !

Veuillez agréer, monsieur le rédacteur, l'assurance de ma considération distinguée.

DEZEIMERIS,
Bibliothécaire de la Faculté.

A la suite de ces lettres sur l'utilité de l'histoire de la médecine, je crois pouvoir placer ici les deux suivantes, sur quelques-uns des inconvéniens qu'il y a de l'ignorer.

Lettre à l'Institut sur l'histoire de la compression des artères comme moyen thérapeutique.

M. LE PRÉSIDENT,

Je n'ai cessé, depuis plusieurs années, de faire des efforts pour amener les médecins à reconnaître que la science et l'art qu'ils cultivent ne sauraient être constitués avec les faits recueillis récemment et autour de nous, mais qu'il faut tenir compte des travaux de tous les temps et de tous les pays; qu'il faut par conséquent unir l'étude des livres à l'étude de la nature, l'histoire de la science et de l'art à l'exposé dogmatique de leur état actuel.

Plus on réfléchit à la nature des sciences d'observation, sciences qui consistent dans la connaissance des rapports qu'ont entre eux les objets et les faits qu'elles étudient, plus on réfléchit au degré de certitude dont elles sont susceptibles, degré qui se mesure sur le nombre connu de ces rapports, et plus on voit se multiplier les motifs de laisser au champ de l'observation son étendue illimitée dans le temps et dans l'espace, dans le présent et dans le passé, dans les lieux où nous observons, et dans tous les lieux où des observations peuvent être faites.

La raison ne trouverait rien à opposer à ces motifs; mais la paresse et l'indifférence se dispensent de les discuter, pour n'avoir pas à céder à leur toute-puissance.

A ceux qui refusent la discussion, il faut donc montrer des exemples qui prouvent d'une manière patente les énormes inconvéniens qui résultent pour les progrès à faire en médecine de l'ignorance de ce qui est déjà fait. Il s'en présente un des plus frappans en ce moment, et sur un sujet de haute importance pour la pratique. Trois inventeurs viennent se disputer l'honneur d'avoir découvert l'utilité de la compression des carotides dans le traitement de plusieurs maladies. Il y aurait quelque chose de surprenant dans cette apparition de trois inventeurs à la fois, si cette simultanéité ne s'expliquait tout naturellement par la communication que j'ai faite à deux d'entre eux de cette découverte, à l'un au mois d'août 1837, à l'autre un an auparavant, et si le troisième n'avait pu l'apprendre de l'un des quinze ou vingt médecins à l'attention et aux expériences desquels je l'avais recommandée depuis plusieurs années.

Ne croyez point, M. le président, que je vienne ici, quatrième prétendant, disputer à ces messieurs une part de la gloire qu'ils s'arrogent pour *le service qu'ils viennent de rendre à l'humanité*. Non, c'est pour un mort que je viens réclamer. Cultivant l'histoire de la science en honnête homme et non dans un esprit de déprédation, j'ai toujours regardé comme un devoir sacré de rendre à chacun le tribut de reconnaissance qui lui est dû pour ses services, et il n'entrera jamais dans ma pensée de m'emparer de la découverte d'un autre, dût le plagiat rester à jamais ignoré ; car, à mes yeux, le plagiat est un crime.

A chacun donc ce qui lui appartient.

Ce n'est ni ces messieurs ni moi qui sommes inventeurs de la compression de la carotide ; car, avant nous, Preston avait lié ce vaisseau dans des cas d'épilepsie réputée incurable; avant Preston, M. Blaud avait comprimé la carotide dans la fièvre cérébrale; avant M. Blaud, Autenrieth avait employé le même moyen dans les convulsions; avant Autenrieth, Liston y avait eu recours pour une névralgie maxillaire; avant Liston, Earle s'en était servi avec avantage contre l'épilepsie; avant Earle, Livingston et Kellie avaient employé la compression artérielle contre le rhumatisme; avant Livingston et Kellie, Ludlow en avait usé contre la goutte; et, avant tous, Parry, de Bath, le véritable inventeur de la compression des artères, et particulièrement des carotides, avait non seulement connu l'utilité de ce moyen pour tous ces cas, mais l'avait encore employé pour plusieurs autres, et avait été, en tout ce qui touche à la connaissance de ce sujet, fort au delà de ce qu'en ont su ses successeurs, en comprenant dans le nombre nos trois inventeurs les plus modernes, venus tout juste un demi-siècle après lui.

Voilà certes un demi-siècle bien rempli et des efforts bien productifs ! Cinquante ans employés par je ne sais combien de savans distingués en efforts inouïs d'invention et de réinvention; le tout pour aboutir à quelque chose de fort inférieur à ce qu'une leçon d'histoire peut enseigner en un instant au premier venu ! Bel argument pour les contempteurs de l'érudition !

J'aurai l'honneur, M. le président, d'adresser à l'Académie, à sa prochaine séance, un mémoire imprimé, dans lequel j'ai rassemblé à peu près tous les faits qu'on possède sur la compression des artères, considérée comme moyen thérapeutique, et sur la compression des carotides en particulier. Par une série de mémoires de même genre, sur des points importans de médecine pratique, j'espère montrer d'une manière de plus en plus évidente les avantages inappréciables que procurent les études historiques, et le dommage qui résulte pour les progrès de la science et de l'art de l'absence de tout enseignement qui soit relatif à ces études.

Je suis, etc.

DEZEIMERIS,
Bibliothécaire de la Faculté.

Lettre au rédacteur de la PRESSE MÉDICALE sur l'histoire de la compression de l'aorte comme moyen d'arrêter les pertes utérines.

Il n'y a point de science qui offre autant d'exemples que la médecine de découvertes faites, perdues et retrouvées; il n'y a point d'histoire qui ait à signaler aussi souvent que celle de notre art des efforts inutilement perdus à créer des inventions déjà faites, et qui ne demandaient qu'à être perfectionnées; c'est qu'il n'est point de classe de savans qui ait été long-temps plus dédaigneuse du passé que celle des médecins, et qui ait eu moins de souci qu'ils n'en avaient, surtout en France, de se tenir au courant des travaux accomplis hors du temps et des lieux où ils vivaient. Les inconvéniens de ce vice des études sont assez graves pour que nous jugions utile d'en consigner ici quelques exemples dans une série d'articles où nous nous bornerons à citer des faits, réservant pour un autre travail la démonstration rationnelle de la nécessité des études historiques, tirée des principes les plus incontestables de la logique des sciences d'observation.

En fait d'exemples, on n'a que l'embarras d'en choisir, tant est grande la multitude de ceux qu'on pourrait citer. Oubli du passé de la veille, oubli du passé d'un autre siècle, oubli du passé de l'antiquité, tout vous montre l'esprit de recherche s'agitant incessamment dans le cercle des idées que la mode met en valeur, et roulant dans la direction que semble lui tracer la loi du progrès, mais perdant incessamment derrière lui les découvertes déjà faites pour ne voir que de nouvelles conquêtes à accomplir.

Commençons par le sujet annoncé dans le titre de cet article.

Il y a aujourd'hui environ soixante-cinq ans qu'un des accoucheurs les plus distingués de son siècle, et l'un de ceux dont il est le moins permis de négliger les travaux, le célèbre Matthias Saxtorph, de Copenhague, annonça que le moyen le plus sûrement et le plus promptement efficace à employer contre les hémorrhagies utérines les plus formidables était la compression de l'abdomen faite de manière à diminuer l'abord du sang dans les vaisseaux de la matrice. Voici comment Saxtorph parle de cette méthode; ses expressions méritent d'être méditées.

« Remedium optimum, citissimum, et efficacissimum, quo sistitur post partum exorta hæmorrhagia, est abdomen manibus facile comprimere : per hanc enim compressionem fundus uteri versus dorsum premitur, viscera abdominalia sublevantur, ne ob nimium sanguinis affluxum, et uterum vacuum, plus justo sanguinis recipiant, et in vasis uterinis patulis eundem effundant : attonitus vidi sæpiùs, quomodo sub hac pressione abdominis puerpera debilis et lipothimiâ correpta, momento oscitavit sensibus redeuntibus. Omissam pressionem subsequebatur statim obscuratio oculorum, susurrus aurium, et ipsæ quoque lipothymiæ. Hanc pressionem continuare sæpiùs fui coactus, in unâ nempè puerperâ per integrum bihorium, antequam pulsus, calor, respiratio, et sensus restituerentur: posteaque antequam de lectulo desumptæ fuerunt, puerperæ abdomen fasciâ sedulo cingendum jussi. » (Matthias Saxtorph, *De placentâ in orificio uteri irradicatâ. In soc. med. Hauniens. collectan.* 1774. t. I, p. 327.)

Il ne faut point confondre avec cette méthode de Saxtorph la compression de l'utérus recommandée par Dussé, Puzos, rappelée par Leroux, pratiquée et vantée par Osiander, comme remplaçant en quelque sorte la contraction de l'utérus dans les cas d'inertie de ce viscère; mais on peut en rapprocher le procédé plusieurs fois employé avec succès par Lœfler (*Vermischte Aufsætze und Beobachtungen*, etc. *Herausgegeben von Vogel.* Stendal, 1801, in-8), et qui consiste à appliquer sur le ventre de la femme un sachet de laine contenant de dix à vingt livres de sable, procédé usité à Gottingue avant la publication de l'ouvrage de Lœfler, selon la remarque du rédacteur de la *Gazette de Salsbourg* (*Medicinisch-chirurgische Zeitung*, *Ergœnzungs.* t. VI, p. 87), et sur lequel nous nous proposons de publier prochainement une notice dans ce journal. On peut encore mettre sur la même ligne les succès de Thilenius par la pression abdominale, succès dont il a publié un exemple. Ce médecin rappela en quelque sorte à la vie une accouchée près d'expirer exsangue, en exerçant avec une main à plat une pression sur la région utérine de l'abdomen. (*Medicinisch-chirurgische Bemerkungen*, Francfort-sur-le-Mein, 1789, p. 151).

Saxtorph est le seul de ces auteurs qui énonce positivement l'intention d'empêcher par la pression de l'abdomen le sang d'arriver à l'utérus en trop grande abondance. Mais il est difficile de supposer que Lœfler et Thilenius aient exercé cette pression dans un but différent. Quoi qu'il en soit de leurs vues à cet égard, leur silence autorise à attribuer à un autre médecin, de la même époque, la découverte de la compression de l'aorte comme moyen d'arrêter les pertes utérines; et en tout cas, cet autre est incontestablement l'inventeur de la compression directe de ce gros tronc vasculaire. L'inventeur dont il s'agit est Daniel Ludwig Rüdiger, accoucheur à Tubingue. C'est dans le premier volume du *Journal de chirurgie de Loder*, publié à Iéna en 1797, que cette découverte fut annoncée, et c'est Ploucquet qui en fut l'éditeur.

Toutes les ressources de la thérapeutique contre les pertes utérines sont bien souvent insuffisantes, dit Ploucquet, et l'art de l'accoucheur, dans ce cas, est bien loin d'égaler la sûreté de celui du chirurgien qui, dans une hémorrhagie des extrémités, peut toujours arrêter le sang au moyen du tourniquet. Ne serait-il pas possible d'opposer à la métrorrhagie un moyen hémostatique mécanique? Oui, cela se peut. La main introduite dans la matrice, qui conserve alors toute son ampleur, peut atteindre l'aorte, et la comprimer. Cette compression a un double résultat; elle diminue la quantité de sang que reçoivent les vaisseaux utérins, et par conséquent celle qui peut s'échapper de ces derniers; et, d'autre part, en faisant porter plus de sang à la tête, au cœur et aux poumons, elle ranime la vie prête à s'éteindre.

Et ceci n'est point, continue Ploucquet, une pure spéculation; c'est un fait constaté par l'expérience. Notre habile accoucheur Daniel Ludwig Rüdiger a sauvé ainsi une femme de vingt ans. Elle eut, à la suite de l'accouchement, une perte si violente, que déjà se montraient tous les signes d'une mort prochaine; la matrice restait dilatée, et nul moyen, pas même l'introduction de la main, n'avait pu en provoquer la contraction; Rüdiger porta sa main aussi profondément que possible dans l'utérus, et, par une pression exercée sur sa paroi postérieure, il comprima l'aorte. L'hémorrhagie diminua à l'instant même; bientôt l'utérus se contracta; la malade revint à la vie, et fut sauvée. (*Eine neue Encheirese zur Stillung des Mutterblutflusse nach der Geburt*, *in Loder*, *Journal für die Chirurgie*, *Geburtshülfe*, etc., Iéna, 1797, t. I, n. 3, p. 493.)

Selon le témoignage d'Otto (*in Casper*, *kritisches Repertorium für die gesammte Heilkunde*, 1830, t. XXVII, p. 442), le docteur Thulstrop, de Christiania, mettait cette méthode en pratique avec le plus grand succès depuis 1810, et l'enseignait dans ses leçons à la clinique d'accouchement depuis 1816. Nous nous proposons de donner aussi prochainement dans ce journal le résumé de tous les cas connus jusqu'à ce jour de l'emploi de la compression de l'aorte suivant ce procédé; mais l'objet essentiel qui nous reste à remplir dans cet article est de parler d'un procédé moins difficile et moins susceptible d'offrir des dangers, quoique non moins efficace; et d'en signaler l'origine. Au mois d'août 1825, le docteur Ulsamer, médecin en second de l'institut d'accouchement de Wurzbourg, fit annoncer dans le *Journal de Froriep* qu'il se proposait de publier incessamment un mémoire dans lequel il établirait qu'après la sortie du fœtus de la matrice le paquet intestinal, refoulé pendant la durée de la grossesse dans la partie supérieure de la cavité abdominale, ne retombait pas immédiatement en masse dans celle du bassin, et qu'il était facile, en enfonçant la main entre ce paquet et le fond de l'utérus, au niveau de l'ombilic et sur le côté gauche, d'atteindre l'aorte au dessus de la bifurcation, et de la comprimer assez fortement contre la colonne vertébrale pour diminuer considérablement l'abord du sang dans l'utérus et suspendre les hémorrhagies de ce viscère, et qu'il pouvait parler par expérience de l'efficacité de ce moyen (*Froriep*, *Notizen aus dem Gebiete der Natur und Heilkunde*. Août 1825, n° 227, page 112). La publication du Mémoire d'Ulsamer suivit de près cette annonce. Ce Mémoire fut inséré, au mois de septembre 1825, dans le recueil pour les sciences naturelles et la médecine, de Friedreich et de Hessebach (*Beitræge zur Natur-und Heilkunde*, t. Ier, pag. 261). Ce recueil est trop peu connu en France pour qu'il ne soit pas convenable de faire du Mémoire d'Ulsamer un extrait de quelque étendue; c'est ce que nous ferons dans un second article. Qu'il nous suffise de dire, pour le moment, qu'après avoir rapporté quatre observations de succès complet obtenu par la compression de l'aorte, l'auteur ajoute : « Je pourrais rapporter encore quantité de cas semblables; mais à quoi bon les multiplier? » Expressions qui prouvent qu'Ulsamer avait éprouvé un assez grand nombre de fois l'emploi de cette méthode, pour avoir toute confiance en son efficacité.

En reprenant l'exposé des observations et des remarques de l'accoucheur de Wurzbourg, nous aurons occasion de parler de la *réinvention* réelle et de plusieurs *réinventions* prétendues de sa découverte.

Nota. L'interruption de la publication de la *Presse médicale* empêcha celle de la suite de cette lettre; il ne fut pas possible non plus de publier le fragment de l'histoire de la médecine chez les Romains, que j'avais détaché de mon histoire de la médecine et adapté aux formes du *Bulletin*, pour servir, ainsi que je l'avais annoncé dans ma sixième lettre, de *specimen* des divers aspects sous lesquels l'histoire des sciences doit être envisagée. Sans avoir été écrits dans cette vue, les fragmens historiques rassemblés dans la seconde partie de ce volume pourront, jusqu'à un certain point, en tenir lieu.

DEUXIÈME PARTIE.

Fragmens de l'Histoire de la Médecine.

CHAPITRE PREMIER.

FRAGMENS DE L'HISTOIRE EXTRINSÈQUE DE LA MÉDECINE.

Aperçu sommaire de l'histoire EXTRINSÈQUE de l'Anatomie.

Extrait du *Dictionnaire de Médecine*, etc. (1).

L'histoire de l'anatomie, comme celle de toute autre science, doit, pour être complète, considérer le passé sous trois points de vue distincts : 1° relativement aux circonstances, politiques ou autres, qui favorisèrent ou retardèrent le développement de cette science ; 2° relativement aux hommes qui la cultivèrent, et aux productions de leur esprit ; 3° relativement aux changemens qu'éprouvèrent, aux progrès que firent chacune des parties dont elle se compose.

En peu de mots, l'histoire doit être générale ou politique, littéraire et technologique. L'histoire technologique *intrinsèque* de l'anatomie, ou le tableau des découvertes spéciales dont elle s'est successivement enrichie, a sa place marquée dans un dictionnaire aux articles ostéologie, myologie, névrologie, etc. L'histoire générale et l'histoire littéraire appartiennent à celui-ci.

(1) La nature de l'ouvrage pour lequel étaient destinés cet article et quelques-uns des suivans, imposait à l'auteur une extrême concision, et excluait l'indication des sources ; ces deux défauts ne peuvent donc être imputés à sa volonté.

J'en vais résumer les principaux traits, aussi brièvement que l'exige la nature de cet ouvrage.

On a perdu beaucoup de temps et dépensé vainement des trésors d'érudition à chercher les origines introuvables de l'anatomie. De là de savantes disputes, dans lesquelles il n'y a pas d'exemple qu'on soit parvenu à se mettre d'accord, quoiqu'il eût plus d'une fois suffi pour cela de s'entendre sur la valeur des mots. Les uns, donnant le nom d'anatomie à toute connaissance, grande ou petite, de quelques parties de l'organisme animal, faisaient remonter ses premières notions sinon au temps où l'on commença pour la première fois à dépecer des animaux pour les usages domestiques, du moins à cette époque encore tant reculée dans l'antiquité où de prétendus ministres de la divinité cherchaient, dans les entrailles palpitantes des victimes sacrifiées sur leurs autels, à lire les arrêts de la destinée.

Aux historiens qui prennent l'anatomie dans ce sens, et qui trouvent des anatomistes chez les Égyptiens, les Hébreux, les Indiens, les Chinois, et jusque dans les Gaules, on n'a rien à opposer; car dans tous ces pays, et à quelque époque qu'on remonte, on eut connaissance du foie, des intestins, du cœur, du cerveau, des poumons des animaux et de plusieurs autres parties. Ceux au contraire qui réservent le nom d'anatomie pour les connaissances qu'on acquiert par une dissection attentive des parties des animaux dont on veut étudier l'organisation, ont démontré sans réplique qu'on en chercherait vainement des traces dans l'antiquité ailleurs que dans la Grèce, et que les plus anciennes ne vont pas au-delà du siècle des premiers philosophes. Plus sages ici que dans la création de leurs systèmes imaginaires de physique générale ou de cosmogonie, les philosophes comprirent bien que pour se faire une idée de l'organisme vivant, il fallait avant tout étudier la structure des êtres animés.

Le respect profond des Grecs pour les dépouilles mortelles de l'homme, l'extrême sévérité avec laquelle leurs lois en punissaient la profanation, durent éloigner de leur esprit toute idée de prendre l'homme lui-même pour objet de leurs investigations anatomiques; ils disséquèrent des animaux. Anaxagore, Alcméon, Démocrite, Empédocle, se signalèrent dans ce genre de recherches. On ne sait plus aujourd'hui quelles furent les découvertes qui en résultèrent.

On apprend seulement dans les ouvrages d'Aristote qu'Alcméon prétendait que les chèvres respiraient par les oreilles, ce qui a fait supposer qu'il connut le conduit qui fait communiquer l'oreille avec l'arrière-gorge, et qui a reçu le nom de son nouvel inventeur Eustachi.

On sait ce que valent les éloges prodigués par Galien aux connaissances anatomiques des Asclépiades, quand on voit combien en méritent peu celles du plus illustre d'entre eux, le grand Hippocrate. Si l'on met de côté ceux des ouvrages publiés sous son nom qu'on reconnaît pour avoir été écrits après ceux d'Aristote, il reste à peine dans les ouvrages authentiques du médecin de Cos quelques traces d'anatomie. Hippocrate ne disséqua jamais de cadavres humains. Tout au plus est-il possible d'admettre qu'il ait eu quelques occasions d'examiner des ossemens isolés ou plus ou moins assortis ou articulés.

S'il mérita le titre de père de la médecine dont la postérité l'a honoré, on ne saurait refuser à Aristote celui de père de l'anatomie. Il n'est pas facile de décider si le philosophe de Stagyre disséqua des cadavres humains, comme tendrait à le faire admettre l'attention continuelle qu'il a de rapprocher la structure de chaque organe chez les animaux de celle du même organe considéré chez l'homme. En tout cas, il aurait eu fort peu de corps à sa disposition, car on trouve dans ses ouvrages quelques erreurs qu'aurait indubitablement dissipées l'inspection répétée de la nature. En revanche nul n'a vu plus que lui en anatomie comparée, et son *histoire des animaux* est un monument impérissable de son industrie et de sa sagacité. Je ne dois pas m'arrêter à énumérer ici les découvertes spéciales qu'on y trouve; mais c'est bien le lieu d'indiquer qu'en faisant l'histoire des parties similaires des corps ou des élémens organiques Aristote s'est montré le véritable créateur de l'*anatomie générale*. Il le fut aussi de l'*iconograghie anatomique*, mais le recueil de figures auquel il renvoie souvent est perdu depuis longtemps. Il est fort probable qu'Aristote ne connut point l'art des *dissections* proprement dit, et qu'il se bornait à ouvrir les corps des animaux en différens sens.

On sait positivement, par le témoignage de Galien, qu'après lui, ou à la même époque, Praxagoras disséqua des cadavres humains. Cependant l'anatomie humaine existait à peine quand fut fondée l'école qui la porta au plus haut point où elle se soit élevée dans l'antiquité. Le musée d'Alexandrie offre l'exemple le plus remarquable de l'influence prodigieuse que peuvent exercer sur l'esprit humain les grandes révolutions politiques. C'est un de ces exemples aussi, bien rares dans l'histoire des rois, de tout ce qu'ils pourraient faire pour les sciences, si, animés de leur esprit, ils voulaient faire servir à leur avancement les trésors dont ils disposent, et l'influence que leur procure l'espèce de culte superstitieux qui les environne. Pour ne pas sortir du cercle des considérations qui se rattachent à l'objet qui nous occupe, quel sujet d'étonnement et d'admiration n'est-ce point de voir, dans le pays du monde peut-être où la superstition et les préjugés opposaient les plus grands obstacles à l'anatomie, cette science prendre rang une des premières, et briller du plus vif éclat parmi celles dont la culture embellit la cour des Ptolémée! Hérophile et Erasistrate, protégés par ces souverains qui, plus d'une fois, s'il faut en croire Pline, prirent part à leurs dissections, Hérophile et Erasistrate créèrent tout à coup l'anatomie de l'homme, et la portèrent à un degré de perfection qu'elle était destinée à ne pas dépasser pendant la durée de près de vingt siècles. Il suffit d'indiquer quelques unes des découvertes délicates de ces deux grands hommes pour qu'on juge quelle merveilleuse industrie ils durent avoir pour pénétrer aussi avant dans la connaissance d'une machine si compliquée, sur laquelle jusque alors on avait à peine jeté les yeux. Je citerai la description de quelques parties du cerveau, dont la connaissance fait supposer qu'ils devaient avoir celle de beaucoup d'autres; du *calamus scriptorius*, par exemple, celle du pressoir d'Hérophile, celle des nerfs, suivis depuis leur terminaison jusqu'à leur origine, celle des vaisseaux chylifères, conduits jusqu'aux ganglions mésentériques, etc.

Les disciples d'Hérophile et d'Erasistrate ne suivirent point la carrière que ces grands anatomistes avaient ouverte. Tout en conservant le renom de la première école du monde, Alexandrie perdit peu à peu les avantages qui le lui avaient mérité ; les dissections de cadavres humains y devinrent de moins en moins fréquentes, et l'usage en était perdu au temps de Rufus d'Ephèse, un siècle après l'ère chrétienne. On peut se borner à citer, dans cette période, Eudémus, Soranus d'Ephèse, Rufus, le premier auteur d'une nomenclature anatomique, Arétée de Cappadoce et Marinus.

Enfin parut Galien, homme d'un esprit éminent, laborieux jusqu'au prodige, le plus savant de son siècle dans toutes les branches des sciences médicales. Heureux s'il n'eût fait servir ses grands talens qu'à cultiver chacune d'elles comme il fit l'anatomie, au lieu d'user toutes les forces de son esprit à la création d'un système hypothétique qui arrêta les progrès de la médecine pendant quatorze cents ans? Galien disséqua beaucoup. Il paraît avoir eu quelques occasions de s'exercer sur des cadavres humains. Il possédait deux squelettes d'hommes. Mais quand il écrivit son anatomie, il n'avait sous les yeux, Vésale l'a démontré sans réplique, que des cadavres de singes. De là tant d'erreurs adoptées sur parole, enseignées comme des vérités placées hors de toute contestation, jusqu'au temps de l'illustre réformateur qui vient d'être nommé. Quoi qu'il en soit, Galien brille au premier rang des anatomistes de l'antiquité, et d'un éclat d'autant plus vif, qu'après lui on ne trouve plus que des abréviateurs ou des copistes, comme Oribase, l'auteur de l'*Isagoge anatomica*, et Théophile Protospatharius.

Les Arabes n'eurent point d'anatomie. La loi de Mahomet aurait condamné comme une profanation sacrilège l'ouverture d'un cadavre humain.

Toutes les sciences s'éteignirent au moyen-âge, étouffées sous les désastres de l'empire romain, et au milieu de la barbarie des nations du nord, qui se disputèrent les débris de cet empire comme une proie. L'anatomie disparut, et plusieurs siècles s'écoulèrent durant lesquels il n'en subsista pas la moindre trace. La renaissance de la liberté en Italie fut le prélude de la renaissance des lettres, des sciences et des beaux-arts. L'Italie est, à beaucoup d'égards, pour le monde savant, dans les temps modernes, ce que fut la Grèce dans l'antiquité : la source commune où vinrent puiser les nations mêmes qui devaient la surpasser un jour.

L'empereur Frédéric II servit la science par ses propres travaux. Il voulut aussi la servir par ses ordonnances, qui imposèrent à quiconque aspirait au titre de chirurgien l'obligation d'avoir disséqué, et aux écoles de Sicile et de Naples, celle d'anatomiser publiquement au moins un cadavre tous les cinq ans. Mais il n'eut point l'avantage de voir se réaliser de son vivant les bienfaits qu'il se promettait d'aussi sages institutions. Ce fut plus d'un demi-siècle après sa mort, en 1306, que Mondini, de Luzzi, disséqua le premier cadavre qui ait été, dans les temps modernes, livré au scalpel des médecins, et dix ans plus tard encore, que le célèbre professeur de Bologne fit, sur deux cadavres de femmes, les premières leçons publiques d'anatomie humaine qui aient été faites avec les objets sous les yeux. L'ouvrage de Mondini, quoique presque entièrement tiré de l'anatomie de Galien, qu'il avait étudiée dans les copies qu'en avaient faites les Arabes, renferme pourtant quelques particularités qui sont propres à l'auteur; non seulement il fut regardé, pendant deux siècles, comme un livre classique, mais ce fut, pendant tout ce temps, une sorte de code anatomique qu'il était ordonné de lire et de commenter dans toutes les universités.

Le seizième siècle fut témoin, en anatomie, de la révolution la plus remarquable qu'une science ait jamais éprouvée. Il y préluda par une foule de travaux, tous fort dignes d'estime, sinon toujours originaux. A cette époque parurent Gabriel de Zerbi, Alex. Benedetti, Alex. Achillini, Jacques Berengario de Carpi, Nicolas Massa, tous Italiens, comme on voit, car l'étude de l'anatomie n'avait guère franchi les limites de ce pays. Il n'y avait point une autre contrée au monde où l'on eût pu, comme Berengario à Bologne, disséquer cent cadavres humains dans l'espace de vingt-cinq années. Cependant en Allemagne on faisait servir les premiers progrès des arts du dessin à suppléer à l'insuffisance des moyens qu'on avait d'étudier l'anatomie. Jean de Ketam, J. Peiligk et Hundt dit le Grand, firent graver les parties principales du corps humain, dont Albert Durer étudiait les proportions en anatomiste et en peintre. Un autre Allemand, Gonthier d'Andernach, introduisit en France, avec la connaissance de l'anatomie des Grecs, puisée dans les originaux, le goût de l'étude de la nature, qui devait en peu de temps mettre en état de les surpasser. C'est à l'école de Gonthier d'Andernach que se formèrent Jacques Dubois dit Sylvius, Charles-Étienne, Rondelet, Servet et le grand Vésale lui-même. Mais malgré les progrès réels qu'ils lui firent faire, ces premiers restaurateurs de l'anatomie n'osèrent point toucher au système établi, tant ils étaient pénétrés de l'infaillibilité de Galien. Les plus hardis se hasardent tout au plus à supposer le texte corrompu, quand ils voient les objets autres que ne les a décrits le médecin de Pergame. Sylvius fait mieux; il déclare que les hommes sont aujourd'hui autrement conformés que du temps de Galien, qui n'a pu se tromper. Si nous ne trouvons, par exemple, que trois pièces au sternum, où Galien en a décrit sept, c'est que nos contemporains rabougris n'ont plus ces vastes poitrines des Romains qu'il disséqua. En un mot, à quelques détails près, l'anatomie de tous ces écrivains ressemble à l'anatomie de Galien; elle est plus ou moins rajeunie; mais c'est toujours l'anatomie de l'antiquité. L'anatomie moderne n'existe pas encore, mais tout annonce qu'elle va naître; le monde savant est agité des premiers symptômes du travail qui doit l'enfanter.

L'émulation mettait tout en mouvement, chaque ville d'Italie voulait l'emporter sur les villes voisines par la beauté de ses établissemens scientifiques, et par la célébrité de ses professeurs. Pise, Rome, Vérone et Pavie possédaient des amphithéâtres; Benedetti en avait fait construire un à Padoue; il fut remplacé, en 1594, par un autre bâti par ordre du sénat de Venise. En France, l'amphithéâtre de Montpellier fut élevé par les soins de Rondelet en 1556, et une chaire spéciale d'anatomie fut fondée dans cette école à la sollicitation de Dulaurens et de Cabrol. La Faculté de médecine de Paris reçut en 1576 le droit de prendre les cadavres de tous les suppliciés. Fuchs obtint, à Tubingue, un cadavre par an; Bokel en avait deux à Helmstaedt, et à Leyde, où Paaw fit construire un bel amphithéâtre, on se croyait fourni en abondance parce qu'on en recevait jusqu'à quatre. Bâle, Wittemberg et Strasbourg jouirent aussi de quelque éclat dans l'enseignement.

L'esprit de réforme et d'indépendance s'agitait de toutes parts; il ne fallait plus qu'un homme doué d'un génie assez puissant pour donner une grande impulsion à un siècle ainsi préparé: Vésale fut cet homme. Bravant les clameurs que devait exciter une telle témérité, ce Luther de l'anatomie attaqua de front les dogmes reçus, et en appela de l'étude de Galien à l'étude de la nature. Convaincu par celle-ci que les descriptions du médecin grec se rapportaient à la structure du singe et non à celle de l'homme, il proclama sa conviction, et loin de consentir à se rétracter de ce qu'il savait être la vérité, il étaya son jugement d'une masse imposante de preuves irréfutables. Le fanatique Sylvius crut relever l'autel de son idole en accablant d'injures l'hérésiarque novateur; mais malgré ses efforts et ceux de quelques auxiliaires dont les noms ne méritent pas d'être rappelés, il ne put empêcher la plupart de ses contemporains d'admettre que les hommes étaient faits alors comme quatorze siècles auparavant, mais non comme Galien les avait décrits.

Un antagoniste plus puissant de Vesale fut Barthélemi Eustachi. Sans doute, l'admiration profonde que lui avaient inspirée les œuvres de Galien fut un des motifs qui firent de lui un critique sévère et quelquefois injuste de Vésale; mais ce qui aigrit surtout son caractère et excita sa jalousie, ce fut la différence de leur position respective. Tandis que Vésale, à qui rien ne manqua de ce qui pouvait contribuer à la perfection et au succès de son ouvrage, après en avoir achevé l'édition dès l'âge de 29 ans, jouissait des applaudissemens qu'il avait si bien mérités, Eustachi, à défaut de fortune, ne pouvait publier le grand ouvrage auquel appartenaient ses tables anatomiques achevées en 1552, et, jusqu'à sa mort, c'est à dire pendant dix années, il avait la douleur de voir cachée dans son portefeuille l'œuvre dans laquelle il avait la conscience qu'il se montrait le plus grand anatomiste du siècle. De là l'amertume des critiques que, dans ses opuscules, Eustachi lance à tout propos contre un rival plus heureux que lui.

A côté de ces deux grands hommes figurent, sans en

être éclipsés, plusieurs disciples du premier. Fallopia, qui dans son ouvrage, trésor de découvertes sur presque toutes les parties de l'anatomie, donne l'exemple, trop peu imité, de n'écrire que sur les points qu'il connaît mieux que ses prédécesseurs; Colombo, qui disséqua souvent jusqu'à quatorze cadavres par année; Varoli, dont le nom est resté attaché à l'anatomie du cerveau; Canani, qui perfectionna celle des muscles; Coïter, l'un des plus illustres élèves de Fallopia, et l'ami d'Eustachi; l'exact et savant Philippe d'Ingrassia; l'embryologiste Aranzi; Fabrizio d'Aquapendente, qui remplit avec tant de célébrité, pendant un demi-siècle, la chaire d'anatomie de Padoue, et dont les ouvrages offrent cette particularité, imitée par ses disciples, que chaque organe, décrit et figuré, y est examiné successivement chez l'homme et chez les animaux; Casserio et Spiegel, ses élèves et ses successeurs; enfin, dans un rang inférieur, Guido Guidi (Vidus Vidius), Valverde et Piccolhomini. Tous ces hommes célèbres appartiennent à cette admirable école italienne du seizième siècle, souche commune de toutes celles qui s'élevèrent depuis en Europe, qui fonda définitivement l'anatomie humaine, et en cultiva avec succès toutes les parties. C'est de là que Coïter, Salomon Alberti, Félix Plater, Gaspard Bauhin, Botalli, Gaspard Bartholin et de Paaw, transportèrent les connaissances qu'on admirait autrefois dans leurs ouvrages, en Allemagne, en Bavière, en France, en Danemarck et en Hollande.

Mais l'aspect brillant que présente l'anatomie du seizième siècle va pâlir dans la première moitié du siècle suivant. Un poète dirait que la nature, fatiguée d'avoir produit tant de grands hommes, sentait le besoin de repos. L'histoire explique autrement le ralentissement du zèle des anatomistes, et la plus grande rareté des découvertes, dont la difficulté, comme on le pense bien, augmentait en proportion de la science elle-même.

La situation politique de l'Italie n'était plus la même; les princes qui, à l'envi les uns des autres, avaient prodigué tant d'encouragemens aux sciences et à l'anatomie en particulier, cessèrent de la protéger; il devint difficile de se procurer des cadavres. Les établissemens formés dans les diverses parties de l'Europe retinrent chaque élève dans l'université de son pays. L'Italie cessa d'être l'école anatomique du monde entier, et en même temps que se ralentit l'affluence des disciples dut se refroidir et s'éteindre l'émulation des professeurs. Les autres pays ne furent pas beaucoup plus heureux. Dans un temps où le nombre de ceux qui cherchaient le savoir n'était pas extrêmement considérable, les foyers de lumière ne pouvaient se diviser sans s'affaiblir d'autant. En France, d'ailleurs, les hommes qui auraient dû se livrer à la culture de la science, médecins et chirurgiens, partagés en deux corps, et comme en deux camps opposés, épuisaient tous leurs efforts en des disputes aussi acharnées que ridicules. L'Allemagne, épuisée par la guerre de trente ans, était perdue pour les sciences. Les autres pays de l'Europe ne commençaient qu'à cette époque à figurer dans le monde savant.

Toutefois, ne soyons pas injustes envers ce siècle; il ne s'acheva point sans se relever avec éclat de l'engourdissement de ses premières années. Il vit s'établir les principes de la philosophie expérimentale, les plus célèbres académies se former, et, pour payer sa dette à l'anatomie, il découvrit la circulation du sang, les vaisseaux chylifères, le canal thoracique, les vaisseaux lymphatiques, et il créa l'anatomie de structure, l'anatomie pathologique et la plupart des procédés les plus utiles et les plus délicats de l'art de l'anatomiste.

A côté de Harvey, Aselli, Malpighi et Ruysch, qui sont les grandes lumières de ce siècle, l'Italie peut citer Vesling, Marc-Aurèle Severino, Folius, Borelli, Bellini, Pacchioni, Gagliardi et Valsalva, célèbre par d'excellens ouvrages, plus célèbre encore par l'immortel disciple qu'il forma.

La France nomme avec estime Riolan, si connu par sa science, son enthousiasme pour l'antiquité, et son injuste dédain pour les découvertes de ses contemporains; Habicot, moins savant, mais plus exercé aux travaux anatomiques; Vieussens, qui semblait s'attacher à ternir l'éclat de ses belles découvertes en anatomie par l'obscurité des systèmes chimiatriques qu'il y mêlait sans cesse; Pecquet, dont le nom est pour toujours attaché à la découverte qui le rendit célèbre; Duverney, dont rien, pas même la vieillesse, ne put jamais affaiblir le zèle et ralentir les travaux, et qui fut le maître de presque tout ce qu'il y eut de grands anatomistes en Europe. Un peu plus tard Perrault, Littre et Mery, également instruits dans l'anatomie humaine et dans celle des animaux; enfin le chirurgien Desnoues, inventeur injustement oublié de l'art d'imiter avec de la cire la figure et la couleur de toutes les parties du corps humain.

L'Allemagne eut des anatomistes très savans, Rolfinck, Schneider, Maurice Hoffmann, Schelhammer, Meibom, et d'excellens observateurs, Wirsung, Wepfer, J. C. Brunner, Peyer, Harder, J. Bohn, Pechlin.

En Hollande, parurent J. Walaeus, l'un des premiers défenseurs de Harvey, Deleboe, J. de Horne, Blaes,

Ch. Drelincourt, Hoboken, Regner de Graaf, mort tout jeune, mais déjà célèbre, Kerkring, Diemerbroeck, le micrographe Leeuwenhoek, l'habile Antoine Nuck, Swammerdam, qui occupe une place si distinguée dans l'histoire de l'anatomie comparée, Verheyen, et l'auteur du premier recueil important de planches anatomiques, Godefroy Bidloo.

Le Danemarck cite avec orgueil ses Bartholin, Nic. Stenon, Olaüs Worm; le nom de Michel Lyser est plus modeste, mais Lyser mérite notre estime, comme il mérita la reconnaissance de Th. Bartholin, dont il était prosecteur, et à qui il paraît avoir laissé plus d'une fois l'honneur de découvertes qui étaient les siennes.

La Suède n'a qu'un anatomiste à citer, mais c'est Olaüs Rudbeck.

Quant à l'Angleterre, depuis le grand Harvey, qui fut le premier anatomiste de ce pays, et qui sera toujours le plus célèbre, la science y fut toujours cultivée avec zèle, et plus d'une fois enrichie de découvertes par Glisson, Warton, Willis, Hygmore, Eysson, Lower, Clopton Havers et Cowper.

Ce siècle conserva jusqu'à la fin le caractère que lui avait imprimé Fabrizio d'Aquapendente; il fit servir les recherches d'anatomie comparée à éclairer les points obscurs de l'anatomie humaine.

Époque positive par-dessus toute autre, époque d'indépendance, le dix-huitième siècle devait s'attacher avec prédilection à une science qui n'admet pas de systèmes, et devant laquelle l'autorité n'est rien. On avait partout à sa disposition les moyens qu'exige son étude; le nombre des anatomistes fut immense. Nous ne pouvons indiquer ici que les principaux.

Dans la première moitié du dix-huitième siècle, on trouve en Italie Lancisi, qui acquit des droits à la reconnaissance de la postérité par ses propres travaux, mais plus encore pour avoir fait connaître ceux d'Eustachi, dont il publia les planches en 1714; Bianchi, dont les disputes avec Morgagni et Haller montrèrent qu'entre ces grands hommes et lui la lutte était fort inégale, mais dont les ouvrages renferment pourtant des recherches estimables; Santorini, qui s'était fait, par les observations qu'il publia, la réputation d'un des anatomistes les plus exacts dans l'étude de la fine anatomie des muscles, et qui y a acquis de nouveaux droits depuis la publication du recueil de planches qu'il avait laissées inédites; Morgagni, dans lequel on ne sait ce qu'on doit le plus admirer, de l'exactitude rigoureuse qu'il mit dans toutes ses descriptions, de l'érudition et de la candeur avec lesquelles il fait honneur à chacun des découvertes qui lui appartiennent, ou de l'attention et de la perspicacité avec lesquelles il montre les conséquences pratiques des dispositions anatomiques qu'il fait connaître.

En France, le premier anatomiste, en mérite et en date, est Winslow, à qui on doit la création de l'anatomie des rapports, et dont l'ouvrage fut pendant un demi-siècle le meilleur traité classique, et la source d'où furent tirés la plupart des manuels qui parurent dans cet intervalle. A sa suite paraissent avec honneur Garengeot, qui ne découvrit rien, mais qui servit beaucoup les études; Sénac qui fit du petit abrégé de Heister un traité complet d'anatomie et de physiologie, mais qui acquit surtout des droits à l'immortalité par son bel ouvrage sur le cœur et ses maladies; Sue, auteur d'un ouvrage utile sur l'art de l'anatomiste; Tarin, qui s'exerça sur le même sujet, et qui publia sur beaucoup d'autres des travaux quelquefois originaux ; Antoine Petit, qui rajeunit l'ouvrage de Palfin, auteur que nous pourrions revendiquer comme nôtre ; enfin Lieutaud, le premier anatomiste français depuis Winslow qui ait cru pouvoir se dispenser de le copier, et écrire d'après ses propres recherches.

En Allemagne, on trouve Heister, qui soutint si long-temps l'honneur de la chirurgie, fut aussi un professeur distingué d'anatomie, et l'auteur d'un bon manuel; Kulm, qui publia un recueil de planches, dont le mérite principal fut d'être à la portée des élèves par la modicité de son prix ; Trew, qui mit au jour un grand nombre de bons mémoires, parmi lesquels on distingue le parallèle du fœtus et de l'homme après la naissance ; mais on distingue surtout Weitbrecht, pour son beau traité de syndesmologie ; Cassebohm, pour ses ouvrages sur l'oreille et sur l'art de l'anatomiste ; Lieberkuhn, l'un des disciples les plus distingués d'Albinus, dont les recherches sur les villosités des intestins sont si connues; de Berger et Gunz, dont les nombreuses dissertations académiques ont mérité d'être recueillies dans la collection choisie de Haller.

En Angleterre, on remarque Jacques Douglas, auteur d'une bibliographie anatomique, d'une bonne myologie comparée, et le premier qui ait bien décrit le péritoine ; Cheselden, à qui l'on doit de belles planches d'ostéologie, et un traité d'anatomie long-temps classique; l'ophthalmographe Poterfield, et Nisbett, dont l'ostéogénie surpasse de beaucoup celle de Kerkring, mais céda bientôt le premier rang à celle d'Albinus.

N'eût-elle à citer que son Bern. Siegfr. Albinus, la Hollande balancerait encore toutes les célébrités anatomiques de l'Europe au dix-huitième siècle. Il fut le véritable créateur de l'iconographie anatomique exacte en ce qui concerne les tableaux d'ensemble; il éclaira une foule de points de l'anatomie de structure et de l'embryogénie, et il traita les principales parties de l'anatomie descriptive avec une perfection qu'on a eu bien de la peine à surpasser depuis. C'est de son école que sortirent les plus habiles anatomistes du siècle dernier.

Le seul nom qui puisse soutenir avec honneur le voisinage du nom d'Albinus, est celui d'un homme que la Suisse, sa patrie, citera toujours avec orgueil comme un prodige de science, du grand Haller, moins profond peut-être qu'Albinus sur quelques parties de l'anatomie, mais qui compense cette sorte d'infériorité par des travaux originaux sur beaucoup de points, et par l'effrayante étendue de ses excellens ouvrages.

L'influence de ces deux grands hommes et celle de Winslow se font sentir dans la seconde moitié du dix-huitième siècle; le goût de l'anatomie se répand de plus en plus; le nombre de ceux qui la cultivent est incalculable; des efforts sont faits en tous sens pour ajouter quelques perfectionnemens à l'histoire des parties déjà connues.

On croyait désormais les grandes découvertes impossibles; cependant les recherches infatigables de Hunter, Cruikshank, Hewson, Mascagni, découvrent dans le système lymphatique, pour ainsi dire, un monde nouveau; celles de Zinn, Walter, Meckel, Asch, Neubauer, Huber, Cotugno, Wrisberg, Lobstein, Scarpa, Sœmmerring, Vicq-d'Azyr, Reil, Fischer, font faire des pas remarquables à toutes les parties de la névrologie, et à l'histoire des sens. Sans éprouver un avancement aussi notable, toutes les autres branches de l'anatomie se ressentent avec avantage de l'influence des travaux entrepris sur chacune d'elles. Accomplis si près de nous, ces travaux seront suffisamment rappelés par les noms seuls de ceux qui en enrichirent la science. Ce sont, pour l'Italie, Fantoni, Tabarrani, Bertrandi, M. A. L. Caldani, Fontana, Spallanzani, Cotugno, Moscati, Girardi, Scarpa, Palletta, Rezia, Brugnone, etc.

Pour la France : Lecat, Courcelles, Démours, Bertin, A. Petit, Théophile Bordeu, de Lasone, Gautier d'Agoty, Bonhomme, Duverney le chirurgien, Lobstein, Dufieu, David, Sabatier, Portal, etc.

Pour l'Allemagne : J. J. Meckel, Zinn, J. Th. Walter, Wrisberg, Neubauer, Erdmann, Blumenbach, Reil, Fischer, Mayer, Sœmmerring, Hildebrand, etc.

Pour la Hollande : C. B. Albinus, F. B. Albinus, C. D. de Courcelles, C. Camper, Coopmann, Bonn, Sandifort, etc.

Pour l'Angleterre : Wintringham, les deux Hunter, les deux Monro, Jenty, Hewson, Cruikshank, etc.

Nous fermerons cette liste de noms honorables par ceux de Vicq-d'Azyr, Desault, Tenon et Bichat, parce que ces derniers rappellent à l'esprit les caractères particuliers qu'a présentés la culture de la science dans le siècle suivant. Les grandes vues de Vicq-d'Azyr sur l'anatomie comparée, poursuivies, développées et agrandies par le célèbre Cuvier, devaient frapper tous les esprits, et montrer tout ce qu'il est permis d'attendre de cette étude pour l'avancement de celle de l'organisme humain. Depuis un quart de siècle, on a vu se presser dans cette carrière une foule d'anatomistes de tous les pays.

En s'efforçant de porter dans les descriptions anatomiques une exactitude mathématique, en s'attachant surtout à faire sentir la nécessité indispensable de connaître les rapports des parties entre elles, Desault mit sur la voie de l'étude de l'anatomie chirurgicale, des progrès de laquelle notre siècle peut se féliciter comme d'une de ses plus heureuses inventions.

Ténon recommanda de toutes ses forces l'étude comparative des caractères anatomiques des animaux aux diverses époques de leur vie. Joignant l'exemple au précepte, il porta son attention sur l'une des extrémités de celle-ci; il étudia l'anatomie du vieillard. L'autre extrémité de la vie promettait plus de découvertes. L'étude de l'embryogénie, à laquelle on s'est livré dans ce siècle et qu'on poursuit avec tant d'ardeur, a déjà dévoilé plus d'une merveille, et jettera, sans aucun doute, les plus vives lumières sur l'anatomie aussi bien que sur la physiologie.

Que dirais-je de l'anatomie créée par le génie de Bichat, que le nom de ce grand homme ne proclame plus hautement que les éloges que je pourrais lui donner? Nous vivons encore sous l'influence de l'impulsion qu'il donna à son siècle; et l'anatomie, comme toute autre branche des sciences médicales, devra encore plus d'une découverte à la méthode dont il l'enrichit.

Après Vicq-d'Azyr et Bichat, je m'arrête. L'histoire *extrinsèque* de l'anatomie au dix-neuvième siècle ne m'offre rien qui ne soit connu de tout le monde. C'est l'histoire des découvertes anatomiques qu'il faudrait faire; mais, je le répète, comme je l'ai dit en commençant, l'histoire *intrinsèque* de l'anatomie est exclue de cet article, et réservée pour ceux qui seront consacrés à chacune des branches principales de cette science. Quant aux productions littéraires des anatomistes de cette époque, ce sont elles qui remplissent la plus grande partie des notices bibliographiques de ce dictionnaire qui y sont relatives, et la fin de la notice qui va suivre renferme les plus importantes de celles qui ont eu pour objet ou l'anatomie tout entière, ou des questions anatomiques nombreuses et variées.

Aperçu de l'histoire moderne de la Chirurgie.

(HISTOIRE EXTRINSÈQUE.)

Extrait du *Dictionnaire de Médecine*.

§ I. *De la chirurgie chez les peuples occidentaux au moyen-âge, et jusqu'au milieu du XVIe siècle.*

Les contrées occidentales de l'Europe avaient vu périr les sciences sous le fléau des conquêtes, et tous les monumens des arts renversés par l'invasion des barbares du Nord. La décadence de la médecine avait été plus rapide encore et plus complète que celle d'aucune autre branche des connaissances. Les moines, pour qui, dans les temps d'ignorance, la superstition générale fut une sauve-garde, et que les revenus et l'oisiveté de leur état mettaient seuls en position de s'occuper d'études, étaient seuls dépositaires de l'art de traiter les malades. Les prières, l'invocation des saints, l'application des reliques, furent trop souvent les seuls remèdes employés par ces singuliers successeurs d'Hippocrate, et la médecine se trouva réduite dans leurs mains à peu près à ce qu'elle avait été entre celles des Asclépiades, dans les temps primitifs de la Grèce. Toute opération sanglante leur fut interdite par les papes et les conciles, et la partie la plus importante de la chirurgie ne fut exercée que par des artisans illettrés. Du reste, aucun monument des connaissances chirurgicales, ou plutôt de l'ignorance grossière de cet âge, n'a été conservé, et l'histoire de la chirurgie de cette époque est tout entière dans celle des circonstances qui amenèrent sa décadence et son anéantissement.

Au onzième siècle on voit poindre les premiers rayons d'un meilleur avenir.

Les relations qu'avaient eues les Chrétiens d'Occident avec les Arabes les avaient préparés aux études. Malgré la haine religieuse qui séparait ces deux peuples, les Chrétiens ne pouvaient s'empêcher de reconnaître que les Mahométans avaient sur eux l'avantage de la civilisation. Les hommes qui se sentaient quelque talent pour les sciences allaient étudier dans les écoles des Maures, et revenaient propager dans leur patrie les connaissances qu'ils avaient acquises, soit au moyen de l'enseignement, soit par la traduction des œuvres de ces maîtres de l'art. D'ailleurs les médecins juifs, qui passaient pour joindre à la connaissance des langues et des sciences orientales une grande habileté dans l'art de guérir, venaient souvent se fixer dans nos contrées, attirés par les récompenses que leur prodiguaient, pour les attacher auprès d'eux, les princes et quelquefois même les papes. Ce furent là quelques unes des principales circonstances qui amenèrent la fondation des universités et particulièrement des écoles de médecine. L'Italie, le pays le plus avancé pour sa culture politique, devait, comme on pense bien, précéder les autres contrées de l'Europe dans la carrière des progrès scientifiques. L'école de Salerne fut le précurseur et le modèle de celle de Montpellier, et c'est à des Italiens qu'on rapporte la renaissance de la chirurgie en France. Quoique l'école de Salerne existât probablement avant Constantin l'Africain, c'est pourtant à cet homme célèbre qu'elle dut, en grande partie, l'éclat dont elle brilla à partir du milieu du onzième siècle. Qu'il nous suffise de dire ici que ses ouvrages sont les premiers, parmi ceux qui furent publiés dans les contrées occidentales de l'Europe depuis l'invasion des barbares, où l'on trouve un tableau régulier des connaissances chirurgicales. Il les avait puisées dans quelques ouvrages d'Hippocrate, de Galien et de Paul d'Égine, dans Sextus Placitus, et dans les œuvres des premiers médecins arabes, d'Haly Abbas surtout, ouvrages dont il devait la connaissance aux voyages et au séjour qu'il avait faits, pendant quarante ans, dans la Chaldée, la Perse, l'Inde, l'Arabie et l'Égypte.

Nous nommerons Gariopontus et Éros, non pour avoir éclairé l'art de quelques rayons nouveaux de lumière (les véritables progrès sont réservés pour une époque encore bien éloignée), mais pour s'être élevés au dessus du grossier empirisme de leurs contemporains, ce qui est beaucoup pour un pareil siècle.

Roger de Parme, Roland, son disciple, Bruno, Hugues de Lucques et Théodoric, sont plus connus et plus dignes de l'être, quoiqu'ils ne s'élèvent pas au dessus du rôle de très médiocres compilateurs. Nous ne saurions leur refuser un tribut de reconnaissance pour avoir acclimaté dans nos contrées la chirurgie d'Albucasis, et pour y avoir même quelquefois ajouté les résultats de leurs propres observations. C'est ainsi que Roger recommande l'éponge contre les scrofules et le goître. Bruno avait bien vu que le véritable moyen de guérir la fistule à l'anus est de l'inciser dans toute sa hauteur; et Théodoric, outre qu'il fait connaître des observations importantes, tirées de la pratique de son père, et de son maître Hugues de Lucques, apprécie comme il convient, d'après l'expérience, l'emploi de la compression dans le traitement des anévrysmes faux, propose de détruire par le fer un cal vicieusement formé, et rapporte sur plusieurs points des exemples de guérison dans des cas graves.

Bien supérieur à tous ceux qui précèdent, par son savoir, son expérience et son jugement, Guillaume de Saliceto, né à Plaisance, et professeur à Vérone, fut le digne précurseur de Guy de Chauliac, de qui il a reçu des éloges, dont celui-ci n'était pas prodigue. On remarque dans son ouvrage un cas de guérison d'une hydrocéphale obtenue par l'application répétée du cautère actuel, plusieurs observations de plaies du cerveau suivies de guérison, l'histoire d'un homme qui s'était coupé volontairement, avec un rasoir, la trachée et l'œsophage, qu'il guérit au moyen de la suture, et l'exemple encore plus rare d'un intestin blessé d'un coup de couteau, réuni au moyen de la suture du pelletier, replacé dans le ventre, maintenu par la suture des parois abdominales, suivi d'une guérison complète.

Son disciple, Lanfranc, de Milan, non moins remarquable comme auteur et comme artiste, est encore plus digne de fixer l'attention de l'historien, à cause de l'heureuse et puissante influence qu'il exerça sur la chirurgie, particulièrement en France. Il vivait à l'époque des plus grands troubles excités par les factions des Guelfes et des Gibelins; et, comme il avait pris une part active à ces disputes, Mathieu Visconti l'exila de Milan. Il se réfugia en France, s'arrêta quelque temps à Lyon, et vint à Paris, où il ouvrit des cours publics, et acquit une célébrité extraordinaire. Un grand nombre d'autres chirurgiens, Italiens comme lui, et réfugiés en France pour la même cause, s'établirent aussi dans la capitale et y firent fleurir les connaissances de leur pays. Les Français étaient d'ailleurs convenablement disposés pour mettre ces circonstances à profit; *les nations académiques*, et l'université qui leur succéda vers cette époque, avaient, par leur système d'études et la célébrité de leurs maîtres, assuré depuis quelque temps à Paris le privilège d'attirer de l'Angleterre et de toutes les contrées du Nord quiconque se sentait quelque goût pour les lettres. Les lumières commençaient à n'y être plus la propriété exclusive de la classe religieuse; enfin, la chirurgie elle-même y comptait déjà quelques hommes de mérite.

Tels étaient sans doute les quatre maîtres, dont les noms ne sont pas parvenus jusqu'à nous, non plus que l'ouvrage qu'ils avaient composé en commun, et dont il ne nous est plus permis de juger que par le témoignage avantageux que rend Guy de Chauliac de leur mérite et de leur expérience. Déjà brillait Jean Pitard, chirurgien de Louis IX, qui suivit son maître dans ses expéditions à la Terre Sainte, puisa dans les rapports qu'il put avoir avec les Sarrasins, non moins que dans l'ardeur de son propre génie, le désir de renouveler son art, et qui, sous le roi que nous venons de nommer, et sous Philippe-le-Bel, dont la santé fut aussi confiée à ses soins, composa et fit approuver les statuts par lesquels le collège des chirurgiens fut légalement constitué. Un enseignement régulier fut établi; les élèves furent soumis à des examens, et les maîtres tinrent assemblée dans l'église St-Jacques de la Boucherie, en attendant qu'ils eussent une demeure fixe. Depuis lors, la tradition des connaissances acquises ne fut pas interrompue; des moyens nouveaux d'instruction, et le nombre de ceux qui purent courir désormais dans cette nouvelle carrière, excitèrent de toutes parts l'émulation; la chirurgie française se plaça au premier rang dans l'estime des connaisseurs, et le collège de chirurgie et la Faculté de médecine de Paris furent la source où les étrangers vinrent puiser des connaissances approfondies. C'est de là sans doute que Gilbert, Jean de Gaddesden, Jean de Ardern, Richard, etc., chirurgiens anglais des treizième et quatorzième siècles, tirèrent les leurs; du moins est-il certain que le premier avait voyagé sur le continent, et tous avaient une connaissance des chirurgiens italiens et français, qui suppose qu'ils avaient fait leurs études ailleurs que dans leur patrie, car les progrès scientifiques ne se propageaient pas à cette époque avec la facilité de communication qui les transporte aujourd'hui d'un bout du monde à l'autre; il fallait, pour en profiter, les recueillir aux lieux où ils prenaient naissance.

Le noms de Henri de Mondaville ou Hermondaville, de Robert Le Myre, de Jean de St-Amand, de Nicolas Bertrucci, Guillaume Varignagna, Dino del Garbo, et de tant d'autres dont l'Index funereus de J. Devaux a donné la liste, ceux de plusieurs médecins qui firent entrer dans leurs ouvrages les matières qui forment le domaine de la chirurgie, comme Arnaud de Villeneuve, Pierre d'Abano, Bernard de Gordon, n'intéressent l'historien qu'en tant qu'ils montrent l'extension et l'importance que prit l'étude de la chirurgie.

Malgré tant de travaux réunis, il restait encore une distance considérable entre la chirurgie du quatorzième siècle et celle de l'antiquité. Pour se placer à la hauteur des Grecs, il fallait non seulement du génie, mais un amour passionné pour son état, et une constance à toute épreuve, capable de surmonter les difficultés qui s'opposaient, au milieu de la rareté des livres, aux études longues et approfondies. Si l'on considère Guy de Chauliac au milieu de ce siècle qu'il illustra, on sera forcé de convenir qu'il possédait à un haut degré toutes ces qualités. Doué d'une heureuse perspicacité, d'un esprit droit, d'une raison sévère, il dut à des travaux constans, et à la méthode qu'il mit dans ses études, l'érudition la plus étendue qu'il fût possible d'acquérir de son temps, et une notion des travaux de ses prédécesseurs aussi complète que l'exigeait le projet qu'il avait formé de tracer le code des connaissances acquises en chirurgie. Un savant et judicieux historien (Ackermann) a dit que la chirurgie de Guy de Chauliac pouvait tenir lieu de tout ce qui avait été écrit jusqu'à cette époque. S'il était permis d'adopter à la lettre ce jugement, le chirurgien du quatorzième siècle serait le premier, et jusqu'ici peut-être l'unique auteur qui eût jamais mérité un pareil éloge; du moins ne saurait-on lui refuser celui d'avoir fait un ouvrage infiniment supérieur à tous ceux qui parurent vers le même temps et même bien long-temps après. La postérité lui a rendu cette justice, puisqu'il fut pendant près de trois siècles le classique par excellence. Il rendit l'étude facile, profitable, et les nations étrangères tributaires de notre patrie.

Tout semblait assurer à la chirurgie un avenir de perfectionnement et de bonheur, et à la France la gloire de marcher désormais la première dans cette honorable carrière; mais la cupidité, l'égoïsme et l'envie jurèrent la ruine de l'art, et firent consumer en de vaines et déplorables disputes près de deux siècles d'études et de progrès. Jusqu'au règne de Charles VII, tous les membres des facultés de médecine avaient été des clercs, à qui le mariage était interdit. Quoiqu'ils ne fussent point attachés à la caste religieuse par des liens indissolubles, la loi du célibat leur conservait toujours l'entrée dans l'état ecclésiastique, et leurs succès dans l'art de guérir les conduisaient souvent aux bénéfices les plus riches et aux dignités les plus élevées. Il était donc naturel qu'ils se conformassent aux lois de l'Église, qui leur promettait au déclin de leur carrière les honneurs et la fortune. C'était probablement l'obéissance aux canons des conciles, autant que les répugnances d'une fausse délicatesse et d'une vanité ridicule qui avaient engagé ces docteurs à s'abstenir de l'exercice de la chirurgie. Ils avaient pris dès longtemps l'habitude de faire exécuter sous leurs yeux, par les barbiers, les pansemens qui n'exigeaient point la main d'un chirurgien. Soit par l'effet de circonstances fortuites, soit pour éviter d'avoir recours à une industrie rivale, ils introduisirent peu à peu l'usage de faire pratiquer par les mêmes *servans* des saignées, des ouvertures d'abcès, et quelques autres petites opérations de même espèce. Les chirurgiens avaient eux-mêmes contribué à étendre et à enraciner cet abus, en se déchargeant quelquefois sur ces mains étrangères de ce qu'un esprit étroit peut trouver de vil dans les fonctions de leur état. Ils payèrent bien cher les secours qu'ils purent recevoir de pareils aides. Alléchés par les bénéfices d'un état qui valait mieux que celui de faire des barbes ou d'arranger des coiffures, les barbiers ne tardèrent pas à considérer le nouvel emploi qu'on leur avait confié comme la partie la plus importante de leur profession; ils en réclamèrent instamment, et finirent, dans ce temps de privilèges, par en obtenir le privilège légal. A l'ombre de cette constitution et de la crédulité du vulgaire, ils empiétèrent de jour en jour sur le domaine de la science, et se chargèrent furtivement du traitement des maladies les plus graves. Ils osèrent même quelquefois s'ériger ouvertement en chirurgiens. Une ordonnance royale et des sentences plusieurs fois renouvelées réprimèrent leurs prétentions. Par eux-mêmes, ils n'auraient jamais été pour les chirurgiens des rivaux bien dangereux; mais un ennemi plus puissant trouva en eux d'utiles auxiliaires.

Depuis que le cardinal d'Étouteville eut abrogé en 1452 la loi du célibat imposée aux médecins; depuis qu'on leur eut donné, comme dit Quesnay, des femmes au lieu de bénéfices, leur ambition s'éveilla; ils réservèrent pour eux-mêmes de l'exercice de la chirurgie tout ce qu'ils en pouvaient pratiquer sans déroger à leur dignité, et rien ne leur coûta pour abaisser de quelque façon que ce pût être et pour supplanter les chirurgiens. Ils y parvinrent plus d'une fois en appelant à leur aide la compagnie des barbiers, dans laquelle ils trouvaient des disciples dont leur vanité voulait bien se trouver flattée, des serviteurs soumis et des ennemis tracassiers pour leurs rivaux. Il serait fastidieux d'exposer en détail les contestations toujours renaissantes entre les médecins et les chirurgiens, dont vingt décrets ou ordonnances ne purent tarir la source.

Dans toutes ces disputes, on voit deux corps divisés par leurs intérêts, ennemis, tantôt cachés, tantôt déclarés, animés de la haine la plus vive, lors même qu'ils paraissent réunis, descendre à toutes les bassesses de l'intrigue, et compromettre leur dignité par des alliances déshonorantes, pour s'asservir ou se détruire mutuellement. Il a fallu qu'une révolution complète s'opérât dans les mœurs et dans les idées, pour effacer sur ce point les dernières traces de la barbarie de nos ancêtres.

Pendant que la France restait stationnaire, ou semblait même rétrograder vers les temps d'ignorance, l'Italie marchait avec ardeur dans la carrière qu'elle avait ouverte, et où elle n'avait cessé de s'avancer. Toutes les villes de la Péninsule rivalisaient d'ardeur pour faire revivre les lettres et rappeler les arts dans leur antique séjour. La philosophie, les mathématiques, l'astronomie, la jurisprudence, firent de remarquables progrès. Sans marcher du même pas que toutes ces sciences, la médecine et la chirurgie ne restèrent point étrangères à ce grand mouvement. Déjà les décrets de Frédéric II, et les travaux de Mondini, avaient fait renaître l'anatomie. Malgré leur répugnance pour la pratique des opérations, un grand nombre de médecins cultivaient à la fois la chirurgie et la médecine. Nicolas de Falconiis compilait de son mieux les écrits des Grecs et des Arabes. Si l'on a la patience de fouiller à travers le fatras d'une érudition mal digérée, et de surmonter le dégoût qu'inspire une prolixité rebutante, on trouve dans son volumineux ouvrage quelques remarques qui lui sont propres. Léonard Bertapaglia, quoiqu'il eût disséqué deux cadavres, regardait comme au dessous de lui, après avoir manié le scalpel anatomique, d'employer le bistouri chirurgical; il usait fréquemment des caustiques ; Pierre de la Cerlata ou d'Argelata, au contraire, quoique appartenant à la cléricature, savait au besoin mettre la main à l'œuvre, extirper un testicule cancéreux, ou inciser une fistule. Antoine Gainer, Barthélemi Montagnana, Marc Gatinaria, se distinguent parmi la foule des écrivains ou des professeurs de cette époque que leurs contemporains admirèrent, mais que l'histoire doit à peine mentionner. On ne saurait nier que les travaux de ces hommes, autrefois si célèbres, et maintenant si décrédités, n'aient enrichi l'art de quelques faits de détail.

Mais la fin du quinzième siècle est marquée, en Italie, par l'apparition de deux hommes auxquels remonte, pour la chirurgie comme pour la médecine, l'époque d'une véritable régénération : *medici*, dit Haller, *a compilatione ad naturam ceperunt redire*, et ce retour fut en grande partie l'ouvrage des deux hommes dont nous voulons parler, d'Antoine Benivieni et d'Alexandre Benedetti. A la suite de ces deux grands hommes, on voit paraître Jean de Vigo, célèbre auteur d'un ouvrage longtemps classique. A la même époque, Béranger de Carpi, aussi grand chirurgien que grand anatomiste, répandait dans ses commentaires sur Mondini beaucoup de remarques chirurgicales. Michel-Ange Blondus ou Biondo vantait l'usage de l'eau pour le traitement des plaies.

Trois points importans de chirurgie, que créèrent alors des circonstances nouvelles ou le génie des chirurgiens, arrêtent l'attention de l'histoire; et c'est encore à l'Italie que l'honneur en doit revenir. Il s'agit de la rhinoplastie, des méthodes nouvelles de pratiquer la taille par le *grand* et le *haut appareil*, et des plaies d'armes à feu. A cette époque et à ces travaux se rattachent les noms d'Alphonse Ferri, Barthelemi Maggi, Jean de Romani, Mariano Santo de Barletta.

Tandis que l'Italie marchait ainsi au premier rang dans la carrière des progrès scientifiques, les différentes contrées de l'Europe y engageaient leurs premiers pas. L'Allemagne, qui devait être bientôt la première à proclamer l'indépendance de la raison et la liberté de penser, se traînait encore sur les traces de tous les compilateurs du moyen-âge. Le préjugé funeste qui défendait aux médecins ecclésiastiques de verser le sang, et, par conséquent, de faire la moindre opération; le préjugé non moins absurde qui donnait à la médecine proprement dite une haute préséance sur la chirurgie, et condamnait ceux qui exerçaient cette dernière à une condition presque servile, ces préjugés régnaient en Allemagne et étaient, en quelque sorte, sanctionnés par les lois. Cependant alors s'établissaient en grand nombre ces universités qui ont formé depuis tant de foyers de lumière. On commençait à cultiver l'anatomie, et même l'Allemagne prenait l'initiative dans l'emploi d'un moyen propre à en répandre la connaissance. Jacques Peiligk et Hundt, dit *le Grand*, mettaient au jour les premiers essais d'iconographie anatomique. La chirurgie ne pouvait long-temps rester en arrière des autres études; elle avait aussi ses erreurs et même ses superstitions *à réformer* : elle dut être entraînée dans ce grand mouvement régénérateur qui agita les esprits à la fin du quinzième siècle. Sans s'élever beaucoup au dessus de la médiocrité, quelques hommes rendirent à la chirurgie allemande des services qu'il y aurait de l'injustice à mesurer sur l'intérêt que présentent aujourd'hui leurs ouvrages. Jérôme Saler, ou Braunschweig, mettait au jour le premier traité régulier de chirurgie en langue allemande qui nous soit connu. Il ne faisait guère que compiler les Arabes, mais c'était encore servir son pays que de mettre à son usage les connaissances d'un peuple et d'un siècle plus instruits. Schielhans dit Gersdorf montrait plus de goût, en suivant de plus près les traces de Guy de Chauliac, et semant son ouvrage d'observations modernes. Son livre est le premier où l'on trouve décrits et figurés les instrumens pour l'extraction des corps étrangers lancés par des armes à feu, et des conseils pour s'en servir. Gersdorf avait lui-même pratiqué fréquemment de grandes opérations. Dans un recueil de lettres infiniment curieux sous d'autres rapports, Jean Lange insérait un grand nombre de remarques neuves et importantes sur divers points de chirurgie. Il s'élevait avec force contre l'usage des tentes et des sétons dans le traitement des plaies; il proscrivait l'emploi de la poudre à canon, qu'on avait l'absurde coutume de brûler sur les plaies d'armes à feu ; il faisait connaître, beaucoup mieux que ses prédécesseurs, les plaies de tête, les accidens qu'elles entraînent à leur suite, et les indications du trépan. Enfin, pour ne parler que des choses qui lui sont propres, et qui lui assurent des droits à notre estime, il décrivait une inflammation gangréneuse de la langue, qu'il avait vue régner épidémiquement, et dont il prévenait la terminaison funeste par l'amputation de l'organe, pratiquée à temps. Parlerons-nous ici de Gualt. Hermann Ryff, sous le nom duquel parurent des traités sur la plupart des sciences, mais particulièrement sur la chirurgie, dans lesquels tout n'est pas indigne de l'histoire? Conr. Gesner, son contemporain, dont l'impartialité n'est point suspecte, le dénonce hautement comme un impudent plagiaire, à qui rien n'appartient de ce qu'on trouve dans les livres qu'il a publiés. Enfin, la période que nous parcourons se termine pour l'Allemagne par l'apparition des œuvres chirurgicales de Paracelse. Quoi qu'en aient dit une foule d'écrivains, tout n'est pas extravagance dans ce qu'écrivait ce bizarre réformateur sur le traitement des plaies. Nous ne nierons point qu'il n'ait pu faire rétrograder la science par l'abus des onguens, des baumes, des emplâtres de toute espèce, qui forme un des principaux caractères de sa thérapeutique chirurgicale. Mais nous dirons, d'un autre côté, qu'on trouve dans le premier livre de sa Grande Chirurgie des remarques aussi justes que neuves sur la guérison naturelle des plaies, et une appréciation pleine de justesse des limites respectives du pouvoir de la nature et de celui de l'art. Il a très bien fait ressortir aussi l'étroite union de la chirurgie avec la médecine. Ce sont ces idées de Paracelse, et non ses topiques polypharmaques, qu'il eût fallu lui emprunter. Il faut convenir cependant que quelques unes de ses drogues avaient bien aussi leur mérite. Dans le nombre de celles qu'il employait contre les ulcères, et qu'il variait autant que varient elles-mêmes ces affections, on n'a pas oublié les préparations arsenicales par lesquelles il ne craignait pas d'attaquer le cancer, et d'autres médicamens héroïques, au moyen desquels il opérait, dit Gesner, des cures presque merveilleuses.

Les vastes contrées du nord de l'Europe étaient encore bien éloignées du temps où elles confondraient leurs travaux littéraires et scientifiques avec ceux des pays que nous venons de parcourir. Le Danemarck seul vient se rattacher à la période que nous étudions par l'établissement de quelques institutions, et les premières traces de culture chirurgicale. On se ferait difficilement l'idée d'une ignorance et d'une grossièreté comparables à celles des anciens Saxons. Depuis qu'ils furent soumis à la domination de Charlemagne, l'introduction d'une religion nouvelle adoucit leur barbarie, mais tourna, dans la même proportion, leur esprit vers la superstition. Le Danemarck devint le pays des reliques et des miracles. Nulle part les moines de toute couleur ne pullulèrent plus rapidement, et, avec eux, les pratiques superstitieuses qui établissaient leur empire sur le peuple, et faisaient leur fortune. Les premières traces de l'exercice de l'art de guérir se trouvent mêlées à celui de leurs cérémonies : *Ægrotis*, dit l'auteur des premières chroniques danoises, *qui pro sanitate idolis sacrificassent, et à propinquis essent diffisi, baptismatis medelam contulerunt cleri, eisque sanitatem restituebant.* Autant qu'il nous est permis d'en juger par les renseignemens que nous possédons, ce fut en cela que consista tout l'art de guérir jusque vers le quinzième siècle. L'établissement de l'université de Copenhague, en 1478, eut peut-être quelque influence favorable sur l'étude de la médecine, mais ne fit rien pour la chirurgie. Christian III, en réformant cette université en 1539, fit plus pour cette branche de l'art de guérir que n'avaient fait ses prédécesseurs. On est surpris, à la vérité, de ne pas voir le nom de la chirurgie parmi ceux des connaissances que devaient enseigner, d'après ses réglemens, les deux médecins occupant des chaires à l'Université; mais Christian prescrivit l'étude de l'anatomie, et c'était le premier pas à faire pour arriver à former des chirurgiens. Jusque-là c'étaient les barbiers qui, sous la conduite des médecins, pratiquaient les opérations peu difficiles. Quant à celles qui demandaient plus d'habileté, elles constituaient le domaine d'une classe un peu plus relevée d'opérateurs, sur lesquels nous ne savons rien, si ce n'est que leur nombre, à Copenhague, ne s'élevait pas au-delà de six.

La première moitié du seizième siècle prépara les voies à un meilleur avenir. Les médecins qui, d'après les règlemens de l'Université, devaient, pour achever leurs études, voyager dans les pays étrangers, rapportèrent de l'Italie l'amour de la chirurgie, ou du moins l'estime que devait faire rejaillir sur cette branche de l'art de guérir le mérite éminent des hommes qui en faisaient leur principale étude. En 1577, Fréderic II constitua légalement le collège des chirurgiens de Copenhague, protégea leur indépendance, et prescrivit des règles à l'enseignement. Cette institution, qui semblait promettre des résultats avantageux, ne porta quelques fruits qu'à une époque éloignée.

Le quinzième siècle fut pour l'Angleterre une époque de profonde ignorance. On pourrait croire, dit l'historien Henry, que dans ces temps orageux où les belliqueux habitans de la Grande-Bretagne faisaient presque continuellement la guerre, on encourageait avec soin l'étude de la chirurgie. Mais l'anatomie, si indispensable au perfectionnement de l'art de guérir, était non seulement négligée, mais même un objet d'horreur et d'indignation. Parmi le petit nombre des chirurgiens qui pratiquaient en Angleterre, il s'en trouvait infiniment peu qui eussent quelque réputation. Lorsque en 1415 Henri V entra en France avec une flotte et une armée puissantes, il n'emmena qu'un seul chirurgien, Thomas Morstède, qui s'engagea à conduire avec lui douze hommes de sa profession. Le même Henri eut encore plus de peine à trouver un nombre suffisant de chirurgiens dans sa seconde expédition contre la France. Il fut réduit à autoriser par un mandat Thomas Morstède à faire embarquer de force tous les chirurgiens qu'il croirait nécessaires, et des artistes pour fabriquer leurs instrumens. Ces circonstances suffisent pour faire connaître l'état où se trouvait réduit notre art à cette époque. Il fit peu de progrès en Angleterre jusqu'au temps que doit embrasser la période où nous allons entrer bientôt.

L'Espagne et le Portugal n'offrent rien au quinzième siècle et dans la première moitié du seizième qui puisse intéresser l'histoire de la chirurgie. A peine convient-il de nommer ici quelques auteurs qui écrivirent sur les maladies vénériennes, tels que Francisco de Villa Lobos, Francisco Delgado, Rodrigo Dias de Isla, et Juliano Guttierres, auteur d'un *traité de la guérison de la pierre*, sur lesquels l'historien portugais de la chirurgie moderne, Manoel Gomès de Lima, ne fournit d'autres renseignemens que ce qui concerne leur personne et le titre de leurs ouvrages.

Si on jette maintenant un regard en arrière pour embrasser dans son ensemble la période que nous venons de parcourir, on verra l'Italie briller au premier rang dans la carrière des découvertes, la France marcher à sa suite, l'Allemagne y hasarder ses premiers pas, et le reste de l'Europe, faisant à peine quelques efforts pour secouer la rouille du moyen-âge, s'élever lentement au degré d'instruction où l'on était parvenu dans l'antiquité.

§ II. *De la chirurgie depuis Ambroise Paré jusque vers la fin du dix-septième siècle.*

Une ère nouvelle s'ouvre pour la chirurgie dans la dernière moitié du seizième siècle. Les admirables travaux de Vésale, Eustachi, Fallopia et tant d'autres, ont dévoilé la structure du corps et les rapports des organes; l'opérateur pourra désormais diriger avec hardiesse et sûreté l'instrument tranchant à travers la profondeur des parties. Que manquera-t-il aux chirurgiens pour s'avancer rapidement dans les routes si heureusement ouvertes par les anciens au milieu de circonstances bien moins favorables? Des communications fréquentes transporteront à l'avenir chaque découverte, chaque observation nouvelle, d'un bout de l'Europe à l'autre, éveilleront partout l'amour de la science, exciteront une noble émulation. On verra s'affaiblir ces différences qui mettaient à une si grande distance les unes des autres les contrées de notre Occident. Cependant l'Italie, qui a mérité à si bon droit de donner son nom à l'école anatomique de ce grand siècle, redoublera d'efforts pour conserver la suprématie qu'elle dut aux Berengario de Carpi, Jean de Vigo, Mariano Santo, Maggi. Mais grace au génie de son Ambroise Paré, la France aura la gloire de tenir, au moins durant la vie de ce grand homme, le sceptre de la chirurgie. Il est donc juste de commencer par elle la revue des travaux qui remplirent cette période.

Entre 1525 et 1580, il y eut, suivant Pasquier, une paix de plus d'un demi-siècle entre les chirurgiens et les médecins de Paris. Mais cette paix ne fut qu'apparente, et les contestations continuèrent avec autant de vivacité qu'on en pouvait mettre sans y faire intervenir les tribunaux. Les sourdes menées des médecins ne laissèrent jamais leurs rivaux jouir en paix des droits qu'ils tenaient de leur institution primitive, ou des privilèges nouveaux qu'ils avaient obtenus. Les dispositions bienveillantes de François Ier, Henri II et Charles IX, pour la chirurgie, furent en quelque sorte obligées de céder devant la résistance de la Faculté, et les édits de François Ier et de Henri II pour l'affiliation des chirurgiens à l'université ne purent avoir la sanction de l'enregistrement. Cependant la faveur des rois ne fut point perdue. A défaut d'honneurs qui perdaient beaucoup de leur prix par cela seul qu'on les refusait au mérite, la chirurgie y gagna de voir redoubler le zèle de quelques hommes qui la cultivaient. Guillaume Vavasseur et Rodolphe Lefort se firent une réputation qu'il ne nous est plus permis de juger que sur les témoignages de leurs contemporains; Mathurin de Lanoue et Jean, son fils, se firent remarquer par leur savoir; Thierry de Hery, par son habileté, surtout dans le traitement des maladies vénériennes; Tagault exposait avec plus de clarté la doctrine de Guy de Chauliac et l'enrichissait de commentaires; Guido Guidi (Vidus Vidius) enseignait dans toute sa pureté l'ancienne chirurgie grecque.

Instruits par leurs utiles leçons, les esprits n'attendaient plus que cette impulsion du génie qui les pousse à la découverte des vérités nouvelles. Les besoins de la science firent naître Ambroise Paré. Il semble, en effet, avoir été créé pour elle. Doué à un haut degré de toutes les dispositions qu'exige son culte sacré, animé, comme le furent depuis Jean-Louis Petit et Desault, du plus vif enthousiasme pour la chirurgie, en dépit de la fortune qui semblait le condamner à l'obscurité, il s'éleva rapidement au dessus de ses prédécesseurs et de ses contemporains, et mérita le titre, que lui ont conféré à l'envi les nations même rivales de notre gloire, de *père de la chirurgie moderne*.

Après Ambroise Paré nul auteur n'a plus de droits que Franco à être cité pour son originalité. Plusieurs des sujets sur lesquels il s'exerça sont les mêmes que ceux qui occupèrent son illustre contemporain; le traitement des hernies, par exemple, auquel il apporta néanmoins un perfectionnement capital, le débridement de l'anneau pour faire cesser l'étranglement et rendre la réduction possible. Il s'acquit d'ailleurs une gloire sans partage en inventant, dans une occasion difficile, la taille par dessus le pubis.

Pigray, le disciple et l'ami de Paré, donna aux doctrines de ce dernier une forme plus régulière et plus commode que n'avait fait leur auteur. Guillemeau ne mérita pas moins bien de son maître en le faisant parler la langue des savans. Il a d'autres titres à notre estime : l'ophthalmologie lui doit divers perfectionnemens, et il a droit à être compté au nombre des réformateurs de l'art des accouchemens. Severin Pineau, habile lithotomiste et chirurgien expert; Jacques Demarque, le premier chez les modernes, et l'un des bons écrivains sur les bandages; Rousset, lithotomiste, écrivain savant et auteur original sur l'opération césarienne; Adrien et Jacques d'Amboise; Thévenin; Nicolas Habicot, anatomiste industrieux et hardi chirurgien, qui appuya par des succès l'emploi de la bronchotomie; Barthélemi Cabrol, professeur à Montpellier, appartiennent à cette école formée aux leçons d'Ambroise Paré, ou à l'étude de ses écrits, qui peut soutenir sans désavantage la comparaison avec les chirurgiens contemporains des diverses contrées de l'Europe. Mais l'éclat qu'elle jeta sur la France ne fut qu'un éclat passager. La Faculté de médecine ne pouvait laisser au collège des chirurgiens le repos et la liberté dont les fruits menaçaient de faire oublier ses propres travaux. Les moyens ne lui avaient jamais manqué pour nuire à ses rivaux; mais elle sut trouver dans cette occasion le plus sûr et le plus funeste : ce fut d'avilir et de dégrader par une association déshonorante le corps qui lui faisait ombrage. Grace à l'impudence de ses valets, les barbiers, et à la bassesse de quelques chirurgiens indignes d'appartenir au collège de Saint-Louis, elle réussit, par surprise et par intrigue, à faire prononcer par l'autorité suprême la réunion des barbiers et des chirurgiens en une seule corporation, et à faire exclure de l'université la chirurgie, qui y avait été un instant reconnue, et dont la dignité se trouvait alors si gravement compromise.

Depuis lors tout zèle et toute émulation pour la chirurgie furent éteints en France ; à peine pourrait-on citer les noms de quelques hommes généreux qui cherchèrent à relever l'honneur de leur état, les travaux d'un petit nombre de chirurgiens qui auraient pu briller dans un siècle moins défavorable, et la faible influence qu'exerça sur la renaissance de notre art, à la fin du dix-septième siècle, l'institution de l'académie des sciences. Il est temps d'écarter le triste tableau de la chirurgie dégradée dans la patrie d'Ambroise Paré, pour porter ses regards sur celui des progrès qu'elle faisait dans des pays moins esclaves des préjugés, moins asservis au joug des privilèges.

L'Italie s'était élevée, dans les belles-lettres et la culture des beaux-arts, au plus haut degré de gloire où fût parvenue aucune contrée de l'Europe. Le seizième siècle fut le siècle d'or de sa littérature. Les sciences commençaient aussi à y briller du plus vif éclat. Rien ne manquait à leur encouragement : universités sans nombre richement dotées et soumises à des règlemens où tout tendait à l'instruction ; académies libres, où rien n'était négligé de ce qui pouvait exciter l'émulation ; honneurs rendus aux hommes qui se distinguaient par leur génie, leur talent et leur savoir. Au milieu des travaux qui enrichirent alors les sciences naturelles et la médecine, on est saisi d'admiration quand on considère les découvertes des anatomistes. Les noms des Vésale, Eustachi, Fallopia, Colombo,

Ingrassia, Canani, Aranzi, Varoli, Aquapendente, suffisent pour faire considérer cette époque comme la plus brillante de l'histoire de l'anatomie. La chirurgie partagea cet éclat, qu'elle dut, en partie, aux grands hommes que nous venons de nommer.

Vésale avait acquis dans la pratique et l'enseignement de la chirurgie une assez haute réputation pour engager, après sa mort, Prosper Borgarucci à publier sous son nom un ouvrage peu digne d'un aussi grand maître.

Philippe d'Ingrassia, surnommé l'Hippocrate sicilien, homme savant, dont le principal défaut est de manquer de critique et d'écrire avec une grande prolixité, appréciait en praticien expérimenté les œuvres de ses prédécesseurs, et, contre l'opinion encore assez généralement répandue de son temps, mettait les Arabes à leur véritable place, en montrant que leur plus grand mérite fut d'avoir copié assez exactement la chirurgie des Grecs.

Gabriel Fallopia, enlevé trop tôt à la science qu'il cultivait avec tant de zèle, n'était pas moins habile chirurgien qu'excellent anatomiste. Quoique publiés après sa mort, et sans qu'il y eût mis la dernière main, ses ouvrages de chirurgie tiennent un rang distingué parmi ceux de la même époque. J. A. della Croce embrassait, dans un vaste traité, l'ensemble des matières dont s'occupe la chirurgie, et travaillait utilement pour la postérité, en rassemblant à grands frais, et en figurant et décrivant avec soin les instrumens déjà trop nombreux qui encombraient l'arsenal chirurgical. J. C. Aranzi, neveu et disciple de Maggi, défendit les principes de son oncle. Félix Palazzo ramena à une extrême simplicité le traitement des plaies. Realdo Colombo proposa le premier le trépan du sternum pour vider les abcès du médiastin.

Arcolani enseigna l'art d'obturer les dents percées par la carie, au moyen de feuilles d'or. J. Casserio rassemblait les témoignages les plus solides en faveur de la bronchotomie, et décrivait avec plus de précision la manière de la pratiquer, et les instrumens qu'elle exige. Durand Sacchi donnait, sur les maladies des yeux et de la vessie, sur les tumeurs, sur les ulcères et les maladies des os, des préceptes ordinairement judicieux dont quelques uns lui appartiennent. Mais entre tous les chirurgiens italiens de cette époque, brillait le disciple de Fallopia, Jérôme Fabrizzio d'Aquapendente, précurseur d'un autre Fabrice qui fit bientôt la gloire de la Suisse. Son premier mérite est d'avoir rassemblé dans un ordre régulier, et exposé avec lucidité, l'ensemble des connaissances chirurgicales alors acquises. Mais ce mérite n'est pas le seul qui recommande sa mémoire; plusieurs points de chirurgie doivent à Fabrizzio ou des notions plus justes sur la nature des diverses maladies, ou des méthodes de traitement plus rationnelles, ou divers perfectionnemens dans les procédés opératoires.

Marc-Aurèle Sévérino reproche à Fabrizzio d'avoir fait tomber en désuétude la mâle chirurgie des Grecs, pour y substituer la thérapeutique sans énergie des onguens et des emplâtres. Le reproche est trop sévère. Si Fabrizzio rejette avec trop de faiblesse l'excision de la conjonctive dans l'ectropion, la rescision des amygdales, l'opération des hernies, etc., il sait ordinairement employer, avec toute la hardiesse que la prudence autorise, le fer et le feu.

Fabrizzio vivait encore quand parut l'ouvrage de César Magati contre la fréquence des pansemens des plaies et l'usage des tentes, ouvrage rempli des principes les plus sages, et où le point important de chirurgie qui y est traité est ramené à cette simplicité qui forme dans les sciences le caractère de la vérité.

A partir de cette époque jusqu'au temps de Marc-Aurèle Sévérino, la chirurgie italienne offre une sorte de lacune, et c'est une chose assez remarquable, qu'il y eut aussi pour les autres parties de l'Europe un quart de siècle de stérilité.

Franchissons cet espace, pendant lequel nous ne trouverions à nommer qu'Antoine Tozzi, auteur d'un ouvrage estimable sur l'anthrax, et Jean-Baptiste Cortesi, pour arriver à Marc-Aurèle Sévérino. Jusqu'à l'époque où parut ce chirurgien célèbre, Padoue était l'école où les Anglais, les Danois, les Hollandais et les Allemands, allaient étudier l'anatomie et la chirurgie. La célébrité de Sévérino transporta à Naples, où il enseignait, le privilège de passer dans toute l'Europe pour la véritable source où l'on devait aller puiser une solide instruction. Il dut exercer sur les destinées ultérieures de l'art une influence d'autant plus sensible qu'on était accoutumé à le considérer comme un grand maître, et que sa chirurgie différait beaucoup de celle de ses prédécesseurs ou de ses contemporains. Cette branche de la médecine avait perdu ce caractère de hardiesse qu'elle avait eu entre les mains des Grecs, et qu'elle n'avait retrouvé qu'imparfaitement au seizième siècle. On trouvait difficilement alors en Italie des chirurgiens qui osassent pratiquer les grandes opérations. Pas un, suivant J.-B. Sylvaticus, n'aurait osé porter l'instrument sur un anévrysme; on abandonnait la lithotomie à quelques familles, où se transmettait de père en fils, sinon l'art de la bien faire, au moins la hardiesse de l'entreprendre. L'emploi du fer et du feu avait fait place à ce qu'on nommait une chirurgie douce et balsamique. Marc-Aurèle Sévérino s'éleva avec la plus grande énergie contre cette mollesse, qu'il regardait comme l'anéantissement de l'art. Il mit tous ses efforts à relever cette médecine efficace *qui*, suivant ses expressions, *armée en quelque sorte d'une main d'Hercule*, *écrase toutes les maladies*. (*De efficaci medicinâ, quâ herculeâ quasi manu armatâ cuncta mala proteruntur*). Il abusa certainement du fer et du feu, et sa chirurgie fut quelquefois inutilement cruelle. Mais peut-être cette exagération dans un sens était-elle nécessaire pour détruire l'excès contraire, enraciné qu'il était depuis des siècles dans les habitudes des chirurgiens. Quoi qu'il en soit, sous beaucoup d'autres rapports comme sous celui-ci, Marc-Aurèle Sévérino rendit incontestablement des services signalés à notre art.

Il trouva un digne continuateur dans Pierre de Marchetti. Mais avec ces deux hommes célèbres finit la période la plus glorieuse de la chirurgie italienne. L'Italie sembla céder à l'Angleterre, qui pouvait alors s'enorgueillir de son Wiseman, le haut rang qu'elle avait occupé depuis deux siècles.

Pendant que la médecine s'égarait en Allemagne sur les traces de Paracelse, la chirurgie comptait dans ce pays plusieurs hommes attachés à la méthode pure de l'observation. Depuis le milieu du seizième siècle ses progrès furent rapides, et au commencement du dix-septième siècle cette partie de l'Europe marchait de pair avec la France et l'Italie. La Suisse, et particulièrement la ville de Bâle, se plaçait en tête de ce mouvement, soit par suite de l'établissement de l'université de cette ville, ou à cause de sa proximité de l'Italie, soit par l'effet du développement général des lumières et de la philosophie dans cette contrée; développement dont elle avait donné une preuve si remarquable par la marche raisonnée, et en quelque sorte scientifique, suivant laquelle elle avait procédé à la *réformation;* soit plutôt par l'effet de toutes ces causes réunies.

Félix Wurtzen, l'ami de Conrad Gesner, secoua le premier le joug des traditions de l'école, ou des usages établis, pour écouter la nature, et tirer ses principes de ses propres observations. Cette indépendance doit faire absoudre son excessive prédilection pour les remèdes chimiques qu'il préparait lui-même. C'est un travers qu'il racheta d'ailleurs par un grand nombre de remarques neuves et intéressantes; les préceptes qu'il donna sur le traitement des plaies simples et des plaies d'armes à feu ne le cèdent point à ceux des Maggi, des Paré et des Magati, dont ils se rapprochent beaucoup. Il connaissait les fissures des os, ou fractures en long, dont on a longtemps nié l'existence, mais que des observations authentiques et assez nombreuses ne permettent plus de révoquer en doute. A ce chirurgien distingué succède un homme bien plus célèbre et dont le nom se retrouve partout où il faut citer des observations recueillies avec perspicacité et bonne foi, et publiées avec franchise: Guillaume Fabrice de Hilden donne à chaque instant des preuves qu'il était doué de ce génie vraiment chirurgical qui saisit les indications thérapeutiques fondamentales et sait bientôt les moyens de les remplir, et qui trouve en lui-même plus de ressources pour modifier suivant le besoin les méthodes reçues, que les maladies ne présentent de circonstances extraordinaires ou imprévues. Il serait trop long d'indiquer tous les points de chirurgie qui lui durent des perfectionnemens ou des remarques utiles. Fabrice de Hilden sera long-temps encore un des auteurs dont l'histoire peut se borner à rappeler le nom, parce que chacun veut connaître par soi-même et méditer leurs œuvres.

L'auteur du *Sepulchretum*, Théophile Bonet, exerça incontestablement une influence avantageuse sur les progrès de la chirurgie, soit par l'excellent ouvrage que nous venons de nommer, soit par la publication en français d'un riche recueil d'observations chirurgicales tirées des meilleures sources.

Nous pourrions encore indiquer, parmi les hommes qui firent faire en Suisse des progrès à la chirurgie, les deux Félix Plater, oncle et neveu, qui, quoiqu'ils n'eussent point pratiqué spécialement cette partie de l'art de guérir, n'en ont pas moins publié des observations chirurgicales intéressantes. Nous pourrions enfin citer au même titre J.-J. Wepfer, et le nom de cet excellent observateur fermerait honorablement pour la Suisse l'époque que nous parcourons.

Durant cette même période, l'Allemagne proprement dite avait vu fleurir un assez grand nombre d'hommes distingués : d'abord Georges Bartisch, célèbre par son habileté dans la chirurgie oculaire, qui, en publiant le premier traité spécial d'ophthalmologie qui ait été fait, semblait réclamer pour son pays la gloire de marcher au premier rang dans cette carrière, et présager les succès qui ont illustré, deux siècles plus tard, les ophthalmologistes allemands; Schenck de Graffenberg comme plus tard, Henri de Heers et Salmuth, admettait dans son précieux recueil d'observations de médecine les faits chirurgicaux, et servait à la fois ces deux branches de l'art de guérir.

J. Jessenius à Jessen et Sebiz donnaient d'utiles et judicieuses compilations; Matthieu-Louis Glandorp, tout en faisant usage des livres, et se distinguant même par son érudition, consultait surtout son expérience, et y trouvait des choses nouvelles : par exemple, sur les plaies du cerveau, sur l'incision de la dure-mère dans l'opération du trépan, sur les panaris, les polypes, etc.

Scultet, en courant une carrière où il n'avait qu'un petit nombre de prédécesseurs, fit consister sa gloire à tirer de l'oubli tous les instrumens bons ou mauvais qu'on eût jamais employés en chirurgie, et à y en ajouter encore de son invention. C'était bien peu connaître le caractère d'un art qui doit tirer de sa simplicité son plus bel éclat; et néanmoins l'ouvrage de Scultet ne fut pas sans utilité; car, pour apprécier ce qu'ont fait nos prédécesseurs, il faut le connaître; vérité triviale dont l'oubli a coûté tant d'efforts inutiles au génie, et tant fait perdre de temps à inventer ce qui était connu depuis long-temps.

Ammann et Bohn, en étudiant les plaies sous le point de vue de la médecine légale, donnèrent à l'Allemagne une supériorité, dans cette partie des sciences médicales, qu'elle sut conserver dans le siècle suivant.

Enfin le même pays peut citer avec honneur un chirurgien de cette époque, qui ne le cédait peut-être à aucun de ses prédécesseurs, si ce n'est au grand Wiseman, c'est Matthieu-Godefroi Purmann, chirurgien militaire, et dont on fait suffisamment connaître la hardiesse en disant qu'il se soumit lui-même deux fois à l'infusion de substances médicamenteuses dans les veines.

Jusque vers la fin du seizième siècle nous ne trouvons pas même à mentionner les Pays-Bas. Pendant qu'elle fut soumise à la domination espagnole (et cette époque est celle des brillans travaux de la France et de l'Italie), la Hollande, qui ne jouait dans les affaires de l'Europe qu'un rôle bien secondaire, n'eut, si l'on peut ainsi parler, aucune existence scientifique. Mais dès qu'elle eut conquis son indépendance les armes à la main, elle donna au monde le spectacle le plus frappant de ce que peut la liberté pour le développement de l'industrie et des lumières. Ses universités s'élevèrent rapidement à un haut degré de célébrité, et l'on y compta des savans, des médecins distingués en particulier, en aussi grand nombre que dans aucun autre pays.

La chirurgie y fut cultivée avec éclat, tantôt par des hommes qui en faisaient leur unique profession, plus souvent par des médecins qui embrassaient dans leurs études les diverses branches de l'art de guérir. C'est à cette classe qu'appartient Pierre Foreest, l'un des hommes de son temps qui rendirent le plus de services à la médecine d'observation, et à qui la chirurgie est redevable d'un assez grand nombre de faits curieux, quoiqu'on puisse lui reprocher une thérapeutique *trop peu chirurgicale*. Thomas Fyens, au contraire, quoique plus médecin que chirurgien, se déclarait l'apologiste du feu et des opérations hardies, comme le trépan, la laryngotomie, l'opération césarienne, etc. Nicolas Fonteyn publia des observations curieuses, parmi lesquelles nous nous contenterons de citer l'extirpation d'une matrice en état de prolapsus. Les ouvrages de l'habile anatomiste Paaw, du savant Beverwik, de Nicolas Tulpius, n'appartiennent à notre sujet que d'une manière secondaire. Il n'en est pas ainsi de ceux de Jean de Horne, digne disciple de l'école italienne, homme d'un jugement solide, rempli d'enthousiasme pour la chirurgie, qui aurait pu lui devoir des progrès importans, s'il n'eût été enlevé par une mort prématurée. Nous jugeons moins favorablement Paul Barbette, qui jouit pourtant de son vivant d'une grande célébrité, mais qui fut seulement un utile compilateur. Un de ses ouvrages eut pourtant le mérite de rapprocher, plus qu'on ne l'avait fait, l'anatomie de la chirurgie, et de laisser apercevoir, dans une exécution à la vérité fort imparfaite, l'idée d'une anatomie chirurgicale. Henri de Roonhuysen et Job de Meekren furent assurément de fort habiles chirurgiens. Ils se bornent dans leurs ouvrages à rapporter les résultats de leur propre expérience. On y trouve un grand nombre de faits curieux, et des exemples de cas graves et difficiles dans plusieurs desquels on ne se conduirait point aujourd'hui autrement que ne firent nos deux chirurgiens d'Amsterdam. Il ne faut point confondre ce Henri de Roonhuysen avec son fils Roger, qui imprima une tache à sa mémoire, en faisant un secret d'un instrument au moyen duquel il terminait, dit-on, l'accouchement avec autant de bonheur que de promptitude, et qu'on ne croit pas différent du levier. Corneille Solingen, Muys, Antoine Nuck, Corneille Stalpaart Vander Wiel, sont des noms que l'on cite encore avec honneur, et dont la réunion avec ceux qui précèdent, dans un espace de temps peu étendu, donne au pays auquel ils appartiennent des droits à une haute estime.

Après la France, nul pays n'eut tant à souffrir que le Danemarck des rivalités des médecins et des chirurgiens au seizième et au dix-septième siècle. La partie n'était pas égale entre ces deux corps, dont le dernier, n'ayant pour ainsi dire que depuis quelques jours une constitution régulière, ne pouvait opposer que les connaissances anatomiques positives d'un très petit nombre de ses membres, leur habileté dans l'art des opérations, l'utilité de leur ministère, à la réputation d'un corps qui passait pour posséder beaucoup de science grecque et latine, et des *droits* transmis d'âge en âge.

La faveur de la cour fut presque toujours pour les médecins, et plusieurs d'entre eux, hommes distingués d'ailleurs, tels que Olaüs Worm et Kuster, ne manquèrent jamais l'occasion d'en user contre les chirurgiens. Thomas Bartholin se montra plus libéral que ces hommes toujours prêts à sacrifier les intérêts de la science à leur intérêt particulier; mais il n'eut point de successeurs à qui il transmît cet amour pour toutes les branches des sciences médicales dont il s'était montré animé. Après lui les docteurs, que Riegels nomme si bien λογιατροι, rétablirent de tout leur pouvoir l'empire absolu du pédantisme. La chirurgie, privée d'ailleurs des études anatomiques, dont la superstition ne l'avait laissé jouir qu'un instant, végéta dans l'avilissement et le mépris. Ce n'est qu'au milieu du dix-huitième siècle que le Danemarck commença à prendre un rang honorable parmi les pays qui cultivent la chirurgie.

L'Angleterre le précéda d'environ cent ans. On a vu le misérable état dans lequel languissait, au quinzième siècle, cette branche de l'art de guérir, dans la patrie de Hunter et de Pott. Son sort ne fut pas beaucoup plus heureux durant le seizième, et la moitié du suivant n'amena qu'avec lenteur de faibles et insensibles progrès. A peine oserait-on citer comme ayant rempli cet intervalle des chirurgiens tels que Banister et Read. Ce pays si industrieux était en quelque sorte obligé d'appeler à son secours l'industrie étrangère; et le lithotomiste hollandais Groenevelt se trouva sans rivaux à Londres, où il alla s'établir et où il chercha à se naturaliser en *britannisant* son nom (il s'appela Greenfield).

Mais au milieu du dix-septième siècle commence pour la chirurgie anglaise une ère brillante, dont l'éclat ne s'est pas encore affaibli. Wiseman fut le Paré de son pays; il fit pour l'Angleterre ce qu'Ambroise Paré avait fait pour la France. L'influence puissante qu'il exerça suffirait, indépendamment des témoignages qu'il a laissés de son esprit et de son excellent jugement, pour prouver qu'il posséda à un haut degré toutes les qualités qui distinguèrent si éminemment notre illustre compatriote. Cette influence, en effet, est d'autant plus remarquable, qu'on peut douter si les Anglais étaient, au milieu du dix-septième siècle, aussi bien préparés à profiter des leçons du génie que nous l'étions un siècle auparavant. Quoi qu'il en soit, ils ont depuis lors marché d'un pas ferme et non interrompu dans cette carrière, où ils nous ont souvent disputé le premier rang.

La période que nous parcourons fut pour l'Espagne et le Portugal une époque moins stérile que la précédente, et même que les temps qui ont suivi. Si les noms de Miguel Juan Pascual, Antonio Perez, Andrea Alcazar, ne sont pas des noms bien dignes de célébrité, ceux de Bartholomeo Hidalgo de Aguerro, Juan Frangoso, Francisco de Arce, rappellent des services incontestables rendus à notre art. Aguerro introduisit dans la chirurgie de son pays la plupart des réformes d'Ambroise Paré, et François de Arce donna un fort bon traité de tout ce qui concerne la chirurgie des plaies. Du reste, leur grand mérite est surtout relatif à leur patrie; car à vrai dire, les sciences européennes n'ont jamais dû un progrès quelconque au pays des moines et de l'inquisition.

Durant la période d'un siècle et demi qui commence à Ambroise Paré, on voit la chirurgie pénétrer successivement et s'établir dans des contrées où jusque alors on n'en avait eu qu'une idée grossière. On peut suivre sans trop de peine les progrès isolés qu'elle fait dans chaque pays, distinguer avec assez de précision la part que chacun de ces derniers peut avoir dans les découvertes nouvelles ou les perfectionnemens de l'art : aussi ce développement, en quelque sorte géographique, de la chirurgie, fournit-il pour cette époque, aussi bien que pour le moyen-âge, le point de vue le plus convenable sous lequel l'historien puisse l'examiner et en tracer le tableau. Dans les temps postérieurs, au contraire, la multitude des travaux qui s'accomplissent en cent endroits à la fois, les communications continuelles qui confondent et réunissent en quelque sorte les hommes les plus éloignés les uns des autres, et diverses raisons encore, doivent faire préférer un autre ordre. L'ordre ethnographique n'est plus applicable qu'à l'histoire des circonstances extérieures, politiques ou autres, qui ont eu quelque influence sur l'étude ou l'exercice de l'art, et au recensement purement littéraire des hommes qui ont acquis des droits sur l'estime de la postérité. C'est à un aperçu sur ces divers objets que nous allons borner le tableau de la chirurgie au dix-huitième siècle, l'histoire technologique, comme on sait, devant se trouver dans d'autres articles.

§ III. *Dix-huitième siècle.*

Le siècle auquel nous sommes parvenus l'emporte sur tous ceux qui le précédèrent, par les découvertes et les perfectionnemens sans nombre dont il enrichit la chirurgie. La première moitié de ce siècle compte des hommes qui feront éternellement la gloire de notre art. La même époque vit naître plusieurs des institutions qui ont exercé sur ses progrès l'influence la plus heureuse. La seconde moitié de cette période brille encore d'un éclat plus solide. C'est surtout alors qu'on vit se former le caractère philosophique du dix-huitième siècle, qu'il semble aujourd'hui de mode de calomnier, mais que ses admirables résultats politiques et scientifiques défendent assez contre les ennemis des lumières et contre les partisans d'une philosophie mystique et intolérante.

Ce génie du siècle influe sur toutes les connaissances, et leur imprime un caractère de solidité qu'elles n'avaient jamais eu. Le joug de l'autorité cède pour toujours à l'empire de la raison ; la culture de l'esprit, bornée jusque alors à quelques classes d'hommes, devient un besoin général; les spéculations stériles ou abstraites s'évanouissent devant les recherches utiles ; le goût de l'observation fait sans cesse des progrès au détriment des rêveries chimériques de l'imagination. Au milieu de telles dispositions des esprits, l'empire gothique des privilèges touche inévitablement à sa fin ; la chirurgie qui a eu tant à en souffrir ne pouvait être la dernière à s'en affranchir : le pédantisme en robe et en bonnet a perdu pour toujours le droit de lui dicter des lois. Ces grands résultats frappent d'abord et absorbent toute l'attention de celui qui jette un regard sur ce grand siècle ; mais bientôt on sent le besoin de pénétrer les causes de cette révolution, et l'on veut suivre en détail la série des circonstances qui la préparèrent et l'accomplirent. Cette étude embrasse un ensemble de considérations qui trouveront place dans un article plus général que celui-ci; nous n'examinerons ici que les circonstances qui se rapportent directement à la spécialité qui nous occupe. Commençons par la France, car la patrie des J. L. Petit, Louis, Desault, ne peut être placée en seconde ligne. Et quel pays oserait disputer la première à celui qui posséda pendant un demi-siècle l'*Académie royale de chirurgie?*

Dans la seconde moitié du dix-septième siècle, au milieu même de l'avilissement de la chirurgie, deux hommes également distingués par leurs talens et par leur élévation aux premières charges de leur état conçurent le noble dessein de réveiller dans les esprits l'amour de la science. C'était là le véritable moyen de relever dans l'opinion publique la chirurgie tombée dans le mépris. Bienaise, et après lui Roberdeau, rétablirent à leurs frais, dans les écoles désertes de chirurgie, et entretinrent par une pension annuelle, plusieurs charges de démonstrateurs. Nous verrons bientôt que cet exemple de générosité ne fut pas perdu.

Louis XIV, en réformant, par une déclaration du mois de décembre 1671, l'école royale de chirurgie du Jardin des Plantes, voulut que l'enseignement, dont les docteurs des facultés de Paris et de Montpellier s'étaient jusque alors disputé le privilège comme une proie, fût confié à un chirurgien. Dionis fut nommé pour l'anatomie et les opérations. La distinction avec laquelle il s'acquitta de son emploi justifia la mesure prise par le monarque, et prouva qu'à l'avenir, pour avoir des leçons de chirurgie, il ne serait pas déraisonnable de s'adresser à des chirurgiens. Le même Louis XIV comblait d'honneurs et de richesses Félix, Clément, Maréchal, Beissier, et tous ceux dont la cour avait reçu les services. Ces encouragemens, bien qu'ils ne s'adressassent qu'individuellement à un petit nombre d'hommes distingués, n'en étaient pas moins très capables d'enflammer l'émulation des autres, et de faire avancer la science. Mais en étudiant cette époque avec plus de soin, on ne peut manquer d'être frappé d'une circonstance dont les historiens de la chirurgie n'ont pas tenu compte, et qui néanmoins l'emporte infiniment par son importance sur toutes celles qui viennent d'être exposées. Si l'on ne peut pas dire qu'il existât alors des cliniques chirurgicales telles que celles que nous possédons aujourd'hui, au moins est-il certain que les chirurgiens des hôpitaux avaient la liberté et même l'habitude d'amener à leurs visites, et de rendre témoins de leurs opérations, leurs élèves particuliers, leurs amis, et les étrangers que les leçons anatomiques de Duverney, Littre, Méry, Winslow, attiraient alors à Paris en assez grand nombre. Les médecins français n'ayant senti que beaucoup plus tard l'avantage de faire étudier aux élèves les maladies au lit du malade, et les historiens qui ont parlé des cliniques n'ayant eu en vue que celles de médecine, il n'est question nulle part de celles dont nous parlons. Il serait bien superflu de s'attacher à faire ressortir par de longs développemens l'heureuse et puissante influence que dut avoir, quelque restreint qu'on le suppose, cet enseignement clinique, si supérieur à tout autre enseignement. La chirurgie des champs de bataille ne fournissait alors que trop de leçons du même genre.

Tandis que le plus grand chirurgien du siècle, l'immortel J. L. Petit, faisait passer dans l'ame des élèves son enthousiasme pour l'art auquel il consacra sa vie, Mareschal, premier chirurgien du roi, et Lapeyronie, si digne de le seconder et de lui succéder dans ces fonctions, éveillaient chez le monarque ces sentimens de bienveillance dont il a donné tant de preuves pour la profession de deux hommes pour lesquels il avait une haute estime et même une véritable affection. Le premier fruit de leurs sollicitations fut la création, par lettres-patentes du mois de septembre 1724, dans l'école de St-Côme, de cinq places de démonstrateurs, chargés d'enseigner toutes les parties de l'anatomie et de la chirurgie. Cette ordonnance reçut son exécution malgré l'opposition violente de la Faculté de médecine, basée sur le droit qu'elle seule avait eu jusque alors d'enseigner les diverses parties des sciences médicales.

L'enseignement fondé par l'édit de Louis XV, dont nous venons de parler, était incomplet et confié à un trop petit nombre de professeurs pour ne laisser rien à désirer: par une munificence qui semblerait plutôt celle d'un roi que celle d'un particulier, aux cinq démonstrateurs nommés, Lapeyronie en ajouta un sixième, à qui il assura une pension égale à celle des autres, et qui fut chargé de faire deux cours d'accouchemens, l'un pour les élèves en chirurgie, l'autre pour les sages-femmes. Il fit en outre nommer à ces démonstrateurs un nombre égal d'adjoints, dont il se chargea lui-même de payer les honoraires. Lapeyronie ne se borna point à faire fleurir l'enseignement de la chirurgie dans la capitale, il demanda et obtint pour la ville de Montpellier la nomination de quatre professeurs et de quatre adjoints qui durent embrasser dans leurs leçons toutes les parties de la chirurgie. Mais il manquait un amphithéâtre, et l'on négligea d'attacher des honoraires aux fonctions que l'on venait de créer. Ce fut Lapeyronie qui leva cette double difficulté et dont la bourse pourvut à tout.

Il serait trop long d'indiquer en détail tout ce que cet homme immortel fit pour la chirurgie, et l'on ne pourrait parler dignement des dispositions qu'il fit pour la servir encore après sa mort. Le testament de Lapeyronie est un monument admirable de philanthropie et d'amour de la science. Frais d'enseignement, institutions de prix annuels, fondation d'une bibliothèque, rentes considérables destinées à encourager la chirurgie de toutes les manières et à en hâter les progrès, construction d'un amphithéâtre, legs aux hôpitaux pour assurer des cadavres aux démonstrateurs d'anatomie, etc., etc. : tels sont les articles principaux d'un testament dont l'auteur a d'autant plus de droits à notre admiration qu'il ne fait que continuer après sa mort les immenses libéralités dont il s'était montré prodigue pendant sa vie.

Le plus grand bienfait de Lapeyronie, l'évènement le plus important de l'histoire de la chirurgie moderne, mais en même temps celui dont l'influence est le mieux connue, et sur lequel il est le moins nécessaire de s'étendre, c'est la création de l'Académie royale de chirurgie, de ce corps à jamais célèbre, qui dicta à l'Europe un code chirurgical dont, après trois quarts de siècle, les articles fondamentaux ne sont point encore abrogés. A côté de ce grand évènement, une foule de circonstances qui favorisèrent plus ou moins les progrès de la chirurgie s'effacent en quelque sorte, ou paraîtraient peu dignes d'arrêter l'attention.

Nous ne pouvons nous dispenser néanmoins de rappeler la déclaration du roi du 23 avril 1743, déclaration digne de d'Aguesseau, qui la rédigea, laquelle rejette de la société des chirurgiens la communauté des barbiers, dont l'alliance l'avait trop long-temps déshonorée, institue des degrés académiques, exige des élèves une éducation libérale, et prescrit pour la réception au titre de maître en chirurgie des formes sévères d'examen.

Nous citerons encore la fondation de cette école où Desault débuta comme professeur de clinique, et où Chopart enseigna avec tant de zèle : l'école pratique de chirurgie, établie par arrêt du conseil du 4 juillet 1750, et qui reçut sa dernière forme par un règlement du roi, du 19 mars 1760. A cet établissement se rattache celui d'un hospice de perfectionnement, qui n'avait d'abord que six lits, et qui fut fondé par édit du roi du mois de décembre 1776.

A l'Académie succéda l'école de Desault, de cet homme dont l'heureuse et puissante influence ne saurait être méconnue que par l'ignorance ou l'envie, qui apprit à connaître les rapports mutuels des organes et à diriger l'instrument tranchant dans la profondeur des parties avec autant de précision que si elles étaient transparentes; qui fut, en un mot, le créateur de l'anatomie chirurgicale, qui servit l'art par les découvertes dont il l'enrichit, et plus encore par l'amour de la chirurgie, par l'enthousiasme qu'il communiquait à la foule d'élèves de tous les pays qui se pressaient à ses leçons.

Une dernière cause de l'avancement de la chirurgie française, à la fin du siècle passé, furent les guerres de la révolution. C'est à l'histoire particulière des progrès de l'art à cette époque à faire connaître la part qu'y eut la chirurgie militaire.

Nous voudrions pouvoir tracer pour les pays étrangers, comme nous venons de le faire pour la France, l'exposition des circonstances les plus importantes qui exercèrent sur l'art dont nous étudions les progrès une influence directe; mais nous manquons de documens, et l'insuffisance de ceux qui suivent nous fait vivement regretter que, jusqu'à présent, l'histoire de la chirurgie n'ait jamais été traitée dans cet esprit.

Bien qu'elle eût dans ses nombreuses universités des professeurs de chirurgie dont plusieurs acquirent une juste célébrité, l'Allemagne manquait de plusieurs institutions sans lesquelles l'étude de l'art ne peut qu'être incomplète et ses progrès fort difficiles.

L'Autriche était, sous ce rapport, une des contrées les plus mal partagées. On comptait bien à la cour et dans les armées quelques chirurgiens dignes d'estime; mais, ou ils étaient étrangers, ou, s'ils étaient nationaux, c'était chez l'étranger qu'ils avaient été forcés d'aller puiser leurs connaissances; les hôpitaux, cette source intarissable d'instruction, manquaient entièrement ou n'offraient aucune des conditions sans lesquelles ils ne peuvent remplir leur objet. La chirurgie, livrée depuis des siècles aux mains grossières des barbiers et des baigneurs, était soumise à l'empire des médecins et condamnée au mépris du public. C'est à Joseph II qu'était réservé l'honneur de réformer un préjugé si déraisonnable. Ce prince philosophe n'ignorait pas qu'en général tout art condamné à ramper est anéanti; c'est de la liberté, c'est de la considération, incompatibles avec l'esclavage, que naissent dans les sciences l'ardeur et l'émulation, mères des progrès. Aussi s'empressa-t-il d'affranchir la chirurgie; il lui conféra les prérogatives, les droits, les titres, les honneurs qui appartiennent à toute véritable science. Il éleva des hôpitaux civils et militaires sur tous les points de son royaume, et fonda à Vienne, au sein même d'un vaste hôpital, une école de *chirurgie-*

médicale, telle qu'il n'en existait pas alors dans tout le reste de l'Europe. Il créa six chaires publiques qui furent confiées à des hommes distingués, qu'il avait fait voyager à ses dépens. Il enrichit cet établissement de tous les accessoires qui peuvent contribuer à rendre l'instruction plus facile et plus solide. Il y eut une collection complète d'instrumens de géométrie et de physique, un vaste cabinet de préparations anatomiques en cire, une collection non moins riche de préparations anatomico-pathologiques, naturelles ou artificielles, un cabinet d'histoire naturelle formé à grands frais, un immense arsenal d'instrumens de chirurgie, de bandages et de machines, et une bibliothèque choisie et nombreuse. Des prix annuels furent fondés; les chirurgiens employés par le gouvernement eurent des appointemens plus élevés que par le passé, et l'assurance d'une retraite honorable. Quels immenses services n'eussent point rendus à la chirurgie de pareils établissemens, s'il se fût trouvé un siècle plus tôt en Allemagne un prince assez éclairé pour en sentir l'importance, assez généreux pour ne pas craindre de les acheter trop cher! Mais jusque alors il semble qu'aucun n'en avait eu l'idée. La fondation d'un théâtre anatomique à Berlin, en 1713, celle d'un collège médico-chirurgical, en 1744, ayant un professeur d'anatomie et un démonstrateur de chirurgie, fit à peine quelque chose pour l'art qui restait avili entre les mains des barbiers. Le grand Frédéric lui-même eut à la vérité en tête du service chirurgical de ses armées des hommes d'une grande distinction, tels que Boness, Schmucker, Theden, Bilguer, Mursinna; mais la plupart des chirurgiens d'un rang moins élevé, et tous les aides-chirurgiens, étrangers aux connaissances anatomiques et aux premiers principes de l'art, n'avaient, pour tout savoir, que l'habitude de panser des plaies ou d'ouvrir des abcès.

Joseph II eut des imitateurs; ses établissemens ne furent point stériles, et, à la fin du dernier siècle, la chirurgie allemande pouvait soutenir sans désavantage le parallèle avec celle des autres contrées de l'Europe.

Le Danemarck fit de généreux efforts pour y prendre un rang honorable. Tandis que les familles dégénérées d'Olaüs Worm et de Thomas Bartholin se partageaient comme autant de sinécures toutes les places de l'université; tandis que les médecins se plaçaient, par leur mépris pour l'anatomie, presqu'au niveau du peuple ignorant et superstitieux, qui la considérait comme une profanation, les chirurgiens Simon Crüger, Bertram et Clauson disséquaient dans leurs propres maisons quelques cadavres humains, et donnaient à un petit nombre de disciples pleins d'ardeur pour la science des leçons de chirurgie bien différentes de cet enseignement grossier que les médecins étaient chargés de faire aux barbiers. Crüger et son fils, obligés de quitter le Danemarck, vinrent à Paris où ils trouvèrent près de leur compatriote Winslow, près de Mareschal et de Lapeyronie, de nouveaux motifs de s'attacher à l'art qu'ils chérissaient, et les circonstances les plus favorables pour y faire de nouveaux progrès. Rappelés à Copenhague par Christian VI, les deux Crüger résolurent d'y porter les réformes qu'ils avaient vues s'opérer en France dans l'état de la chirurgie. Leur premier soin fut d'ouvrir des cours où se pressa bientôt la foule des élèves. Secondé par Montzinger et Vohlert, dont les vues étaient les mêmes, et dont le zèle égalait le sien, Simon Crüger profita de la bienveillance dont le roi les honorait tous trois pour solliciter la fondation d'un enseignement chirurgical public et régulier. Une loi du 30 avril 1736 créa une école anatomico-chirurgicale, entièrement distincte de la Faculté de médecine, soumise à de sages règlemens, et dont Crüger fut le directeur. Six mois s'étaient à peine écoulés que les sourdes intrigues des médecins avaient soulevé contre Crüger un orage contre lequel il fut heureux de trouver un abri dans la protection toute spéciale du roi. On peut voir dans Riegels l'histoire de toutes les luttes qu'il eut à soutenir contre la Faculté, jusqu'à la fin de ses jours en 1760. Fort des talens que ses ennemis mêmes ne lui contestèrent jamais, attaché avec la religion la plus scrupuleuse à toutes les lois du devoir, il opposa toujours à l'intrigue et à la calomnie une constance inébranlable, et déjoua toutes les entreprises de la Faculté. Ce grand homme mourut de douleur en recevant la nouvelle de la mort de Winslow, après avoir professé, pendant vingt-quatre ans, dans la nouvelle école, l'anatomie et la chirurgie avec un zèle et une exactitude qui ne se démentirent jamais. Crüger eut encore le mérite de contribuer beaucoup, avec Vohlert, à la composition des sages règlemens de l'hôpital Frédéric, établissement qui devait être également utile à la chirurgie et à la médecine, par la liberté accordée aux élèves d'y suivre les visites et les leçons de leurs maîtres, mais dont Crüger seul et ses disciples surent profiter.

Tant que régna le sage Fréderic V, et aussi long-temps que Christian VII, l'ami et le protecteur des sciences, gouverna par lui-même, la chirurgie jouit en paix de son indépendance. Hennings, digne successeur de son maître dans la place de directeur, Kœlpin, professeur plein de zèle, Vohlert et Berger, soutinrent avec honneur la gloire de leur école. Mais lorsqu'en 1772, jusqu'en 1784, la conduite des affaires fut livrée aux mains du théologien Guldberg, non seulement les intérêts, mais l'existence même de l'école de chirurgie, furent sacrifiés au caprice et à la jalousie de l'université. L'enseignement tomba rapidement, et avec lui la considération qu'avait gagnée depuis un demi-siècle le corps des chirurgiens. Mais cet état d'abaissement n'était plus en harmonie avec les lumières du siècle et ne pouvait subsister long-temps. Tode, Berger, Bodendick, Hennings, Kœlpin, Winslow, Briegel et Lüders, réunis depuis quelque temps en une société libre, qui s'occupait avec zèle des progrès de la chirurgie, demandèrent l'autorisation légale de leurs réunions, et la liberté d'ouvrir gratuitement des cours publics sur l'anatomie et la physiologie, et sur toutes les parties de la chirurgie et de l'art des accouchemens. Leur demande, appuyée d'un mémoire plein de force et de raison sur la nécessité d'un pareil établissement, fut accueillie avec faveur; et un édit du 22 juin 1785 créa l'Académie royale de chirurgie de Copenhague, qui, aux attributions de celle de Paris, sur le modèle de laquelle elle était formée, joignit celles du collège de chirurgie, et constitua, par conséquent, une école pourvue d'un enseignement complet. Nous n'avons point de renseignemens qui nous apprennent quels furent les résultats de cette fondation; mais, s'il était permis de faire de l'histoire avec des conjectures, nous oserions assurer que l'Académie royale de chirurgie de Copenhague dut, comme celle de Paris, servir doublement la science, et par les progrès qu'elle lui fit faire, et par le degré d'estime et de considération où elle dut élever, dans l'opinion du public, les hommes qui consacrent leur vie à un art aussi salutaire.

Nous ne dirons plus que quelques mots sur l'histoire *extérieure* ou *politique* de la chirurgie au dix-huitième siècle, c'est à dire sur les circonstances qui durent avoir quelque influence sur son avancement.

L'Angleterre, peu soucieuse en général, au moins jusqu'à une époque assez rapprochée de nous, de tout ce qui se rapporte à l'histoire des sciences, ne fournit point de documens pour cet objet : ce sont des chirurgiens français qui avaient visité Londres qui nous ont donné là-dessus le peu de renseignemens que nous possédions. Ainsi G. Arnaud nous apprend qu'en 1745 les chirurgiens de Londres, à l'exemple de ceux de Paris, se séparèrent du corps des barbiers. Le parlement leur accorda une nouvelle charte par laquelle il confirma leurs anciens privilèges qu'ils avaient perdus, et leur en accorda de nouveaux. Ils se firent bâtir une maison propre aux exercices de la chirurgie, avec un amphithéâtre fort commode. Quant à l'enseignement, tout ce qu'Arnaud nous en a dit, c'est qu'une loi prescrivait aux chirurgiens de faire tous les ans un cours gratuit d'anatomie.

Nous ne sommes pas mieux instruits des affaires d'Espagne et de Portugal relatives à la chirurgie. La seule circonstance propre à intéresser son histoire que nous ayons à citer est l'ouverture d'un cours d'opérations chirurgicales à l'hôpital royal de Lisbonne en 1762, par autorisation expresse du roi. Le savant Sanchez, dans une note manuscrite, placée à la suite de l'exemplaire que je possède d'un discours que le professeur Philippe Joseph de Gouvea prononça à l'ouverture de ce cours, le considère comme le premier pas de l'établissement de la chirurgie en Portugal.

CHAPITRE III.

FRAGMENS DE L'HISTOIRE INTRINSEQUE DE LA PHILOSOPHIE MÉDICALE ET DE CELLE DES DOCTRINES OU DES SYSTÈMES DE MÉDECINE.

Dogmatisme.

Ce mot a deux acceptions très différentes : l'une absolue, dans laquelle il désigne une méthode logique, ou manière de philosopher ; l'autre spéciale ou relative, sous laquelle on l'a appliqué à la désignation d'une école médicale de l'antiquité. A l'un et à l'autre titre, il peut trouver place dans un Dictionnaire historique ; mais il n'y doit figurer, comme on va voir, que pour de courtes explications. Comme expression philosophique qui peut se rencontrer souvent sous notre plume, la valeur doit en être précisée ; comme nom historique, nous avons à examiner s'il désigne réellement, et s'il désigne d'une manière convenable, une école ou une doctrine particulières, ou s'il est vague, indéterminé, et s'il ne convient pas de le rejeter. Peu de mots suffiront pour l'un et pour l'autre objet.

Deux méthodes philosophiques se disputent éternellement l'empire des esprits. L'une, fondée sur ce principe, que la science est l'œuvre spontanée de l'entendement travaillant sur les notions générales ou idées qui lui sont innées, pose avant tout, dans chaque science, des principes généraux, les applique aux faits, et en déduit des conséquences ; c'est le dogmatisme. L'autre, soutenant au contraire qu'on ne sait qu'après avoir appris, qu'il n'y a de notions dans l'esprit que celles que l'expérience y a fait pénétrer, que les idées générales ne sont que des formules abstraites par lesquelles s'expriment les rapports saisis entre les faits, va du particulier au général, de l'observation des phénomènes à la connaissance de leurs conditions antérieures et communes, et de là aux conceptions les plus générales : c'est la méthode expérimentale ou inductive, c'est l'opposé du dogmatisme, c'est l'empirisme, en un mot, pour désigner cette doctrine par le nom qui lui a été le plus ordinairement appliqué. Tout système *à priori*, tout système construit en procédant par hypothèse est un dogmatisme ; toute doctrine fondée sur les faits individuels, rapprochés selon leurs analogies, et rattachés à des lois générales par une induction plus ou moins rigoureuse, est un produit de la méthode opposée. C'est aux traités de philosophie qu'il faut demander laquelle de ces deux méthodes est la plus appropriée à la nature et à l'étendue des facultés de notre esprit : nous pouvons nous dispenser de dire que ce n'est pas au dogmatisme qu'est assurée notre prédilection.

Ceci posé, sur la valeur d'un mot dont l'acception sera mieux précisée quand nous aurons parlé de l'éclectisme, de l'empirisme et du scepticisme, passons à la deuxième section de cet article.

Parmi les historiens de la médecine, les uns ont désigné spécialement par le nom d'ancien dogmatisme l'école des successeurs immédiats d'Hippocrate ; les autres la doctrine médicale des quatre humeurs et des quatre qualités. La dénomination est également mauvaise dans l'une et l'autre de ces deux acceptions. Les successeurs d'Hippocrate, il est vrai, et ses fils, Thessalus et Dracon, tous les premiers, abandonnant la méthode dont il avait si admirablement compris et si bien exprimé les principes, se mirent à dogmatiser, à l'exemple et selon la manière de Platon; mais, en cela, ils n'ont malheureusement rien qui les distingue de l'immense majorité des médecins qui se succédèrent jusqu'au siècle dernier, et qui furent dogmatistes ni plus ni moins qu'eux. D'un autre côté, la doctrine des quatre humeurs, remontant par son origine à une époque plus éloignée que l'école dite dogmatique ne reçut que plusieurs siècles après, entre les mains de Galien, les développemens, je n'oserais dire les perfectionnemens, dont elle était susceptible. Ce fut toujours un dogmatisme pur, et nul motif n'autorise à réserver cette qualification pour une époque particulière de son histoire. Nous ne reconnaissons donc ni une école dogmatique proprement dite, ni une doctrine qu'on puisse appeler l'ancien dogmatisme, parmi tant de dogmatismes divers. Nous n'omettrons point pour cela ce que les historiens ont compris mal à propos sous ce titre, etc. (DEZEIMERIS, *Dictionnaire Historique*, etc. T. II.)

Empirisme.

Entre toutes les sectes qui se disputèrent l'empire des esprits dans l'antiquité, deux écoles se font remarquer par la supériorité des méthodes logiques qui dirigèrent leurs travaux, par l'attention scrupuleuse et soutenue qu'elles portèrent dans l'observation des maladies, par l'exactitude de leurs descriptions nosographiques, et par l'importance des résultats pratiques qu'elles obtinrent : ce sont les écoles empirique et méthodique. Elles vécurent assez long-temps contemporaines; mais l'empirique était plus âgée que sa rivale, et lui survécut. Nous ne nous arrêterons point à examiner si ce fut justice ou partialité. Quand viendra l'histoire du méthodisme, nous pourrons hasarder ce parallèle, mais il faudra donner auparavant un tableau de cette dernière doctrine, tiré des véritables sources; car si on la prenait telle qu'elle est présentée dans les historiens de la médecine, l'empirisme aurait trop d'avantage. Ils ont traité celui-ci avec une prédilection marquée, tandis qu'ils se sont rendus l'écho des anathèmes lancés par Galien contre l'école méthodique. Mais laissons cette école et ne nous occupons que de celle dont l'histoire doit faire l'objet de cet article.

Prétendre remonter jusqu'à l'origine première de l'empirisme, ce serait vouloir remonter à l'origine même de la médecine; car elle ne consista long-temps qu'en l'emploi, dans un cas donné, du remède qu'on avait vu guérir dans un cas pareil; or c'est là ce qui constitue essentiellement l'empirisme. Mais l'école empirique proprement dite n'eut d'existence que quand l'empirisme se fut constitué systématiquement, et eut proclamé ses procédés logiques, en opposition avec le dogmatisme.

Acron et Hippocrate, en un sens, pourraient être considérés comme les chefs de l'école empirique; mais, d'une part, la chaîne des doctrines se trouverait interrompue après eux; et, d'un autre côté, Hippocrate, quoique empirique par rapport aux philosophes, des mains desquels il arracha l'art de guérir, ne l'est plus par rapport aux sectateurs de l'école que nous allons faire connaître; car pour ceux-ci l'observation était tout: la médecine n'était qu'un art d'application, les sens et la mémoire trouvaient seuls à s'y exercer; tandis que la logique d'Hippocrate laissait sa place au raisonnement. Pour lui, l'observation de l'homme malade et les effets des traitemens employés étaient la base de l'art de guérir; mais il voulait y joindre l'observation de la marche spontanée des maladies abandonnées à elles-mêmes; mais il voulait pénétrer les procédés par lesquels la nature les guérit, c'est à dire en connaître les conditions et les lois; mais il voulait s'élever à la connaissance de toutes les influences par lesquelles la vie et la santé de l'homme sont modifiées, et induire de toutes ces notions des principes pour le traitement des maladies; il voulait, en un mot, par l'expérience et l'induction, élever la médecine au rang de science, et les plus grands efforts des empiriques tendaient à ruiner cette prétention.

D'après ces considérations, il convient de placer l'origine, non de l'empirisme, mais de l'école empirique, à l'époque où furent proclamés par un chef, et soutenus par des sectaires, les principes de logique médicale qui reconnaissaient l'expérience pour unique base de la médecine ou plutôt pour la médecine tout entière, et qui repoussaient toute intervention non seulement des hypothèses philosophiques, mais de l'induction et du raisonnement. Or, ce chef, ou ces chefs, c'est Philinus de Cos et Sérapion d'Alexandrie; cette époque, le troisième siècle avant l'ère chrétienne; ces sectateurs, les deux Apollonius d'Antioche, Menodotus, Sextus, Criton, Theutras, Cassius, Pyrrhonius, Manteias, Cratevas, et, par dessus tous, Héraclide de Tarente.

Mais avant d'aborder l'exposition des principes de cette école, avant de pénétrer dans son intérieur, il convient de jeter un coup d'œil sur les circonstances qui amenèrent sa fondation et favorisèrent son développement.

Ces conditions se trouvent soit dans l'état des sciences

en général à cette époque, soit dans quelques circonstances relatives à la médecine elle-même.

La philosophie grecque, égarée dès ses premiers pas à la poursuite de questions à jamais insolubles, cherchant dans ses propres conceptions la vérité qu'on ne peut trouver que dans l'étude de la nature, avait poussé au dernier degré l'audace des hypothèses. Chacun, donnant libre carrière à son imagination, avait créé son système à part, et le champ de l'imagination n'a point de bornes. Dans ce chaos d'opinions hétérogènes, il devenait impossible à un esprit droit d'en choisir une et de l'adopter; et leur mutuelle contradiction donnait le droit de sommer chacune d'elles de légitimer les bases sur lesquelles elle se fondait en opposition avec toutes les autres. C'etait non-seulement prononcer leur ruine à toutes, mais encore contester à l'esprit humain le droit de faire des hypothèses et d'imaginer des systèmes. Or, comme c'était jusque alors la seule faculté qu'il se connût, ou du moins presque la seule qu'il eût exercée, c'était lui nier la possibilité de connaître la vérité, c'était saper toute espèce de dogmatisme. Voilà l'histoire de Pyrrhon et de l'école sceptique dont il est le chef.

Rien n'est contagieux comme l'esprit de critique. Il ne pouvait tarder de porter ses investigations sur la science médicale; et certes la matière ne lui manquait pas. Il n'avait qu'à opposer l'école de Cnide à celle de Cos, Aristote à Platon, Érasistrate à Hérophile, etc., et après avoir renversé les dogmes des uns par ceux des autres, à nier la possibilité de tout dogme; et après avoir montré les écarts du raisonnement, à repousser tout emploi du raisonnement en médecine. Et c'est là précisément ce que fit l'école empirique. D'ailleurs, ainsi que nous l'avons déjà fait entendre, quelques circonstances particulières à l'art de guérir favorisaient singulièrement toute tentative qui avait pour but d'entraîner les esprits dans cette direction. Les incursions d'Alexandre dans l'Inde, les rapports qui s'étaient ouverts pour les Grecs dans tout l'Orient, avaient fait connaître une multitude de substances naturelles ignorées auparavant, et mis à la disposition des médecins un nombre infini de drogues, la plupart plus actives que celles qu'ils avaient possédées jusque alors. L'étude et l'administration de ces nouveaux moyens médicinaux attiraient à elle toute l'attention des praticiens; la manière d'agir toute spéciale d'un bon nombre de ces remèdes échappait à toute explication tirée des dogmes reçus, et dans la nécessité de faire un choix entre les doctrines qui expliquaient les maladies et les remèdes qui les guérissaient, on doit peu s'étonner qu'un grand nombre de médecins s'empressassent de déclarer que la médecine n'est que l'art de guérir. Aussi le nombre des empiriques ne tarda-t-il pas à être considérable.

Quoique le désir d'éviter un excès les ait jetés dans un excès opposé, il faut leur rendre cette justice, que ce ne fut ni paresse, ni ignorance de leur part. Leurs principes étaient fort bien refléchis, comme on va le voir par l'exposition que nous en allons faire.

L'école empirique, qu'on nommait aussi mnémoneutique, n'admettait d'autre source de connaissance en médecine que l'expérience, εμπειρια; et c'est de là qu'elle voulut tirer son nom. Elle entendait par expérience l'observation et le souvenir des choses que l'on avait vues souvent, et toujours de la même manière, particulièrement dans l'emploi des remèdes. Theutras, prenant les choses de plus haut, sous un point de vue plus général et plus philosophique, définissait l'expérience, l'observation d'une chose évidente. L'évidence, ou la compréhension, était la connaissance vraie, solide, incontestable de chaque chose. L'explication des choses non compréhensibles était tout l'opposé, et cette explication était la source de toutes les disputes, de toutes les diversités d'opinion sur les choses obscures. L'expérience était de deux sortes : ou propre, particulière, αυτοπσια ; ou historique, empruntée à un observateur, de l'attention et de la fidélité duquel on fût sûr comme de soi-même. L'observation était ou naturelle, ou fortuite, ou intentionnelle, artificielle. Naturelle, quand elle consistait dans la connaissance de ce qui rend l'homme malade, ou de ce qui le guérit naturellement sans l'intervention de l'art, comme quand un épistaxis met fin à une fièvre. Fortuite, quand elle recueillait des données fournies par le hasard : par exemple, un homme éprouve un mal à la tête violent, il marche d'un pas mal assuré, tombe et se fait une plaie au front, qui saigne beaucoup et le guérit ; voilà l'expérience fortuite. L'intentionnelle ou artificielle est celle qu'on acquiert par l'essai qu'on fait dans un cas donné, mais sans être dirigé par aucune idée théorique ou préconçue, et souvent sous l'inspiration d'un songe, d'un remède non encore essayé en cas pareil.

C'était à cela que se bornaient d'abord, pour les empiriques, les sources légitimes de toute connaissance médicale. Toute autre voie d'instruction était répudiée comme infidèle et conduisant à l'erreur.

Mais l'expérience ainsi définie n'a point toute l'étendue que comporte sa nature, et qu'elle peut se donner sans perdre sa certitude. Les moyens admis jusque-là par les empiriques sont insuffisans pour les besoins de l'art ; car que faire, par exemple, en présence d'une maladie non encore observée ni par soi ni par d'autres? Menodotus sentit cette insuffisance, et agrandit le domaine de l'expérience en y ajoutant l'épilogisme, ou l'observation transportée des cas sur lesquels elle a été faite d'une manière directe, aux cas qui paraissent avoir avec ceux-là la plus grande ressemblance. L'autopsie, l'histoire et la comparaison, ou bien les sens, la mémoire et l'analogie, furent dès lors les colonnes de la médecine, le trépied de l'art médical, selon l'expression de Glaucias. La même observation, répétée un grand nombre de fois, donnait un théorème; la collection des théorèmes ainsi vérifiés et reçus constituait la médecine; le médecin était celui qui en possédait bien tout l'ensemble dans sa mémoire.

Tout l'art de guérir des empiriques reposant sur la possibilité de reconnaître le cas qu'ils avaient actuellement sous les yeux pour être identique à celui qui avait été guéri par l'emploi d'un remède déterminé, ils durent se mettre en garde contre le danger d'appliquer à une maladie le traitement qui n'aurait réussi que dans un cas qui n'aurait eu que de fausses ressemblances avec elle. Or, ils ne tardèrent point à remarquer qu'un symptôme ne suffisait point pour caractériser une maladie, et pouvait figurer dans plusieurs affections assez différentes. Ils établirent qu'une maladie n'était spécifiée et ne se comparait avec une autre que par un concours de symptômes naissant et se succédant dans le même ordre, présentant le même aspect aux diverses phases de sa durée.

Par suite des mêmes motifs, les empiriques s'attachèrent avec le plus grand soin à tracer le tableau le plus exact qu'il leur était possible des maladies qu'ils observaient, soit pour rendre plus sûre la comparaison qu'ils en feraient eux-mêmes avec les cas qu'ils auraient l'occasion de revoir dans un autre temps, soit pour procurer les mêmes avantages à leurs successeurs, et contribuer aux progrès ultérieurs de l'art.

Après la nosographie, ou même avant elle, la matière médicale fut, de toutes les branches de la médecine, celle qu'ils cultivèrent avec le plus de soin.

Quant à la partie scientifique de la médecine, la physiologie, la pathologie et la thérapeutique générales, elle n'existait pas pour eux; et quant à l'anatomie qui en est la base, elle ne vaut pas le dégoût qu'elle inspire si on l'étudie sur le cadavre, elle n'est qu'une barbarie qui fait horreur si on pense à l'étudier en ouvrant des hommes vivans.

Ce qui précède résume d'une manière très sommaire les principes généraux de l'école empirique. Ce qui importerait maintenant serait de pouvoir présenter un tableau de leur médecine considérée dans les détails; car c'était essentiellement une science de détails. Mais tous les ouvrages sortis de leur école sont perdus depuis long-temps, et à peine en retrouve-t-on quelques fragmens dans Celse, Galien, Cœlius Aurelianus. Ce qui précède n'est relatif qu'à la manière de philosopher de l'école empirique. Nous allons emprunter à Celse un long fragment qui fait pénétrer plus avant dans la connaissance des opinions principales qu'elle professa; qui explique d'une manière plus détaillée les motifs de son aversion pour l'étude des causes cachées des maladies, et qui rappelle les controverses agitées entre les empiriques et les dogmatistes, et les plus forts argumens produits de part et d'autre dans une dispute qui s'est si souvent renouvelée depuis.

Comme les opinions sont partagées, dit Celse, que les uns prétendent que l'expérience seule est nécessaire, que les autres soutiennent qu'elle est insuffisante sans la connaissance intime du corps et des choses naturelles, nous allons rapporter ce qu'on a dit de part et d'autre, pour pouvoir exposer ensuite notre propre sentiment. Ceux qui veulent, en médecine, joindre le raisonnement à l'expérience, exigent du médecin la connaissance de toutes les causes, soit cachées et prochaines, soit évidentes, des maladies; de plus, il doit savoir le mode des actions naturelles et la structure des parties intérieures. Ils appellent causes cachées ou prochaines celles qui concernent les élémens de notre corps, ce qui constitue la santé et la maladie; ils croient impossible de traiter convenablement une maladie dont on ignore la source. Peut-on douter, disent-ils, que le traitement ne doive être tout différent, selon que les maladies viennent du défaut ou de l'excès d'un des quatre élémens, comme l'ont pensé quelques philosophes, ou selon que tout le vice est dans les humeurs, ainsi qu'Hérophile l'a prétendu, ou bien dans les esprits, comme Hippocrate le soutient; selon qu'elles naissent de ce que le sang porté dans les vaisseaux destinés au passage des esprits fait naître l'inflammation et produit un mouvement semblable à celui de la fièvre, comme Érasistrate l'a supposé, ou de ce que les corpuscules exhalés ferment les pores imperceptibles, comme l'avance Asclépiade? D'après cela, il est évident que le médecin qui connaîtra la cause première de la maladie la traitera avec plus de succès. Les dogmatistes ne nient point la nécessité des expériences; mais ils soutiennent qu'elles n'ont jamais pu se faire sans le secours du raisonnement. Les anciens médecins, ajoutent-ils, n'ont pas commencé par administrer au hasard des médicamens à leurs malades; mais ils ont réfléchi à ce qui était le plus convenable; ensuite ils ont essayé le traitement auquel ils avaient été conduits par leurs conjectures. Peu importe, d'ailleurs, que l'expérience ait eu part à tout ce qu'ont fait les médecins, pourvu qu'il soit démontré que le raisonnement l'a précédée. N'est-ce pas la marche que l'on observe le plus souvent? Ne se montre-t-il pas souvent des maladies d'une espèce nouvelle, et sur lesquelles l'expérience n'a encore rien appris? Il est donc nécessaire de rechercher leur origine, sans quoi personne ne pourra dire pourquoi il prescrit un remède plutôt qu'un autre. Tels sont les motifs qui excitent les dogmatistes à la recherche des causes cachées.

Ils nomment causes évidentes celles où l'on examine si la maladie provient de la chaleur, du froid, de la faim, ou de l'intempérance, et pensent que celui qui connaît l'origine du mal pourra dès l'abord en prévenir les suites.

Ils appellent actions naturelles du corps, la respiration, la déglutition, la digestion, la nutrition; ils recherchent également les causes de la dilatation et de la contraction alternative de nos artères, celles du sommeil et de la veille, persuadés que, sans une connaissance parfaite de ces fonctions, il est impossible de prévenir ou de guérir les maladies occasionnées par leur dérangement. Comme la digestion leur paraît de la plus haute importance, c'est à elle qu'ils s'attachent spécialement; les uns, prenant pour guide Érasistrate, la considèrent comme une simple trituration; les autres, avec Plistonicus, disciple de Praxagoras, croient qu'elle se fait par putréfaction; d'autres, suivant Hippocrate, admettent la coction; viennent enfin les disciples d'Asclépiade, qui, regardant toutes ces théories comme fausses et inutiles, soutiennent qu'il ne se fait pas de coction, et que la matière toute crue se répand dans le corps telle qu'on l'a prise. Ils ne s'accordent guère sur ce point, et la seule chose dont ils conviennent tous, c'est qu'il faut aux malades des alimens différens, selon la manière dont s'accomplit la digestion. Si c'est par trituration, il faut choisir ceux qui sont facilement broyés; si c'est par putréfaction, ceux qui se décomposent promptement sont préférables; si c'est par coction, on doit chercher ceux qui développent le plus de chaleur; au contraire, aucun de ces alimens n'est convenable, s'il ne se fait point de coction, et il faut conseiller ceux qui subissent le moins de changemens. Par la même raison ils pensent que pour remédier à la gêne de la respiration, à l'assoupissement ou à l'insomnie, il faut connaître les causes de ces diverses affections. Enfin la douleur et différentes espèces de maladies attaquant les parties intérieures, ils prétendent qu'on ne peut, sans une connaissance exacte de la structure de ces parties, porter un remède à leurs dérangemens; qu'en conséquence il est nécessaire d'ouvrir les corps morts, d'examiner soigneusement leurs viscères et leurs entrailles; qu'Érasistrate et Hérophile ont mérité des éloges en disséquant tout vifs des criminels qu'ils avaient obtenus des rois; en considérant dans ces corps palpitans les parties que la nature tient cachées; en observant leur situation, leur couleur, leur forme, leur grandeur, leur disposition; en appréciant leur dureté et leur mollesse, leur poli ou leur rugosité, leurs saillies et leurs enfoncemens; enfin en constatant quelles sont les parties qui s'insinuent entre les autres, et qui en reçoivent d'autres au milieu d'elles.

En effet, lorsqu'une douleur se fait sentir à l'intérieur,

comment savoir quelle est la partie souffrante, si l'on ne connaît pas la position exacte des viscères et de toutes les parties intérieures? Peut-on guérir un organe malade lorsqu'on ne sait pas ce qu'il est? Et lorsque les viscères sont mis à découvert par une blessure, serait-il possible, à celui qui ne connaît pas la couleur naturelle des parties, de distinguer ce qui est sain d'avec ce qui ne l'est pas, et de remédier aux altérations survenues? Enfin, n'est-il pas nécessaire de connaître la position, la figure et la grandeur des parties internes, pour appliquer convenablement les topiques à l'extérieur? Il en est de même de tout ce dont il vient d'être question. Il n'y a point de cruauté, ainsi que plusieurs l'avancent, à chercher dans le supplice d'un petit nombre de criminels des lumières qui peuvent servir dans tous les âges à la conservation d'une infinité d'innocens. Ainsi parlent les dogmatistes.

Ceux au contraire qui se bornent uniquement à l'expérience, et qui s'appellent empiriques, admettent à la vérité comme nécessaire la connaissance des causes évidentes; mais ils considèrent comme inutile toute recherche sur les causes cachées et sur le mécanisme des actions naturelles, parce que la nature est incompréhensible. Ce qui le prouve, c'est la diversité des sentimens de ceux qui disputent sur cette matière, puisque ni les philosophes ni les médecins eux-mêmes ne sont d'accord. Car pourquoi croirait-on Hippocrate plutôt qu'Hérophile, ou celui-ci plutôt qu'Asclépiade? Si l'on s'en rapporte aux raisonnemens, les uns et les autres en fournissent d'également vraisemblables; si l'on a égard aux guérisons, on voit que tous les médecins ont ramené des malades à la santé; on n'est pas plus fondé à refuser sa confiance aux raisons qu'à l'autorité des uns ou des autres. Si le raisonnement faisait des médecins, les philosophes devraient être regardés comme les plus habiles; mais ils n'ont que des paroles à donner, et ils ignorent l'art de guérir. De plus, les méthodes de traitement doivent varier selon les climats, et celle qui réussit à Rome ne conviendrait ni en Égypte ni dans la Gaule. Si les maladies étaient produites en tous lieux par les mêmes causes, les remèdes devraient être aussi partout les mêmes. Souvent les causes de la maladie sont évidentes, comme dans l'ophthalmie et les blessures, sans que pour cela on connaisse les remèdes convenables; or, si une cause évidente ne donne pas cette connaissance, comment peut-on l'attendre d'une cause douteuse? Les causes cachées sont incertaines et impénétrables; il vaut mieux s'appuyer sur ce qui est certain et constaté, c'est à dire sur le résultat de l'expérience dans le traitement des maladies, comme cela s'observe dans tous les autres arts : c'est la pratique et non la théorie qui fait le laboureur et le pilote. Ce qui prouve que toutes ces recherches ne sont d'aucune utilité en médecine, c'est que les médecins, malgré la diversité de leurs sentimens à cet égard, sont également parvenus à rendre la santé à leurs malades; ils y ont réussi parce qu'ils ont basé leur traitement non sur les causes cachées et la connaissance des actes naturels, points sur lesquels ils ne s'accordaient pas, mais sur ce qu'ils avaient essayé précédemment avec succès. Ce n'est pas à des questions de ce genre, mais aux expériences, que la médecine doit ses premiers progrès. En effet, parmi les malades qui étaient sans médecin, les uns, pressés par la faim, ont pris des alimens dès les premiers jours; les autres au contraire, éprouvant du dégoût, ont gardé l'abstinence, et ces derniers se sont trouvés soulagés; de même les uns ont mangé pendant le temps même de la fièvre, les autres un peu avant, d'autres enfin après l'accès terminé, ce qui leur a complètement réussi; de même encore, les uns ont mangé beaucoup dès le commencement de leur maladie, et les autres fort peu, et l'état de ceux qui s'étaient gorgés d'alimens s'est considérablement aggravé. Des faits semblables, se répétant chaque jour, ont été observés par des hommes attentifs, qui conseillaient aux malades ce qui avait le mieux réussi: ainsi naquit la médecine, qui apprit par la guérison des uns, et par la mort des autres, à distinguer les choses pernicieuses de celles qui sont salutaires.

C'est après avoir découvert les remèdes qu'on a commencé à raisonner sur leur manière d'agir; ainsi donc la médecine n'a point été inventée après le raisonnement, mais le raisonnement après la médecine. D'ailleurs, ou les choses qu'enseignent le raisonnement sont conformes à l'expérience, ou elles y sont contraires. Dans le premier cas, il est inutile; dans le second, il est nuisible. A la vérité, dans les commencemens, il a fallu constater avec le plus grand soin les vertus des médicamens; mais aujourd'hui elles sont bien connues, et comme on n'observe point de nouvelles maladies, on n'a pas besoin de nouveaux remèdes. Maintenant s'il se présente quelque affection inconnue, le médecin n'aura pas besoin de se livrer à la recherche des choses obscures, il lui suffira de voir de quelle maladie connue elle se rapproche davantage, d'essayer les remèdes qui auront été employés avec le plus de succès dans celle-ci, et l'analogie lui fournira les secours nécessaires.

Les empiriques ne prétendaient pas cependant que le raisonnement fût inutile en médecine, ou qu'un animal sans raison pût exercer cet art, mais ils regardaient toutes les conjectures relatives aux causes cachées comme ne conduisant à rien; car il importe moins de connaître ce qui fait la maladie que ce qui la guérit. L'essentiel n'est point de savoir comment se fait la digestion, mais quels sont les alimens les plus digestibles, quelle que soit la cause de cette fonction, soit qu'il y ait coction ou simplement dissolution. De même, il est moins utile de rechercher les causes de la respiration que les moyens de remédier à la gêne et à la lenteur de cet acte; de connaître ce qui fait battre les artères que les signes fournis par leurs mouvemens. Tous ces documens sont les résultats de l'expérience; sur tous ces points on peut soutenir deux opinions opposées; aussi l'avantage est-il du côté de l'esprit et de l'éloquence. Cependant les maladies ne guérissent pas par de beaux discours; mais qui connaîtrait bien les préceptes consacrés par l'expérience serait bien plus grand médecin que celui qui, négligeant cette connaissance, aurait exclusivement cultivé l'art de la parole.

Méthodisme.

Des principes du méthodisme considéré comme source de la doctrine physiologique.

Extrait du *Journal complémentaire du Dictionnaire des sciences médicales, année* 1824 (1). (Premier article.)

L'histoire de la médecine n'est aux yeux de la plupart de ceux qui cultivent cette science qu'un objet de curio-

(1) C'est avec intention que j'indique cette date. J'étais jeune alors et la doctrine physiologique était au plus fort de sa domination. Aujourd'hui je ferais autrement cet article : l'exposé historique resterait le même au fond, car il est exact, mais plusieurs jugemens seraient modifiés.

sité. Ce jugement n'est pas trop sévère, si elle se réduit à la connaissance de quelques noms illustres, et à l'étude superficielle des dogmes qui sont tombés successivement dans l'oubli. Le degré d'utilité d'une chose donnant la mesure de l'intérêt qu'elle doit inspirer, il n'y a pas lieu de s'étonner que ce genre d'érudition soit aujourd'hui infiniment négligé.

Mais je ne crois pas qu'il y ait une étude à la fois plus intéressante et plus instructive que l'histoire philosophique des vérités et des hypothèses dont l'ensemble constitue les doctrines qui durent encore.

Remonter à l'origine de ces grandes pensées qui servent de base à la médecine, pour embrasser d'un coup d'œil les développemens que leur ont donnés les travaux des siècles, voilà peut-être de tous les exercices de l'esprit le plus propre à l'agrandir et à régler ses conceptions. Possesseur du trésor que le génie des anciens tira du sein de la nature, avec quel intérêt ne voit-on pas les richesses que l'homme à talens de chaque époque vient ajouter à celles de ses prédécesseurs !

L'étude la plus curieuse en ce genre à laquelle on puisse se livrer, c'est celle de l'histoire des principes fondamentaux de la doctrine physiologique. Quelques uns de ses partisans me diront sans doute que cette histoire n'est pas longue, et qu'elle se trouve tout entière dans les écrits du chef de la nouvelle école ; mais tout en reconnaissant l'importance des travaux de M. Broussais, j'ose assurer qu'il n'a fait que bâtir sur des fondemens jetés depuis longtemps.

Je crois déjà entendre ceux qui veulent que la médecine ne date que d'hier s'écrier avec Horace :

Ingeniis non ille favet plauditque sepultis;
Nostra sed impugnat, nos nostraque lividus odit.

Il ne m'est pas difficile de m'en défendre, puisque je viens, non pas attaquer la doctrine physiologique, mais lui fournir contre ses adversaires les armes de l'autorité.

On a dit, dans l'intention de rabaisser la nouvelle doctrine médicale, que ce n'était que le méthodisme réchauffé; je viens, avec une intention toute contraire, dire que c'est le méthodisme développé, et tâcher de prouver que la doctrine que nous a transmise Cœlius Aurelianus est incomparablement supérieure à celles qui l'ont précédée, et que, dans le nombre des sectes qui ont régné jusqu'à nous, celles qui ont le plus approché de la vérité l'ont dû aux principes de Thémison.

L'opinion que j'ai de l'école méthodique diffère beaucoup de celle qu'en donnent les historiens de la médecine; mais il est facile d'indiquer les causes de l'inexactitude que je me crois en droit de leur reprocher. D'abord, la plupart ont cherché ses principes dans les écrits de Galien, qui, professant des opinions contraires, ne s'est pas fait scrupule de les altérer, les a toujours présentés sous le jour le plus défavorable, et n'a épargné contre ses adversaires ni les sophismes, ni les efforts de sa rhétorique, ni même les injures. En second lieu, les historiens ont dû donner peu d'attention à une doctrine qui n'avait presque rien de commun avec celle qui régnait au temps où ils écrivaient.

Il me faudrait un espace plus étendu que celui dont je peux disposer ici pour exposer avec quelques détails ce que la doctrine méthodique offre d'intéressant. Je me bornerai à énoncer les principes qui lui servent de base, à discuter les reproches qu'on lui a adressés et les objections qu'on lui a faites; après quoi je jetterai un coup d'œil rapide sur son histoire, et j'indiquerai les auteurs dont les travaux l'ont successivement enrichie, au point d'en faire la plus belle de toutes les doctrines.

Épicure avait dit qu'il n'y a dans la nature que de la matière en activité, et que la variété infinie des phénomènes que présentent les corps n'est que le résultat de la diversité des élémens (atomes) qui les composent. Cette pensée resta sans application à la médecine jusqu'à l'époque où Asclépiade parut à Rome. Doué d'un esprit trop philosophique pour s'accommoder des rêveries qu'on avait transportées des systèmes de Platon et d'Aristote dans la médecine, il sentit qu'il ne fallait chercher que dans l'état des parties qui la composent la raison des phénomènes offerts par cette machine organisée qui vit sous le nom d'homme.

Ce principe important, qui renferme le germe de tant de vérités, aurait dû le conduire à des résultats utiles à la science; mais il ne sut pas en faire l'application. Il ne fallait plus qu'observer; il se livra à des conjectures sur la disposition des atomes, que l'observation ne saurait atteindre.

Nous avons dû le citer néanmoins, avant de parler des méthodistes, parce qu'en embrassant une philosophie hardie, qui lui fit mépriser les préjugés accrédités jusqu'à lui, il inspira à ses disciples cet esprit d'indépendance sans lequel il n'y a pas de grandes découvertes. Sa longue pratique lui fit faire d'ailleurs quelques remarques qui méritent d'être conservées. Nous citerons les suivantes :

« Negavit esse in passionibus statos dies, quos crisimos appellant. Etenim non certo, aut legitimo tempore ægritudines solvuntur (1). »

(1) Cœlius, tom. I, p. 47. (édit. de Haller) Lausanne, 1774.

« Dixit opportunitatem temporis posse magis ab artifice fieri quam sua sponte aut Deorum nutu venire (1). »

« Causas ægritudinum antecedentes in liquidis esse posse, minime vero synecticas seu morbos ipsos (2). »

« Omnia præterea fieri necessitate, et nihil sine causa, et neque naturam aliud esse, quam corpus, vel ejus motum (3). »

« Deinde, inquit, non solum prodest natura, sed etiam nocet (4). »

Thémison de Laodicée, Thessalus de Tralles et Soranus d'Ephèse, tels sont les hommes célèbres qui créèrent la médecine méthodique. On pourrait recueillir sur Thémison et Soranus les jugemens les plus favorables portés par Pline, Celse et par d'autres auteurs; et on peut s'assurer que Thessalus ne leur cédait pas en génie. A la vérité, il ne put se défendre d'un peu de vanité, et Galien, qui n'en avait pas moins que de savoir, s'est emporté contre lui en injures de toute espèce; mais l'habitude que le médecin de Pergame avait de les prodiguer à quiconque ne pensait pas comme lui ne permet pas de le prendre pour juge du mérite de ses adversaires. Nous pourrons apprécier celui des méthodistes, après l'exposition de leur doctrine, et c'est cette exposition que nous allons faire d'abord.

I. La vie est la manière d'exister des corps organisés; elle se compose d'un certain nombre d'actes ou de fonctions.

II. L'exercice des fonctions, envisagé d'une manière générale, est le résultat d'une faculté départie à la matière

(1) Cœlius, tom. I, p. 48 (édit. de Haller), Lausanne, 1774.
(2) *Ibid.* p. 50.
(3) *Ibid.* p. 49.
(4) *Ibid.* p. 50.

organisée, qu'on nomme ευτονια (ton, tonicité, aujourd'hui irritabilité).

III. Cette propriété est une, répandue dans toutes les parties. Mais bien que le principe d'action soit unique, les actions observables sont fort diverses, parce que celles ci sont le résultat immédiat de la structure ou de la situation, qui diffèrent pour chaque organe. Ainsi un muscle agit (se nourrit, exerce une influence sur les autres parties, etc.), parce qu'il est doué de ton; il se contracte parce qu'il est muscle.

IV. La tonicité est entretenue d'un côté par l'action des agens extérieurs, dont les modifications naturelles ou artificielles font varier l'état des organes, de l'autre par les relations actives qui s'exercent incessamment entre toutes les parties du corps. (M. Broussais attribue à Brown la découverte de cette vérité; mais on la trouve en cent endroits dans les œuvres de Frédéric Hoffmann, qui l'a habilement développée, et qui l'a fait remonter à l'antiquité. Elle appartient aux méthodistes comme déduction immédiate de la philosophie épicurienne qui sert de base à leur doctrine; ou plutôt elle appartient à quiconque rejette, comme une absurdité, la croyance à l'inertie de la matière.)

V. Si la tonicité s'élève au dessus du degré nécessaire à l'exercice des fonctions, cet état des parties prend le nom de σκληροσις (strictum, excès de ton, irritation); on donne à l'état opposé celui de ατονια (laxum, atonie, faiblesse, abexcitation) (1).

(1) Je ferai remarquer, en passant, que les noms latins, donnés par les méthodistes à ces divers états, ont sur ceux adoptés aujourd'hui l'avantage d'exprimer que ce sont des modifications matérielles. Cette observation serait superflue, si l'on n'avait sou-

VI. Ces dérangemens sont le résultat de l'action des mêmes causes qui entretiennent la vie et la santé. Ce sont les seuls que l'on observe, ce sont même les seuls que l'on puisse concevoir.

VII. Ils commencent par une partie quelconque du corps; mais s'ils sont considérables, les autres points de l'économie doivent s'en ressentir, à cause des rapports mutuels qui les unissent.

Voilà sur la physiologie les pensées les plus importantes que l'on puisse tirer des écrits de Galien relatifs à la doctrine méthodique, et de l'ouvrage de Cœlius Aurelianus. Je n'ai pu citer leur texte à l'appui de ces propositions, parceque la plupart sont déduites, mais déduites rigoureusement du rapprochement de plusieurs endroits de leurs livres (1), et que les citations qu'il aurait fallu faire ne peuvent entrer que dans un travail plus étendu que celui-ci. Au reste, celles que je ferai plus tard sont tout à fait dans le même esprit, et suffiront pour démontrer l'exactitude de ce qui précède.

On a pu remarquer que je n'ai rien dit de cette partie de la physiologie qui traite du mécanisme des fonctions. C'est qu'on ignore quelles étaient au juste, en ce genre, les connaissances des méthodistes. C'est là le côté faible de la médecine ancienne; car, sans une anatomie très exacte, cette physiologie n'existe pas. A la vérité, ce n'est peut-être pas la partie la plus importante de la biologie;

tenu, jusqu'à ces derniers temps, cette proposition que les propriétés vitales pouvaient être altérées sans les organes qui les possèdent.

(1) On n'en sera pas étonné si l'on réfléchit que nous n'avons de Cœlius qu'un traité des maladies, et que Galien ne parle guère qu'incidemment, et pour les combattre, des opinions des méthodistes.

du moins on serait tenté de le penser, quand on considère que les plus belles découvertes qu'on y a faites n'ont pas eu sur les progrès de la médecine pratique, ou du moins sur l'appréciation de la nature des maladies, une influence extrêmement importante.

J'arrive à la pathologie; mais avant d'en commencer l'exposition, je dois déclarer que, quoique dans l'ouvrage de Cœlius Aurelianus elle ne soit pas traitée d'une manière dogmatique, et que les vérités qu'on va lire n'y soient pas rédigées sous forme de propositions, elles y sont pourtant formellement contenues, et que le travail de celui qui les cherche se réduit à les extraire de divers endroits du livre. Partout, d'ailleurs, la pratique y est fondée sur ces principes; or les méthodistes, plus conséquens que ne le furent jamais les sectateurs d'aucune autre doctrine, n'agissaient que d'après les règles de la leur.

I. Il faut procéder dans l'étude de la pathologie comme dans celle de toute autre science. L'esprit humain doit mettre en exercice tous les instrumens qui sont à sa disposition : les sens qui observent les faits, le jugement qui les rapproche et en déduit des conséquences, et l'induction, ou cette autre espèce de jugement qui, conduit par l'analogie comme par un fil continu, embrasse un certain nombre de vérités particulières pour les ramener à un principe universel qui les explique toutes.

II. On ne verra pas le méthodiste, renonçant à ses facultés les plus précieuses, se réduire au rôle de l'empirique qui, rassemblant laborieusement autour de lui des faits que la théorie ne viendra jamais éclairer, s'enferme, pour ainsi dire, au milieu d'un chaos sans oser faire un pas pour en sortir.

III. Il n'imitera pas non plus la folle hardiesse de ces

dogmatistes qui, ne prenant pour base de leurs systèmes que les rêves de leur imagination, ne peuvent arriver qu'à des conjectures ou même à des absurdités.

IV. L'homme est capable de concevoir toutes les vérités, ou du moins toute vérité qui peut lui être utile. Il rejettera donc comme *fausse* ou comme *superflue* toute hypothèse qui ne reposera pas sur des principes évidens.

V. Nous avons déjà dit que la seule idée qu'on puisse se faire de la maladie est celle d'une modification matérielle d'une partie du corps, une augmentation ou une diminution du ton naturel qu'elle possède. L'art du médecin consiste à ramener l'organe malade au degré de ton qui lui est habituel.

VI. On est hors d'état de traiter une maladie tant qu'on ignore quelle est sa nature, tant qu'on ne sait si elle consiste en strictum ou laxum (*irritation* ou *atonie*). La connaissance du siège du mal est très importante, mais moins que celle de sa nature, parce que, quelle que soit la partie malade, plusieurs de nos agens curatifs s'appliquent toujours aux mêmes endroits.

On conçoit à peine que tous ceux qui ont écrit sur la doctrine méthodique se soient copiés successivement les uns les autres pour assurer une fausseté : c'est pourtant ce qu'ils ont fait, quand ils ont dit qu'un des principes des méthodistes était de ne donner aucune attention au siège des maladies. Il est vrai qu'ils ne mettaient qu'en seconde ligne la connaissance de leur siège, et qu'ils s'occupaient avant tout d'en découvrir la nature (en cela ils avaient complètement raison) ; mais d'ailleurs il est incontestable qu'ils mettaient toute l'attention possible à la recherche du siège du mal, et qu'ils sentaient tout l'avantage qu'il y a de le connaître.

Si, à l'occasion d'une maladie dont le siège était difficile à connaître, Cœlius a dit : ***Neque valde nobis de præpatienti loco certandum est, ne in occulta quæstione versemur*** (1), je puis prouver, par une infinité d'endroits de son ouvrage, qu'on a tiré d'une remarque toute particulière des conséquences beaucoup trop générales. Je me bornerai ici aux citations suivantes :

« Il est extrêmement avantageux d'appliquer les moyens curatifs locaux sur les parties malades, ou sur celles qui le sont le plus. Dans la frénésie et la manie, la tête est la partie la plus affectée ; dans l'hypochondrie, c'est l'estomac (2). »

Pour juger si j'ai raison de traduire *melancholia* par hypochondrie, il faut lire le chapitre consacré à cette affection (3).

« Si l'on veut appliquer, comme il est rationnel de le faire, les moyens curatifs le plus près possible de l'endroit affecté, il faut, etc. . . . . . (4). »

« Nous combattons le mal dans tous les endroits où nous le découvrons, selon la gravité qu'il a dans chacun d'eux (5). »

« Le moyen le plus prompt de guérir l'inflamma-

(1) Tom. I, p. 177 (édit. de Haller), Lausanne, 1774.

(2) *Est autem utilissimum etiam localibus adjutoriis ut patientibus locis, vel plus patientibus, curationem adhibeamus. Phreniticis atque furiosis caput magis, melancholicis stomachus patitur.* (Cœl. Aur., t. I, p. 20.)

(3) Tom. II, p. 91.

(4) *Ac certe, si ut ratio poscit, vicinis magis ac patientibus locis adjutoria sunt adhibenda, coguntur*..... etc.

(5) *Ubi enim passionem invenerimus, eidem parti juxta magnitudinis comparationem, adjutoria adhibemus.* (Tom. I, p. 260.)

tion consiste à tirer du sang de l'organe enflammé (1). »

Mais une chose qui suffit, à elle seule, pour décider en ma faveur la question dont il s'agit, c'est le soin qu'a pris Cœlius Aurelianus, non seulement de décrire successivement et avec détail chacune des maladies dont se compose la classe des irritations, en parcourant toutes les régions du corps de la tête aux pieds, mais encore d'indiquer, comme chose importante, les variétés de traitement qu'on doit employer dans l'affection de chaque organe. C'est ainsi, pour indiquer quelques exemples remarquables sous un autre rapport, que dans l'hypochondrie, qu'il reconnaît pour être une inflammation chronique de l'estomac avec irritation sympathique du cerveau, il défend l'usage des médicamens irritans et des purgatifs.

« Les purgatifs bouleversent l'estomac. (2) »

Et il ajoute :

« Mais il faut faire à l'extérieur et principalement vers le creux de l'estomac des applications atoniques, comme sont celles des sangsues, des ventouses scarifiées, des fomentations émollientes, etc. (3) »

De même aussi, en parlant des obstructions du foie, qui ne sont pour lui que des inflammations chroniques, il dit :

« Il faut, comme dans le traitement de toute inflam-

(1) *Etenim locali sanguinis detractione tumentia relaxantur*. (Tom. I, p 215.)

(2) *Purgativa medicamina stomachum evertunt. Purgativa medicamina, acrimoniæ causâ, stomachum tumentem acuunt; et in periculosam ventris effusionem provocantia, magnificam passionis ingerunt vehementiam.* (Cœl. Aur., tom. I, p. 145.)

(3) *Sed exterius localia adjutoria atque mitigativa* (il les a énumérées plus haut) *magis ori ventris sunt adhibenda.* (Tom. II, p. 93.)

mation, faire usage de cataplasmes et de fomentations, et d'alimens adoucissans, quand vient le temps que j'ai si souvent prescrit (celui de la rémission des symptômes). De plus, il faut appliquer des sangsues et des ventouses scarifiées. Si la maladie est aiguë, ces moyens doivent être précédés de la saignée (1). »

Je m'arrête peut-être trop long-temps sur ce point; mais il est des plus importans, puisqu'aux yeux d'un grand nombre de médecins, la seule différence qu'il y ait, quant aux principes fondamentaux, entre la doctrine méthodique et la physiologique, consiste dans l'indifférence supposée de la première pour la connaissance de l'organe malade, et dans l'importance qu'y attache celle-ci. Poursuivons l'exposé de la pathologie des méthodistes.

VII. On arrive à la connaissance d'une maladie par l'appréciation des causes qui l'ont produite, et des symptômes qui en sont le résultat. (Les anciens manquaient du moyen le plus sûr de connaître les maladies : l'ouverture des cadavres.)

VIII. Pour apprécier convenablement les causes des maladies, il faut tenir compte à la fois de l'action propre de ces causes, et de l'état des organes qui en subissent l'influence.

« Car les causes n'agissent point d'une manière spécifique pour produire telle ou telle maladie. »

Nous n'avons d'autre but, dans leur étude, que de découvrir la nature et le siège du mal qu'elles ont occasionné.

(1) *Oportet, tanquam in tumore curando, fomentis et cataplasmatibus et cibis laxativis uti tempore quo sæpissimè docuimus, sed tenuibus ac sorbilibus. Tunc cucurbitæ atque scarificationes et sanguisugarum convenit appositio, et vaporationes. Ac si vehemens passio fuerit, adhibenda phlebotomia iis omnibus anteposita.* (Cœl., tom. II, p. 228.)

« La différence des causes antécédentes n'en doit pas apporter dans le traitement (1). »

Je reviendrai plus tard sur ces importantes propositions, et je montrerai que c'est à la manière philosophique dont les méthodistes envisageaient l'étude des causes, qu'ils ont dû d'éviter les erreurs auxquelles on peut attribuer, en grande partie, l'état stationnaire de la médecine pendant quinze siècles, et celles qu'on reproche encore aujourd'hui à des écoles entières. Je tâcherai de prouver que c'est à de fausses idées sur l'étiologie qu'il faut attribuer l'introduction dans la médecine des entités aristotéliques, et des absurdités du galénisme; et, pour arriver de suite à une époque assez moderne, qu'il ne faut pas chercher ailleurs la cause de l'invasion du spiritualisme de Leibnitz dans notre science.

VIII. Il y a des causes qui méritent une attention particulière : ce sont celles qui, fixées d'une manière permanente à nos tissus, agissent incessamment sur eux, et persisteraient après le traitement du mal qu'elles ont produit. Tels sont les poisons, les corps étrangers solides ou liquides, venus du dehors, ou développés dans nos parties, etc. De leur considération on déduit ce qu'on a nommé une *communauté* prophylactique, c'est à dire l'indication de les détruire, pour prévenir les suites qu'elles auraient sans cela.

IX. Les symptômes sont les phénomènes sensibles des maladies. Ainsi leur variété presque infinie doit se réduire, en dernière analyse, à exprimer l'existence, dans quelque organe, de l'un des états morbides dont nous avons parlé (irritation, asthénie).

Il en est quelques uns qui se montrent presque toujours

(1) *Non enim curatio, pro differentia antecedentium causarum, mutanda accipitur.* (Cœl., tom. I, p. 180.)

ensemble dans les maladies irritatives un peu graves. Tels sont une chaleur plus forte que dans l'état naturel ou inégalement répartie, un pouls bien différent de ce qu'il est ordinairement, un sentiment de lassitude et de malaise ; on donne à leur ensemble le nom de fièvre, mais ils n'ont d'ailleurs rien de particulier. Cœlius Aurelianus ne parle jamais de la fièvre que comme d'un symptôme de l'irritation violente de quelque organe; il la range à côté des autres sans plus de distinction. Il dit dans un endroit :

« On connaît la rémission d'une maladie à la diminution de la fièvre, s'il y en a, ou, dans le cas contraire, à celle des autres symptômes, de la rougeur, du prurit, etc... (1) » Dans quelques cas, le mot fièvre est synonyme de chaleur.

« On connaît la rémission d'une maladie, s'il y a fièvre, à la diminution de la chaleur; au cas contraire, à celle de la tumeur (2). »

Au reste, les méthodistes n'auraient pas pu penser autrement sur la fièvre, sans la plus grande inconséquence ; et toute sorte d'*ontologie* est contradictoire avec l'esprit de leur doctrine.

X. Il n'est pas rare d'observer à la fois des symptômes d'irritation et des symptômes d'asthénie; mais alors ils se rapportent à des organes différens. On doit se borner à attaquer les plus formidables, et tâcher de guérir l'organe le plus important.

(1) *Intelligimus sane dimissionem, si etiam febres affuerint, ex earum indulgentiâ: at si febres non fuerint, ex cæteris accidentibus, cum ea indulgentiora viderimus, ut ruborem, pruritum, etc.* (Cœl., tom. I, p. 289.)

(2) *At si aliqua fuerit indulgentia passionis, quæ erit adprehendenda, si etiam febres fuerint ex minutione, si etiam non fuerint minutione tumoris, etc.* (Cœl., tom. I, p. 265.)

XI. Il est un ordre de symptômes qui méritent une attention particulière ; ce sont ceux que développe un organe qui n'est affecté que sympathiquement. On les distingue en constatant l'époque de leur développement, et cette distinction est importante, parce que, le plus souvent, il suffit, pour les faire disparaître, de traiter l'organe primitivement affecté.

« Le délire que provoque la douleur pendant le redoublement de certaines maladies se distingue du délire idiopathique aux signes suivans : il commence et s'accroît en même temps que les souffrances qui le provoquent, il diminue et disparaît avec elles. Ce délire est léger et fugitif (1). »

Dans d'autres cas, l'affection sympathique réclame des soins particuliers. Ainsi Cœlius Aurelianus ordonne l'application des sangsues, des ventouses scarifiées et des fomentations émollientes au devant de l'estomac, quand cet organe vient à s'irriter dans l'inflammation encéphalique.

Or, il dit de cette région, et de celle de la vessie (2) : « Hæc enim necessario in phreneticis passioni consentiunt (3). »

(1) *Omnes passiones quæ ex dolore accessionis tempore alienationem faciunt, internoscuntur hoc modo : Primò quod cum dolores asperantur extenditur atque consurgit alienatio, et eorum indulgentiâ minuitur, quippe levis atque solubilis deliratio.* (Cœl., tom. I, p. 19.)

(2) *Appositâ cucurbitâ scarificamus præcordia si in tumore fuerint constituta.* (Tom. I, p. 26.)

At si præcordiis tumor fuerit (*apud phreneticos*), *erunt ipsa prius scarificanda, sic etiam et vesicæ partes, vel vicinæ ejus.* (Tom. I, p. 35.)

At si media tumeant (*in lethargo*), *simili curatione cucurbitæ atque cataplasmatum utemur.* (Tom. I, p. 95.)

(3) Tom. I, p. 32.

Une douleur plus ou moins forte, de la chaleur sentie par la main du médecin à la surface du corps, ou par le malade à l'intérieur des viscères, de la rougeur dans l'endroit affecté, s'il est apparent, ou bien à la langue, (*aliquibus vero ob complexionem tumoris parvi in visceribus constituti, lingua arida atque sicca et rubra attestante desiderio frigidi potûs*), aux yeux, aux joues, ou dans d'autres parties, quand le mal est profond; un gonflement toujours sensible quand la partie affectée est superficielle, et quelquefois apercevable quand elle est profonde; la sécheresse de la peau, la diminution des sécrétions, la fréquence ou la dureté du pouls; le dégoût (le mot latin exprime l'état d'un estomac que la moindre ingestion fatigue); tels sont les symptômes qui marchent le plus souvent ensemble dans les cas de *strictum*, d'irritation un peu forte d'un organe. Mais comme il n'en est aucun qui ne soit le résultat du ton augmenté, il n'est pas nécessaire qu'ils se trouvent réunis pour dévoiler la nature du mal.

Des symptômes contraires prouvent que la maladie est atonique quand ils n'ont pas été précédés de ceux que je viens d'indiquer; car, en ce cas, il faut se défier d'une fausse apparence d'asthénie (1). « La petitesse du pouls, en faisant croire faussement à l'épuisement des forces, a fait souvent employer le vin à contre-temps, et a produit des maux irremédiables. »

XIII. Ce n'est jamais que sur des indications précises qu'on doit se décider à l'emploi d'un traitement quel-

(1) *Humilitas atque densitas pulsus plurimos fecit errare ut putarent virium solutionem, atque ita importunè vinum dantes, insuperabiles mentis alienationes fecerunt excitari.* (Tom. I, p. 38.)

conque. (On peut voir, presqu'à chaque page de Cœlius, avec quelle force il attaque les empiriques (1).)

Les indications se déduisent de la nature et du siège connus de la maladie. Elles consistent à diminuer le ton dans les cas et dans les parties où il est en excès et à l'exciter dans les circonstances opposées.

XIV. Les moyens propres à combattre l'irritation sont nombreux; les plus simples, ceux qui se rapprochent le plus des objets dont nous faisons un usage habituel, doivent être préférés : *est melius simplicibus atque consuetis medere rebus* (2).

On peut les distinguer en hygiéniques et médicinaux proprement dits : parmi les premiers, l'air et le régime sont des instrumens puissans pour modifier l'organisme. L'air peut subir, pour ainsi dire, des préparations qui lui donnent les qualités que l'on désire. Le régime, quand il se réduit à l'emploi de boissons adoucissantes, ou de quelques substances nutritives très légères, est le moyen le

(1) Voy. p. 74, 79 et suiv.

(2) Il est curieux de voir, à ce sujet, ce que dit Cœlius Aurelianus des moyens bizarres ordonnés par l'aveugle empirisme contre l'épilepsie. Après en avoir passé plusieurs en revue, il continue : *Non aliter etiam potus sanguis testudinis, sive hominis, atque vituli marini, et sumptio coaguli, mustelæ quoque, sive hominum caro siccata, et equorum impetigines, vel veretrum atque testes canis aquarii, vel porcelliones, et aqua de squamulis sive tinctionibus ferri, et cor leporis et cameli sive gaviæ cerebrum male probatur. Etenim neque ex occultis causis rationes ducunt, neque ex aliquâ tentatione approbatâ in usum venerunt medicinæ.*

. . . . . *Est admirandum quod de aere atque vigiliis, vel somno, et potu, et cibo, vel iis quæ necessario sumuntur, nihil experimenti utile collegerint: de iis vero ita execrandis et crudelibus atque inhumanis curationes ordinare voluerint.* (Tom. II, p. 66.)

plus propre à imprimer à celui qui y est soumis des modifications profondes. Ce n'est guère que de la persévérance qu'on met dans l'emploi d'un régime convenable qu'on peut espérer la guérison des maladies chroniques qui exigent une sorte de *récorporation*.

Quant aux moyens médicinaux proprement dits, les principaux sont la saignée, l'application des sangsues ou des ventouses scarifiées, des cataplasmes émolliens et des fomentations de même nature, et l'emploi des sinapismes ou des vésicans dans un lieu éloigné du mal. La saignée doit être pratiquée toutes les fois que la maladie est assez forte pour que toute la machine s'en ressente. Dans bien des cas, les sangsues ou les ventouses opèrent après la saignée un effet qu'elles n'auraient pas produit sans elle; mais elles ont toujours l'avantage de relâcher directement la partie irritée, et de la dégorger plus vite du sang qui la remplit. (*Voy.* § VI.)

Dans tous les cas, les fomentations, les cataplasmes émolliens, sont un accessoire avantageux. L'emploi des sinapismes, des cautères, des vésicans, et autres moyens analogues, demande beaucoup de prudence; employés trop tôt, ils ne peuvent qu'augmenter le mal que l'on veut guérir.

« Le sinapisme appliqué durant l'accès double l'inflammation et empire la maladie (1). Il faut en dire autant des bains, dont on ne doit faire usage qu'après avoir

(1) *Sinapismus accessionis tempore tumorem geminans, etiam passionem necessario pejorem facit.* (Tom. I, p. 248, et tom. II, p. 64.)

J'ajoute ici un passage assez curieux de Cœlius sur le sinapisme : *Dehinc odore, tanquam acre collyrium oculos, sic mentes inflammat.* (Tom. I, p. 101; voy. aussi p. 104.)

obtenu une rémission marquée : *solutis febribus adhibendum lavacrum?* (1). »

L'époque de la convalescence réclame des soins attentifs.

L'organe qui était enflammé ne reprend que peu à peu son état naturel. Il ne faut pas, sous prétexte de relever les forces abattues, arriver sans précaution à l'usage des excitans : *facile etenim passio ex occasione parvâ recurrit* (2).

Les méthodistes avaient très bien observé que si, dans les inflammations, on voit quelquefois de bons effets suivre l'usage à l'intérieur de certains excitans, c'est, pour ainsi parler, à la faveur des circonstances, c'est à dire quand l'irritation, déjà beaucoup diminuée, a une tendance à se déplacer ou à se terminer par quelque crise. Érasistrate parle de l'emploi du vin miellé dans la frénésie, « sans se mettre en peine (dit Cœlius) de déterminer le temps où il convient de le donner » ; puis il dit « qu'il a souvent réussi, et ne peut se rendre compte de ce succès » : *Et miratur quomodo, nescius temporum convenisse fortunam* (3).

Les méthodistes rapportaient à la classe des asthéniques quelques maladies qui auraient dû trouver place parmi les irritations. Cette méprise était inévitable à une époque où l'ouverture des corps était un genre de recherches tout à fait inconnu. Mais l'aversion raisonnée qu'ils avaient pour l'usage intérieur des excitans, qu'ils regardaient comme incendiaires, les préserva des erreurs pratiques où leur théorie devait les faire tomber.

(1) Tom. I, p. 70, 138 et suiv.
(2) Tom. I, p. 217. — Voy. là-dessus les pages 39, 42, 70 et suiv.
(3) Tom. I, p. 45.

Ainsi ils ne combattaient guère l'atonie que par des frictions sèches, des bains aromatiques, l'exercice, les cataplasmes astringens, et d'autres moyens analogues. On peut voir un exemple de la prudence de leur thérapeutique dans le traitement que prescrit Cœlius Aurelianus contre la diarrhée. A la vérité il était sur le point d'en connaître la nature, puisqu'il termine sa définition par ces mots : *Aliquando perseverando etiam intestinorum vulnerationem facit*, *ex quâ dysenteria sæpè sequitur* (1). Du reste il dit :

« Le malade, placé dans un lieu commode et silencieux, doit s'abstenir d'alimens et de vin; on lui applique en même temps des cataplasmes astringens sur les cuisses et sur l'abdomen. Quand la diarrhée a cessé, on lui donne des alimens toniques. Alors aussi on peut en venir à l'usage du vin et des bains, etc. (2) »

Je devrais maintenant passer à l'examen des opinions des méthodistes relativement aux maladies chroniques. C'est assurément une des parties les plus intéressantes de leur médecine; mais, par cela même, cet examen nous mènerait trop loin. Qu'il me suffise de dire qu'on ne trouve ici à leur reprocher aucun exemple d'*ontologie*, non plus que dans le reste de leur doctrine.

« Les maladies chroniques ne diffèrent des affections

(1) Tom. I, p. 307.

(2) *Utendum, ægrotante commodè locato, silentio, atque abstinentiâ cibi et vini. Tunc etiam cataplasmatibus constrictivis, secundum clunes atque ventrem vel pectus tenus admotis. Aliâ die si defluxio cessaverit, alius adhibendus constrictivus. Tunc etiam vinum atque lavacrum adhibendum et cætera quæ resumptionibus convenire videntur.* (Tom. I, p. 307.)

aiguës que par la lenteur de leur marche (dans les exacerbations, les chroniques deviennent aiguës), la difficulté de les guérir, et la durée du traitement qu'elles réclament. »

Cœlius dit de la goutte : *Est præterea passio non facilis curatione et aliquando magnitudine insanabilis, non ut plerique putant naturâ.* Il expose très bien les raisons qui en rendent la guérison difficile; puis il ordonne les applications répétées de sangsues, etc. (1).

Ce qu'il y a de commun dans le traitement des maladies chroniques, c'est un régime très sévère, ou même une diète absolue pendant huit, douze et quinze jours ; puis ensuite, dans un grand nombre de cas, des excitans ou des révulsifs à l'extérieur. La plupart des règles que donnent à ce sujet les méthodistes sont excellentes ; et pourtant, si on les étudie dans les historiens qui en ont rendu compte, elles ne sont que ridicules. A l'exactitude et à la symétrie qu'ils mettent dans la prescription des jours qui conviennent à tel ou tel remède, on croirait avoir affaire à des pythagoriciens. Pour montrer combien est inexacte l'idée qu'ils donnent par là des méthodistes, il suffira des citations par lesquelles je vais terminer cet article :

Non numero dierum vel mensium, dit Cœlius, *curandi regula est constituenda, sed passionis temporibus, quâ mutatâ regulæ commutantur. — Neque enim ad numerum dierum oportet medicamina ordinare, cum debeamus magis passionem quam tempus attendere* (2).

(1) Tom. I, p. 69.
(2) Tom. II, p. 367 et suiv.

Et ailleurs, contre Asclépiade : *Vinum atque varium cibum septimâ die afferendum dixit, non declinationem passionis, sed numerum dierum advertens, tanquam tunc necessario solvi passionem existimans; quod est juri vel legibus simile* (1).

Méthodisme.

Deuxième article.

L'exposition que j'ai faite des principes du méthodisme suffit, tout incomplète qu'elle est, pour faire connaître l'esprit de cette doctrine. Il serait superflu d'établir ici entre elle et la doctrine de M. Broussais un rapprochement que le lecteur n'a pu se défendre de faire lui-même. Comment, en effet, n'aurait-il pas vu que, filles l'une et l'autre d'une même philosophie, elles procèdent dans leurs recherches d'après la même méthode; que partant toutes deux de certaines vérités d'observation que leur simplicité et leur évidence rendent incontestables, elles arrivent à des déductions parfaitement identiques. Après avoir montré dans la doctrine ancienne les principes fondamentaux de celle d'aujourd'hui, je crois devoir m'arrêter un instant à l'examen des applications qu'en a faites la première à quelques cas particuliers.

Je me bornerai à quelques uns restés tellement inaperçus dans l'ouvrage de Cœlius Aurelianus qu'on peut presque avec raison les regarder aujourd'hui comme des découvertes toutes neuves.

Je n'ai dit encore que peu de chose sur les opinions

(1) Cœl. Aur., tom. I, p. 57.

des méthodistes relativement aux sympathies. C'est pourtant un des objets sur lesquels leur observation s'est le plus arrêtée, et que leur doctrine leur a fait envisager de la manière la plus judicieuse. Il ne sera donc pas inutile d'y revenir, et c'est par là que je commence.

Une portion de matière, quelle qu'elle soit, possède, au nombre de ses propriétés essentielles, celle d'agir sur les objets qui l'environnent. Cette action s'exerce à des degrés d'énergie très divers, sur tel ou tel de ces objets, suivant des circonstances complexes, dont toutes les conditions ne sont pas bien connues, mais dont la proximité est une des plus importantes.

Cette loi générale est surtout très remarquable dans les corps organisés. Chacune des parties dont ils se composent est à la fois le terme et le point de départ d'influences réciproques qui s'y exercent incessamment. Les distances n'y sont pas un obstacle, parce que toutes ces parties sont renfermées dans un même système. Les relations de chaque organe sont donc universelles, mais beaucoup plus étroites avec un autre organe en particulier qu'avec tout le reste du corps. Cette faculté de chaque partie, ne lui étant pas moins propre, moins essentielle que l'action directe que nous appelons sa fonction, doit subir aussi nécessairement des modifications dans les états divers de maladie.

Si toutes les conditions de l'exercice des sympathies étaient connues, on pourrait déterminer *à priori* les effets qu'elles doivent produire dans tous les cas imaginables; mais comme nous sommes loin de cette connaissance, nous sommes réduits à attendre les leçons de l'observation. Il faut donc noter avec exactitude les sympathies qui se développent dans l'affection de chaque organe.

Voilà quelles étaient les vues théoriques des méthodistes sur les sympathies. Je vais énumérer quelques unes de celles qu'ils ont le mieux observées. On peut compter parmi les plus importantes les relations qui s'exercent entre l'estomac et l'encéphale.

L'inflammation de ce dernier viscère, lorsqu'elle est violente, détermine nécessairement celle de l'estomac (1). Mais rien n'est plus commun que les irritations cérébrales, suite d'irritation du tube digestif. Ici je n'ai d'autre embarras pour appuyer de preuves ce que je viens de dire que celui de choisir entre plus de cent passages que je pourrais alléguer ; je prends le parti de renvoyer le lecteur à l'ouvrage de Cœlius Aurelianus, en lui indiquant ceux qui me tombent les premiers sous les yeux (2).

Les méthodistes ont connu l'influence exercée sur le foie par l'estomac irrité. Ainsi, d'après eux, l'ictère est tantôt le résultat d'une hépatite idiopathique, tantôt celui d'une inflammation de l'estomac. *Jecoris tumentis inflatio, sive saxea durities, vel etiam stomachi consensus* (3).

Enfin, ils ont su apprécier le rôle important que joue l'estomac dans la plupart des maladies. Le passage suivant rendrait superflus tous ceux que je pourrais y ajouter. « Si plusieurs organes sont malades en même temps, il faut diriger le traitement sur les plus affectés, dans l'ordre de leur importance, en commençant par ceux qui peuvent mettre le malade en danger, ou par ceux qui

(1) Voyez le passage déjà cité : *Hæc enim regio* (de l'estomac) *necessario in phreneticis passioni consentit.*

(2) Voyez les pages 33, 36, 76, 245, 278, du tom. I; et les pag. 9, 17, 22, 32, 40, 46, 54, 56, 64, 78, 87, 92, du tom. II.

(3) Cœl. Aur., tom. II, p. 236.

transmettent facilement à tous les autres les bienfaits des moyens curatifs, *aut ex quibus cæteris partibus facilè possit curationis beneficium dari*. Et après l'énoncé de ce principe général Cœlius ajoute : *Sic stomacho laxato plurima certè conlaxantur*. Au contraire, l'irritation de ce viscère se répète nécessairement dans le reste de l'économie (1).

C'était le méthodisme qui parlait par la bouche de Hecquet, quand ce médecin disait : « Il semblerait que les ressorts des autres parties seraient montés sur celui de l'estomac, et que du ton ou de la tension de ses fibres dépendrait celui de toutes celles du corps ; de sorte que celles-ci suivraient la disposition de celles-là, et qu'elles se banderaient ou se débanderaient avec elles. Ce serait un concert ou une harmonie qui établirait entre elles une sorte d'intelligence ; ainsi les impressions faites sur l'estomac passeraient aux autres viscères qui prendraient les mêmes situations que lui, et retarderaient ainsi ou hâteraient le cours des liqueurs qu'ils préparent. » Ce n'est là que la paraphrase de cette proposition de Cœlius Aurelianus : *Stomachus graviter adficitur, et propterea omnes consentiunt nervi*.

Je crois avoir prouvé jusqu'à l'évidence que, loin de dédaigner la connaissance du siège des maladies, comme l'ont prétendu les historiens de la médecine, les méthodistes mettaient au contraire tous leurs soins à le découvrir. Je veux ajouter ici qu'aucune secte, avant eux, n'avait su tirer le même parti de cette connaissance. Peut-être même n'est-ce que depuis la doctrine physiologique qu'on a senti, comme ils le faisaient, l'immense avantage

(1) Cœl. Aur., tom. II, p. 104.

qu'offre dans bien des cas, sur la saignée générale, celle qu'on fait le plus près possible de l'endroit affecté. Je renonce encore une fois à rapporter les preuves, parce que j'aurais trop à faire (je renvoie le lecteur à l'article précédent, où il peut voir les citations qui suivent la sixième proposition de pathologie) ; en voici une qui dit à elle seule plus que ne feraient toutes celles dont je pourrais l'accompagner. Les méthodistes ont été les premiers médecins qui aient fait usage des sangsues ; ils ont connu la plupart des cas où les émissions sanguines locales, et en particulier l'application des sangsues, doivent être préférées à tout autre moyen. On trouverait peut-être difficilement dans la moitié des ouvrages écrits sur la médecine avant le dix-septième siècle des vérités pratiques de cette importance.

Un des points sur lesquels les opinions des méthodistes et des physiologistes se rapprochent le plus, c'est l'aversion qu'ils ont les uns et les autres pour l'emploi des émétiques, des purgatifs violens, des stomachiques, en un mot, des excitans énergiques pris à l'intérieur. C'est sur les mêmes raisons qu'ils se fondent pour les rejeter, soit qu'ils attaquent les partisans de ces remèdes, soit qu'ils développent les inconvéniens qui résultent de leur administration. Ici il est tout à fait inutile de citer : comme il n'est presque pas de maladie où les empiriques ne trouvent à placer des purgatifs ou des toniques, il n'est pas de chapitre où Cœlius perde l'occasion de les combattre avec force, ou de les tourner en ridicule.

La doctrine nouvelle n'a guère allégué contre les remèdes empiriques d'autres argumens que ceux dont les méthodistes s'étaient servis pour les rejeter. Il y a peu de chapitres dans Cœlius qui ne soient terminés par la réfutation des méthodes de traitement d'Héraclide de Tarente et de ses sectateurs; aussi je renvoie à son ouvrage sans autre indication ; mais je veux rapporter ici un passage doublement curieux. On y voit les méthodistes rejeter les moyens empiriques dans un des cas qui se prêteraient le plus facilement à leur admission, et avancer une opinion tout à fait semblable à celle que professe aujourd'hui M. Broussais sur la même matière. Il s'agit des vers intestinaux, qu'on ne doit chercher à détruire qu'en attaquant la maladie à laquelle il faut attribuer leur présence dans les voies digestives. *Passione enim convictâ, etiam animalia interficiuntur* (1). Comme ils sont dus le plus souvent à l'irritation de ces parties, voici le traitement qu'il convient ordinairement de leur opposer : Fomentations, cataplasmes émolliens, saignée, ventouses scarifiées sur l'épigastre. Quand ces moyens ont mis les viscères abdominaux dans le relâchement, sans avoir recours aux spécifiques, il suffit d'une boisson huileuse pour expulser les vers.

Fomentatio competens est adhibenda atque cataplasma laxativum, et si ratio coegerit phlebotomia quæ singula suis temporibus aptanda probamus; tum cucurbita adjunctâ scarificatione medianis partibus admovenda : his enim laxatis, sine ullâ medicaminum (anthelminticorum) virtute atque facilè, animalia decedunt oleo poto, aut aquâ calidâ et oleo, etc. (2).

Les méthodistes ont parfaitement connu les inconvéniens de l'opium et des préparations narcotiques dans la

(1) Cœl. Aur., tom. II, p. 340.
(2) Tom. II, p. 340.

plupart des inflammations, et surtout dans celles de l'encéphale et de l'estomac; ils ont indiqué d'une manière judicieuse les circonstances où leur emploi peut être avantageux.

On trouverait la matière de remarques nombreuses et intéressantes dans l'examen des idées des méthodistes sur chaque maladie en particulier; on pourrait y étudier partout l'heureuse influence d'une méthode vraiment philosophique sur l'observation, et d'une physiologie éclairée et dégagée de vaines suppositions sur le traitement des maladies. Pour le moment, je me renferme dans les limites que je me suis prescrites au commencement de ce travail, et je cite seulement, sur quelques affections, des opinions méthodiques qui sont encore toutes neuves aujourd'hui.

« Toutes les hydropisies sont des maladies irritatives, ou plutôt toutes les collections séreuses ou purulentes sont le résultat de l'irritation idiopathique des membranes qui les contiennent ou de l'inflammation chronique des organes que ces membranes recouvrent (1). »

« Dans la goutte l'estomac est toujours irrité, et réclame, de la part du médecin, une attention toute particulière. Il faut éviter avec le plus grand soin tout ce qui pourrait aggraver son état, et c'est par la diète absolue qu'il faut commencer le traitement de la maladie. *Atque initium ex abstinentiâ ciborum sumendum curationis* (2). Rien n'est plus propre qu'une indigestion à déterminer une récidive ou à décider un nouvel accès. »

« Toutes les affections cérébrales, décrites sous des

(1) Cœl. Aur., cap. *De Hydrope,* tom. II, p. 250.
(2) Tom. II, p. 310.

noms divers : la céphalalgie, le délire, la léthargie, la frénésie, l'apoplexie, etc., sont des maladies de même nature, des degrés, des nuances de l'irritation; elles peuvent, en s'affaiblissant, ou en faisant des progrès, se convertir les unes en les autres. »

Il est bien peu de médecins qui aient senti, comme le faisaient les méthodistes, de quelle nécessité il est de soumettre à la diète absolue les sujets affectés d'une maladie assez grave pour causer un peu de fièvre, et de ne se relâcher de cette sévérité que quand l'estomac n'a plus aucune tendance à sympathiser avec l'organe qu'on s'efforce de rappeler à la santé. Si Thessalus reprochait à Hippocrate de tuer quelquefois les malades en leur donnant trop d'alimens, ce n'est point, quoi qu'en dise Galien, parce qu'il ignorait les règles diététiques prescrites par le père de la médecine, mais parce qu'il avait très bien vu que, dans certains cas, il faut en prescrire de plus rigoureuses encore.

« Les inflammations sont continues ou intermittentes. L'intermittence est un caractère purement accidentel des maladies, et ne touche pas à leur essence. »

Après tout ce que nous avons dit des méthodistes, on peut juger de la supériorité de leur doctrine sur toutes celles qui l'avaient précédée. On s'étonne que pendant la longue série de siècles qui s'est écoulée depuis Cœlius Aurelianus jusqu'à Prosper Alpino elle ait été presque complètement oubliée. Mais si l'on réfléchit qu'elle était trop philosophique pour être comprise dans les temps de barbarie, et trop simple pour qu'on daignât s'y arrêter sous le règne des subtilités scolastiques, on voit qu'elle n'a fait que partager le sort de tout ce que l'antiquité avait produit de raisonnable.

Doué d'un esprit indépendant, et formé par un long exercice de son art, Prosper Alpino sentit la supériorité du méthodisme sur les théories accréditées de son temps. Il s'en constitua le défenseur, et conçut l'espoir de le rétablir. Nous devons à ses efforts un ouvrage important(1), travaillé comme tous ceux qu'il a publiés, et curieux sous plusieurs rapports. Mais, dans bien des endroits, on peut lui reprocher de n'avoir pas saisi l'esprit de la doctrine qu'il avait voulu faire connaître. On ne saurait s'en étonner, puisqu'à l'époque où il écrivait c'eût été presque une hérésie d'admettre les principes philosophiques sur lesquels elle est fondée, et qui sont d'ailleurs si éloignés de ceux qui régnaient universellement alors. Prosper Alpino s'était trop nourri des écrits d'Hippocrate pour ne pas attribuer à la nature une puissance presque sans bornes, et aux maladies une marche et une durée nécessaires et à peu près déterminées; ainsi, quand il n'aurait pas cru à l'humorisme, on ne pouvait attendre de lui la doctrine méthodique dans toute sa pureté. Néanmoins son ouvrage est supérieur à ceux de son époque, sous le rapport des descriptions des maladies, et des traitemens qu'il prescrit de leur opposer. Cet ouvrage aurait pu exercer quelque influence sur les progrès de la médecine, si les doctrines de Van Helmont et des chimiâtres n'étaient venues faire diversion et s'emparer de tous les esprits.

Baglivi aurait été le restaurateur du méthodisme si la mort ne l'eût enlevé presque au commencement de ses travaux. Esprit observateur, jugement vaste et profond,

(1) Le traité *De Medecinâ methodicâ* est le dernier ouvrage qu'ait publié Prosper Alpino.

il posséda toutes les qualités qui promettent un grand médecin; il ne lui manqua que du temps. On trouve les fondemens de toute une doctrine dans un de ses ouvrages, que les erreurs et les suppositions qui le déparent ont fait tomber en discrédit dans l'opinion de certaines personnes toujours prêtes à fermer les voies à toute vérité nouvelle, sous prétexte de rejeter les vaines hypothèses; je veux parler du traité *De fibrâ motrice et morbosâ*, celui de tous les ouvrages de Baglivi où l'on trouve le plus de grandes vérités.

Dégoûté de ne trouver dans la plupart des auteurs anciens et modernes que d'innombrables rêveries sur l'état des humeurs, il forme le projet de se dépouiller de toutes les idées qu'il y a puisées, et de recommencer son éducation médicale, sans autre secours qu'Hippocrate et l'observation (*Præf. ad opus. citat.*). Le dernier de ces maîtres en fit un solidiste, et la première vérité qu'il proclame est celle-ci : *Duobus præcipuis affectionibus fibra laborat, aut nimiâ tensione, aut nimiâ laxitate.* Et plus loin : *Licet solidum progressu temporis in consentionem trahat fluidum, in curatione tamen semper major habenda ratio solidi quàm fluidi*(1).

Baglivi eut des idées fort justes sur les sympathies, et il en étudia plusieurs avec beaucoup plus de soin qu'on ne l'avait fait avant lui.

Mais celui de tous les médecins dont la doctrine a le plus approché du méthodisme et de la doctrine physiologique, c'est Frédéric Hoffmann. Honoré de son vivant d'une admiration universelle, mais souvent peu raisonnée, malheureusement trop négligé de nos jours, il est temps

(1) *De fibrâ mot. et morb.*, lib. 1, cap. 6.

qu'il trouve des juges disposés à l'apprécier comme il le mérite. On aurait à faire un long extrait de ses œuvres, si l'on voulait rapporter tous les principes vraiment *physiologiques* qui s'y trouvent, et les heureuses applications qu'il en a su faire. Mais je suis obligé de renvoyer cet examen à un autre temps, et je me borne ici à indiquer quelques uns des principaux endroits de ses ouvrages que l'on doit consulter sur l'objet qui nous occupe.

Sur l'activité de la matière, principe essentiel, fondamental, voyez les *Prolegomena ad medicinam rationalem* (tom. I, cap. 8, p. 18, de l'édit. in-fol.), et l'excellente dissertation qui a pour titre : *De differentiâ doctrinæ Stahlianæ et Hoffmannianæ* (§ 37, p. 437, du 1er vol. du Supplément).

On peut voir la justesse des idées qu'il avait sur la vie et sur les causes qui l'entretiennent, dans deux chapitres de sa Médecine raisonnée, qu'il a consacrés à ce sujet (1). Dans le dernier, après avoir dit combien sont insignifiantes et futiles toutes les doctrines fondées sur l'admission d'un principe vital, d'une archée, d'une nature animée, d'un principe immatériel, en un mot, il ajoute : *Ergo quod cor et solidas partes movet iisque vires ac vigorem addit, materialis indolis est, et forinsecus ex alimentis et aere accedit.*

Après avoir lu la deuxième proposition physiologique de M. Broussais (2) : « Le calorique est le premier et le plus important des stimulans ; et s'il cesse d'animer l'économie, les autres perdent leur action sur elle » ; et la

(1) Hoffmann n'a fait que reproduire dans cet endroit des idées qu'il avait développées auparavant dans plusieurs thèses fort remarquables. (*Lib. c. sect. 1, cap. 2 et 5*, p. 30 et suiv.)

(2) Examen, etc.

cinquième proposition : « Le calorique met en jeu la puissance qui compose les organes » ; on voit combien Hoffmann était près de la vérité lorsqu'il disait : *Caloris ad vitam, nutritionem, propagationem et motus vitales producendos et conservandos, maxima necessitas et potentia est.*

Après les essais de doctrine dont j'ai parlé jusqu'ici, après les progrès des sciences physiques et naturelles, de l'observation médicale et de l'anatomie pathologique, durant le cours du dix-huitième siècle, il ne fallait plus qu'une philosophie à la fois sage et hardie pour élever l'édifice de la science médicale. On pourra voir dans les passages suivans, extraits d'un ouvrage purement philosophique, écrit par un homme étranger à notre art, à quel point l'esprit humain était préparé à cette révolution.

« Nous appelons spontanés les mouvemens excités dans un corps qui renferme en lui-même la cause des changemens que nous voyons s'opérer en lui ; alors nous disons que ce corps agit et se meut par sa propre énergie. De cette espèce sont les mouvemens de l'homme qui marche, qui parle, qui pense ; et cependant, si nous regardons la chose de plus près, nous serons convaincus qu'à parler strictement il n'y a point de mouvemens spontanés dans les différens corps de la nature, vu qu'ils agissent continuellement les uns sur les autres, et que tous leurs changemens sont dus à des causes, soit visibles, soit cachées, qui les remuent, etc.

» Les animaux, après avoir été développés dans la matrice qui convient aux élémens de leur machine, s'accroissent, se fortifient, acquièrent de nouvelles propriétés, une nouvelle énergie, de nouvelles facultés, soit en se nourrissant de plantes analogues à leur être, soit en dévorant d'autres animaux, dont la substance se trouve propre à les conserver, c'est à dire à réparer la déperdition continuelle de quelques portions de leur propre substance qui s'en dégagent à chaque instant. Ces animaux se nourrissent, se conservent, s'accroissent et se fortifient à l'aide de l'air, de l'eau, de la terre et du feu. Privés de l'air ou de ce fluide qui les environne, qui les presse, qui les pénètre, qui leur donne du ressort, ils cesseraient bientôt de vivre. L'eau combinée avec cet air entre dans tout leur mécanisme, dont elle facilite le jeu.... Enfin, le feu lui-même, déguisé sous une infinité de formes et d'enveloppes, est continuellement reçu dans l'animal, lui procure la chaleur et la vie, et le rend propre à exercer ses fonctions, etc.

» Les mêmes élémens qui servent à nourrir, à fortifier, à conserver l'animal, deviennent, dans certaines circonstances, les principes et les instrumens de ses altérations, de son affaiblissement, de sa mort, etc. »

La véritable doctrine devait donc enfin s'élever, et renverser ce vieux trône de l'erreur, dont les bases, cent fois renouvelées, mais toujours informes ou incohérentes, l'avaient soutenu pendant une longue série de siècles.

Animisme.

On doit entendre par animisme toute doctrine physiologique qui, pour expliquer les phénomènes de la vie, fait intervenir dans les corps organisés, considérés comme inertes, un principe d'action, existant par lui-même, et chargé de les animer. C'est à tort qu'on a cru ce mot réservé pour désigner la doctrine de Stahl. On est tombé en cela dans une double erreur; car d'une part le stahlianisme, considéré dans son hypothèse des causes premières de la vie, n'est qu'une forme particulière de l'animisme, et l'animisme, d'une autre part, est bien loin de constituer tout entière la vaste et profonde doctrine du professeur de Halle.

L'animisme n'est point un système spécial et restreint, particulier à une école et renfermé dans une époque de notre histoire, dont le règne ait passé, et qu'il soit permis d'oublier comme n'ayant plus de rapport avec les idées sous l'empire desquelles nous vivons; non : il est de tous les temps; plus d'une fois il envahit le domaine entier de notre science; il n'en fut jamais entièrement dépossédé; et chaque jour, à chaque instant, soit habitude, soit irréflexion, nous entendons invoquer ses lois par des hommes qui rougiraient de se dire ses sujets.

Ce ne serait pas une des moindres singularités de son histoire de montrer les argumens les plus forts qui aient jamais été émis en sa faveur dans les œuvres du matérialiste Cabanis (*OEuvres complètes*, t. V, p. 66), et de faire voir qu'on ne trouve nulle part mieux déduits les principes qui le ruinent de fond en comble que dans un livre dont l'objet était de l'asseoir triomphant sur les débris des doctrines organiques renversées, dans le traité de Bérard sur les rapports du physique et du moral de l'homme. Deux dispositions naturelles à notre esprit, ou plutôt deux travers dont il ne se corrigera jamais, sont la source et la base de l'animisme et lui promettent un long avenir; le désir de tout expliquer, et la facilité avec laquelle on se paie d'un mot vide de sens, pour s'épargner cet aveu si cruel à l'orgueil du dogmatisme : *Je ne sais.* Si l'on ajoute à ces dispositions, communes à la plupart des hommes, une sorte d'exagération de l'instinct de causalité, et une certaine prédominance des facultés de l'imagination pour les créations métaphysiques, qui paraissent tenir, chez un certain nombre de personnes, à quelque particularité de l'organisation, et que, par conséquent, nul raisonnement ne saurait vaincre, on comprendra facilement combien peu il est permis d'espérer d'obtenir par des discussions l'abandon d'un système dans lequel on se complaît, dans lequel on s'admire, dans lequel on se sent fier de posséder un génie capable de pénétrer les mystères de notre existence et d'expliquer les merveilles de l'univers.

Mais s'il faut renoncer à l'espoir de faire descendre l'animiste des hauteurs de son point de vue, d'où il conçoit et explique tout, au niveau du simple observateur, qui apprend, et qui n'explique rien, on peut du moins prémunir ceux qui n'ont pris encore aucun parti, contre les séductions d'un système qui n'est pas plus sobre de fastueuses promesses que réservé dans l'expression de ses superbes dédains pour toutes les doctrines.

Pour cette classe de lecteurs qui n'ont encore juré sur la parole d'aucun maître, il ne saurait être sans utilité de soumettre l'animisme à un examen sérieux et impartial; ou plutôt il est indispensable de leur indiquer toutes les questions que celle-ci soulève, et qu'il faut vider avant d'avoir une opinion arrêtée sur ce sujet.

Pour juger l'animisme, il faut le considérer successivement sous plusieurs points de vue distincts. D'abord en lui-même, et sous les diverses formes qu'il a alternativement revêtues, afin de le connaître dans tous les déguisemens qu'il a pris. C'est là une question d'histoire.

Il faut l'envisager ensuite à titre de système d'explication; comme un système qui, non content de connaître les phénomènes et leurs conditions, veut en donner les raisons dernières. Cette intention est-elle légitime, ou n'est-ce qu'une prétention vaine et chimérique? Il y a là à débattre la première et la plus importante question de la logique médicale tout entière.

Enfin, dans la plus haute généralisation des faits que nous présente l'observation de l'homme sain ou malade, dans la constitution scientifique de la médecine, la notion des causes expérimentales de la vie nous fournit-elle le principe le plus élevé auquel il nous soit donné d'atteindre, et devons-nous nous renfermer dans un scepticisme invincible sur tout ce qu'on pourrait prétendre voir au-delà; ou bien devons-nous donner carrière à notre imagination et lui laisser faire un pas de plus? Devons-nous nous arrêter à la vie considérée comme phénomène ou modalité, ou devons-nous la concevoir comme principe substantiel et cause première? Voilà une des questions les plus controversées de la physiologie générale.

Ainsi, pour être vu dans toute sa portée, et pour être jugé comme a droit de l'être toute opinion qui a joué un rôle considérable dans la science, l'animisme doit être envisagé au point de vue, 1° de l'histoire, 2° de la physiologie générale, et 3° de la logique médicale. C'est bien ainsi que nous entendons le considérer; et pour le faire d'une manière convenable, nous ne le séparerons pas, quant à ces deux derniers rapports généraux, des sujets avec lesquels il se trouve en liaison naturelle. (Voy. *Dogmatisme*, *Logique médicale*, *Systèmes*, *Organisme*, *Vie.*)

L'histoire seule de l'animisme est susceptible d'être présentée d'une manière isolée, et c'est à cela qu'est consacré le présent article. Mêlé à presque toutes les doctrines qui aient jamais régné en médecine, l'animisme pourrait faire l'objet d'une très longue histoire. Nous espérons en traiter ailleurs avec développement; mais ce n'est pas ici le lieu de le faire. Nous ne voulons en donner qu'une idée très générale; quelques pages nous suffiront pour cela.

L'idée sous laquelle les médecins se représentèrent leur principe animateur n'a pas moins varié que les dénominations par lesquelles ils le désignèrent; création pure de leur esprit, il dut porter l'empreinte du moule dans lequel il avait été jeté. Comme les somnambules de nos modernes Mesmer, dont la lucidité reproduit, sans la dépasser jamais, toute la science de celui dont la volonté les inspire, l'ame, le principe vital, la nature des médecins, montrèrent dans le gouvernement des affaires organiques les mêmes facultés que ceux qui les en avaient chargés, le même savoir ou la même ignorance, la même profondeur de vue ou la même légèreté. Les archées de Van Helmont ont bien plus d'imagination que l'air igné des anciens pneumatistes : l'ame de Stahl connaît bien mieux les lois générales de l'organisme que la nature d'Hippocrate, dont elle se dit la fille; le principe vital de Barthez est bien plus raisonnable que l'esprit de vie et les démons de Paracelse; les forces substantielles de Grimaud, existant isolément dans l'ame sans rompre son unité, ont une tournure bien plus métaphysique que les propriétés vitales sans cesse réalisées par Bichat. Dans les procédés combinés pour amener la solution d'une maladie, pour résoudre une tumeur, par exemple, la nature des chimiâtres sait opposer un acide à un alcali; celle des mécaniciens, atténuer, broyer par des secousses réitérées la matière de l'engorgement, ou délayer les humeurs épaissies, en apportant dans le lieu malade une quantité surabondante des fluides subtils qu'elle tient sous ses ordres. Partout on vante sa prévoyance; mais chacun l'entend à sa façon. Indiquons les formes principales sous lesquelles elle s'est successivement présentée depuis l'origine de la science jusqu'à ce jour, et les attributs les plus essentiels dont on l'a revêtue.

L'ame ou le principe de vie fut d'abord un être semblable au corps qu'il devait animer, mais composé d'une matière subtile, insaisissable, et comme une ombre de ce corps. La vie résultait de leur union, ou plutôt cette ombre était la vie même. Ce fut la doctrine de toute l'antiquité, avant l'époque des philosophes. Ceux-ci la trouvèrent trop peu subtile; ils enlevèrent à l'ame les qualités qui en faisaient une image de l'être vivant. Pour les disciples de Parmenides, et pour l'auteur du traité hippocratique *De carnibus*, ce fut le feu, mais un feu d'une nature particulière, un feu immortel, qui comprend tout, entend tout, sait le présent et l'avenir.

La nature, dont il est tant parlé dans les œuvres authentiques du père de la médecine, quoique douée de facultés moins merveilleuses, n'en a pas moins mérité le culte des siècles qui ont suivi. « La nature, dit Hippocrate, suffit seule aux animaux pour toutes choses; elle sait ce qui leur est nécessaire sans l'avoir appris de personne. La nature est le premier médecin des maladies, et ce n'est qu'en favorisant ses efforts que nous obtenons quelque succès. » Et ailleurs: « Dans l'intérieur est un agent inconnu, qui travaille pour le tout et pour les parties, quelquefois pour certaines et non pour d'autres, etc. La nature est à la fois une et infiniment variée. »

Au lieu d'une nature ou d'une ame, il en faut trois à Platon et à Aristote; mais avec trois ames, ou une ame triple, il n'y a plus pour eux d'obscurité en physiologie. Ils vous diront pourquoi une plante végète : c'est qu'elle a une ame végétative; pourquoi un animal végète et sent : c'est qu'il en a deux; pourquoi enfin l'homme est, de plus, intelligent et raisonnable : c'est à une troisième ame, plus pure que les deux autres, qu'il doit ce privilège. Et qu'on ne s'imagine point qu'ils n'entendent désigner par là qu'une cause inconnue des phénomènes que nous observons chez les plantes, les animaux et l'homme, sans prétendre aller au delà. Tant s'en faut qu'ils montrent une telle modestie, que non seulement ils expliquent en détail la raison de tous les phénomènes de la vie, mais encore que Platon, avec le secours de quelques inventions de même genre, et en donnant à la cause première des anges ou démons pour auxiliaires, nous apprend de point en point comment fut créé l'homme, les motifs pour lesquels il fut organisé tel qu'il est et non autrement, en un mot, les raisons premières et dernières de son existence.

On ne trouve guère dans l'antiquité qu'Asclépiade et les méthodistes qui aient pris tout cela pour des rêveries. Les médecins pneumatistes abandonnèrent les hautes contemplations téléologiques pour étudier, dans tous ses détails, le rôle que joue l'air ou pneuma des stoïciens dans les êtres organisés qu'il fait vivre. Du reste, ils procèdent dans cette étude comme Platon, par la méthode des hypothèses ou *à priori;* aussi sont-ils moins poètes, mais non pas plus exacts.

Les Arabes furent pour la multiplicité des ames, et pour la médecine qui explique tout. Les scolastiques du moyen-âge les surpassèrent encore sous ce rapport. C'est entre les mains de ces derniers que l'animisme d'Aristote atteignit le plus haut degré de perfection dont il fût susceptible. Il faut bien dire qu'alors toute doctrine médicale raisonnable avait disparu.

Il serait difficile, chez Paracelse, de séparer ce qu'il y a d'animisme dans sa doctrine, des autres extravagances dont elle fourmille. Ce n'est point par le système absurde qu'il imagina qu'il eut sur la renaissance de notre science l'influence qu'on ne peut lui contester.

Ce que les hippocratistes des seizième et dix-septième siècles reproduisirent avec le plus de fidélité de la doctrine du médecin de Cos, ce fut son hypothèse de la nature et de sa puissance. La nature opère la coction des matières introduites dans le corps, les prépare et les assimile; elle met obstacle à l'introduction de tout agent nuisible dans l'économie, ou si sa vigilance a été mise en défaut, elle enveloppe l'hétérogène, l'altère, prépare les voies à sa sortie, puis tout à coup, mais à jour fixe, suscite contre lui le soulèvement de toutes ses puissances, et l'expulse ou l'anéantit, au risque de briser dans ce grand combat la frêle machine qui en est le théâtre.

Que d'immenses volumes n'a point remplis l'apologie de cette sage, prévoyante et puissante nature! Sydenham trouvait dans la fièvre elle-même la preuve de son habileté; il admirait un effort conservateur dans ce trouble de l'économie, qui tue si souvent un homme en cherchant à le débarrasser de quelque humeur altérée qui pourrait peut-être finir par le rendre malade. Sydenham est bien près de nous! et combien d'écrivains, plus modernes encore, n'ont rien trouvé dans ses œuvres, si riches en observations précieuses, d'aussi digne de leur admiration que cette singulière doctrine !

Laissons pour un instant les hippocratistes modernes, et revenons sur nos pas pour signaler une autre école, qui ne se bornait pas comme eux à confier à un principe immatériel le gouvernement de l'organisme dans l'état de santé et de maladie, mais qui avait la prétention de connaître ce principe en lui-même, et qui en savait assez là-dessus pour pouvoir faire d'immenses volumes de psychologie. Nous nommerons les cabalistes; mais nous nous garderons bien de chercher à faire connaître leurs idées, laissant la liberté d'y choisir ce qu'il y a de raisonnable à ceux qui pensent que tout système renferme quelque chose de raisonnable.

Nous ne nous arrêterons pas davantage aux nouveaux platoniciens, qui ne firent qu'embellir à leur façon la doctrine de leur maître, d'ornemens pris dans d'autres doctrines plus ou moins analogues. Van Helmont sera le seul auquel nous consacrerons quelques lignes, parce qu'il est plus original. Tant d'autres avaient parlé de l'ame sans la connaître! Van Helmont eut seul le merveilleux privilège d'être animiste et pourtant de ne parler que de ce qu'il avait vu. Son ame lui était apparue. « *Vidi enim animam meam*, dit-il, *satis exiguam, specie humanâ, sexus tantum discrimine liberam.* » Ce qu'il y avait de singulier, et ce qui l'étonna beaucoup, c'est qu'au dedans de lui subsistait encore son *moi*, qui contemplait son intelligence placée au dehors. « *Confestim in spectaculo admiratus hæsi, nesciens quænam in me esset egoitas, quæ animam a se distinctam cerneret, intelligeretque intellectum extra se.* » Nous ne copierons pas le portrait fort curieux qu'il en trace ; mais nous ferons remarquer l'expression par laquelle il caractérise la situation d'esprit dans laquelle on se trouve quand on dogmatise à sa manière et à la manière des animistes en général : c'est, comme il le dit fort judicieusement, un *somnium intellectuale*. Convenons néanmoins qu'il avait trop d'esprit, et trop d'esprit d'observation, pour rêver toujours. Si c'est au *somnium intellectuale* que nous devons l'*anima spiritualis*, comme il l'entend, l'*egoitas* ou l'ame sensitive, la grande archée, premier lieutenant de celle-ci, dont la résidence est vers le pylore, et les archées secondaires, dispersées dans les viscères pour obéir aux ordres du chef, seconder ses vues, ou quelquefois lui susciter des embarras, c'est sans contredit à un profond esprit d'observation que l'on doit les grandes vues mêlées à toutes ces rêveries, sur la vie propre de chaque organe et sur les liens réciproques qui les unissent dans un but général et une commune dépendance. Regrettons que le mysticisme et les préjugés du siècle aient fait tomber dans de telles extravagances un homme doué d'autant de perspicacité que Van Helmont.

A la perspicacité près, beaucoup de ses contemporains et de ses successeurs lui ressemblèrent. On adopta de lui autant d'ames ou d'archées qu'il en voulut imaginer. C'était le goût du temps.

Descartes porta les premiers coups à cette manie ontologique. Ennemi des causes occultes, il expulsa les esprits, les ames, les archées des domaines de la vie. Malheureusement il ne renversait les hypothèses vieillies que pour y substituer les hypothèses qu'il créait. Il réduisit les phénomènes des êtres organisés à un grossier mécanisme ; tant s'en faut qu'il ait fourni à Stahl, comme on s'est plu à le répéter d'après Sprengel, les bases de la doctrine la plus opposée au mécanicisme qu'il soit possible d'imaginer. Stahl n'eut pas même d'emprunt à lui faire relativement à l'inertie de la matière, opinion qui, toute fausse qu'elle est, et peut-être parce qu'elle est fausse, n'avait jamais cessé d'être dans le domaine philosophique depuis Anaxagore, et très probablement depuis une époque encore plus reculée. Du reste, ce n'est point la seule inexactitude contre laquelle aurait à réclamer l'illustre professeur de Halle. Combien de fois ses doctrines n'ont-elles point été travesties ou défigurées! C'est les défigurer que de les enfermer dans une théorie des facultés, des déterminations et des influences de l'ame, de les identifier avec un système hypothétique d'animisme. Il y a de l'animisme dans ces doctrines, cela n'est pas douteux, quoi qu'en ait pu dire Cabanis; mais il y a bien autre chose encore.

La première chose qu'on aurait dû y voir, et la dernière qu'on y ait remarquée, c'est que, tout au contraire des systèmes d'animisme fabriqués jusque-là, l'auteur de celui-ci ne parle point de l'ame comme d'un principe général et dont il faille d'abord convenir pour deviner ou en déduire par une série de conséquences tous les phénomènes de l'organisme; mais il part de ces phénomènes, les étudie en eux-mêmes, dans leurs rapports réciproques, dans les conditions de leur production; il les rapproche, il y saisit les caractères spécifiques qui les distinguent de ceux que les corps inorganiques présentent au chimiste ou au physicien; enfin, il les rattache par induction à une cause substantielle, différente de la matière inorganique.

Nous ne dirons point que, trouvant l'ame intellectuelle admise de son temps à peu près par tout le monde, il était assez naturel qu'il trouvât en elle ce principe substantiel dont il croyait avoir besoin pour couronner le faîte de sa doctrine ; nous ne le dirons pas, parce que nous ne prétendons point faire ici l'apologie de Stahl, mais seulement donner une idée de sa manière de philosopher. Elle consiste, non à procéder par hypothèse d'un principe général que l'on pose aux faits particuliers que l'on déduit, comme avaient fait jusque alors les animistes, mais à partir des faits d'observation pour s'élever, par des rapprochemens et des abstractions, à un principe général qui les domine tous.

On nous dira que l'induction de Stahl est illégitime. Sans doute ; l'esprit général de cet article dit assez que nous en jugeons ainsi, ou même que nous la qualifierions plus sévèrement encore. Stahl s'est trompé par l'animisme, avec les animistes ; mais il ne s'est point trompé comme eux. Qu'on ôte aux pneumatistes leur air igné, leur doctrine croule de fond en comble, et on n'y trouve pas même de débris à recueillir ; qu'on enlève son ame à Stahl, le plan et le couronnement de son édifice sont mutilés, mais celui-ci reste élevé sur les fondemens les plus solides. C'est ce que nous espérons pouvoir mettre hors de contestation quand nous aurons à traiter de la doctrine de Stahl. Il serait déplacé de s'étendre ici plus longuement sur cette matière, car c'est l'animisme seul qui doit nous occuper. Pour revenir donc à notre sujet, et pour caractériser en peu de mots l'animisme de Stahl, nous dirons que, se croyant obligé, pour faire une doctrine générale, de remonter jusqu'à la cause première de la vie, il n'a rien vu de mieux à faire que de prendre l'ame pour cette cause. S'il faut une ame pour expliquer les fonctions intellectuelles, comme on l'admettait alors généralement, certainement il en faut une aussi pour expliquer des phénomènes dans lesquels tout se passe autrement que dans les corps inorganiques, dans lesquels tout est lié et tout conspire pour un but déterminé, où tout proclame l'influence d'une raison supérieure qui en dirige le mécanisme et qui sait s'accommoder aux circonstances, tant pour résister aux causes de destruction que pour réparer les désordres introduits par la maladie. La vie organique exige une ame tout aussi impérieusement que la vie intellectuelle; mais il serait absurde d'introduire pour cela deux ames distinctes dans l'économie, quand une seule peut suffire pour rendre raison de toutes les merveilles que l'on y observe. On tenterait vainement d'ailleurs, si l'on en admettait deux, de marquer la limite des domaines respectifs de chacune d'elles. L'empire de la volonté sur les fonctions s'étend plus loin que l'on ne pense, et celui des passions n'a pas de bornes. Ainsi, fonctions organiques, intellectuelles et affectives, tout se rattache à une même cause primitive, à une ame, mais à une ame qui agit tantôt avec réflexion et volonté, tantôt instinctivement, et par l'effet de dispositions primordiales qu'elle possède et qui agissent sans qu'elle ait besoin d'en délibérer.

Nous ne pousserons pas plus loin l'exposé de ces hypothèses, que nous retrouverons en traitant de la doctrine vitaliste dont elles font malheureusement partie.

Si cette doctrine n'eût été exploitée que par des hommes de la trempe de Stahl; si les dévots successeurs de ce grand maître ne s'étaient attachés avec prédilection et presque exclusivement à développer les idées hypothétiques qui pouvaient en faire un système orthodoxe, plutôt qu'à confirmer et à agrandir les principes qu'elle avait rigoureusement déduits de l'observation, la science aurait marché plus vite, et l'on serait probablement arrivé un demi-siècle plus tôt aux principes les mieux établis de nos doctrines modernes, dont l'origine n'est point ailleurs que dans celle du professeur de Halle.

Après tant de variations dans les formes d'une doctrine au fond si peu susceptible de varier que l'animisme, il ne serait guère possible de trouver, dans les temps plus rapprochés de nous, que des changemens dans les dénominations qu'on lui a imposées, et nous aurons assez fait quand nous aurons dénoncé sa présence sous les déguisemens qui le cachent.

Lorsque, refusant avec Bordeu d'étudier la physiologie de l'homme ailleurs que dans l'observation de l'homme lui-même, on repousse, par un principe de logique incontestable et par mépris des hypothèses, les prétendus secours, les principes tout faits que viennent offrir des sciences étrangères à la nôtre; lorsque attaché, avec cet ingénieux auteur, à l'étude de l'organisation, on déclare ne vouloir mêler à l'idée qu'on se fera de la vie, d'après la considération des êtres qui la possèdent, aucune idée tirée d'une autre source; lorsque, rapprochant avec lui un nombre imposant de phénomènes bien observés, on remarque dans tous, pour caractère commun, un fait qui ne se retrouve point dans la nature inorganique, un acte quelconque de sensation; quand on a proclamé avec Bordeu l'existence dans les êtres animés, et dans chacune de leurs parties, d'une faculté qui les distingue des êtres inorganiques, l'existence d'une propriété vitale, *la sensibilité*; qu'on y prenne garde, il est temps d'abandonner l'excellent guide qu'on a suivi dans ces investigations et dans ces déductions logiques; on ne saurait faire avec lui un seul pas de plus sans s'égarer. Si l'on cède à l'attrait de ses spirituelles provocations ; si l'on se laisse éblouir par le feu de son imagination méridionale, on sera bientôt entraîné loin des limites de la vérité positive, dans le domaine sans fin des illusions et des hypothèses. La sensibilité deviendra une puissance indépendante, un principe substantiel, doué d'intelligence, procédant par des lois qu'on peut et qu'il faut étudier en elles-mêmes, sujet à des irrégularités de conduite, à des caprices, une ame enfin, pour tout dire en un seul mot sur les bizarreries de cet être imaginaire.

La sensibilité de Fouquet, celle de Desèze, ne sont pas autre chose.

Autant en peut-on dire du principe vital de Barthez; et ceci est d'autant plus extraordinaire, que personne n'a pénétré aussi profondément que l'illustre professeur de Montpellier, ni développé avec plus de précision et de justesse d'esprit la seule méthode logique qui puisse mettre à l'abri de semblables écarts.

Malgré les efforts de nos Platons modernes pour restaurer le spiritualisme sur le trône de l'opinion, un système d'animisme médical, lié dans toutes ses parties, et présenté avec ces formules qui le font reconnaître aux plus inattentifs, ne serait aujourd'hui accueilli que par des sifflets; et pourtant, admirez l'inconséquence! On laisse passer tous les jours, dans une foule d'écrits, des idées qui n'auraient pas de sens si elles ne se rattachaient pas à un système de cette espèce. Vous surprendrez donnant des éloges à l'opinion qui fait consister la fièvre dans un système de réaction *concerté* pour annihiler des causes de maladie, qui y voit distinctement une série d'efforts habilement dirigés vers ce but, tel médecin qui hausserait les épaules à la lecture d'une dissertation sur les *procédés de la sage nature*, où seraient sérieusement déduites des facultés qu'une telle opinion suppose à cette bonne mère. Partout l'animisme se glisse et corrompt la pureté des doctrines expérimentales.

Quand cessera cette funeste aberration de l'esprit? Il serait bien difficile de le prévoir; car sur quoi compter pour la détruire? Sur une étude approfondie des principes de la méthode expérimentale? Mais comment faire comprendre la nécessité de l'étude approfondie de cette méthode, discréditée en quelque sorte par l'emphase avec laquelle en ont parlé tant d'écrivains qui n'en connaissaient que le nom, et par les applications que prétendent en avoir faites tant d'autres qui l'ont étudiée sans la comprendre?

Mais d'ailleurs combien peu doit-on compter sur l'influence de principes abstraits, qu'oublient si facilement les esprits même les mieux faits pour les comprendre. Compterons-nous davantage sur l'exemple? Son influence est incomparablement plus étendue et plus constante; mais jusqu'ici c'est le mauvais exemple qui est partout sous les yeux; et nous aurions quelque embarras à citer un seul auteur qui soit resté constamment fidèle aux principes de la bonne méthode.

Sans avoir l'espoir ni les moyens d'y ramener les esprits, nous ne laisserons pas d'exposer ces principes dans ce dictionnaire avec les développemens nécessaires; car nos paroles ne sont pas celles à l'égard desquelles on puisse regretter que ce soient des paroles perdues.

(*Dictionnaire de médecine, ou Répertoire, etc.*

Eclectisme.

Éclectisme, d'εκλεγο, je choisis, je recueille. Si ce mot avait réellement l'acception qu'indique son origine, il n'y aurait, ni en médecine, ni dans aucune autre science, pas un seul homme qui ne fût éclectique, hors celui qui se croirait capable de la créer avec sa seule expérience et ses seules idées; et celui-là encore serait un fou; car c'est une des conditions de notre nature, destinés que nous sommes à vivre en société et pour la société, de ne rien pouvoir qu'avec l'appui de nos semblables et le secours de nos prédécesseurs. La faiblesse des facultés individuelles de chaque homme, les bornes de son entendement lui font une loi de recueillir non seulement les observations, mais encore les expériences et les idées des autres; l'indépendance qui fait le caractère essentiel de la raison ne consent à subir cette nécessité qu'à la condition de choisir ce qui lui plaît, de rejeter ce qui lui répugne. Ainsi, recueillir et choisir sont deux actes de notre esprit qui se retrouvent dans tous ses travaux, qui se lient presque inséparablement à tout exercice de ses facultés, à tel point qu'on pourrait presque dire que l'homme est un animal éclectique, comme on dit qu'il est un animal raisonnable. Mais en ce sens, ce nom, qui conviendrait à tout le monde, est un mot parfaitement inutile. Aussi cette acception n'est-elle point celle que les éclectiques ont prétendu lui donner et celle par laquelle il entre dans le domaine de l'histoire de l'esprit humain. Et si l'on considère le caractère des hommes qui, à diverses époques, se sont arrogé le droit exclusif de le porter, il est facile de reconnaître que ce qui les choquerait le plus dans ce nom, serait d'imaginer que le vulgaire, ou seulement le peuple des savans, pût le partager avec eux. Ne consultons donc point le bon sens qui nous dirait qu'être éclectique, étudier avec éclectisme, est et a dû être en tout temps le bon esprit de prendre le bon, le vrai partout où on le trouve; mais consultons l'histoire pour qu'elle nous dise ce que fut l'éclectisme entre les mains de ceux qui se qualifièrent d'éclectiques, quand personne ne songeait à se décorer d'un pareil titre.

Ce n'est guère que dans l'histoire de la philosophie, où l'on voit si souvent la vanité humaine élever les prétentions les plus gigantesques sur les bases les plus futiles, que l'on voit figurer le nom d'éclectique avec des titres suffisans pour autoriser une dénomination propre à ceux qui le portèrent; et c'est là qu'il faut d'abord étudier l'éclectisme, quoiqu'en réalité il commence déjà un peu auparavant à se montrer dans l'histoire de la médecine. Comme le pédantisme de la première coterie médicale éclectique ne fit d'ailleurs que copier le pédantisme des philosophes, il convient de dire quelques mots de ces derniers, de produire aux yeux de nos éclectiques d'à présent les hommes qu'ils doivent reconnaître comme leurs patrons et leurs guides.

Nous nous bornerons à citer le jugement que porte sur cette école en général un historien de la philosophie, dont nous adoptons ici pleinement l'opinon. « Telle fut, dit-il, l'origine de l'éclectisme; mais par quel travers inconcevable arriva-t-il qu'en partant d'un principe aussi sage que celui de recueillir de tous les philosophes, *Tros Rutulusve fuat*, ce qu'on y trouve de plus conforme à la raison, on négligea tout ce qu'il fallait choisir, on choisit tout ce qu'il fallait négliger, et l'on forma le système d'extravagances le plus monstrueux qu'on puisse imaginer, système qui dura plus de quatre cents ans, qui acheva d'inonder toute la surface de la terre de pratiques superstitieuses, et dont il est resté des traces qu'on remarquera peut-être éternellement dans les préjugés populaires de presque toutes les nations.

» Il s'en faut bien que les idéalistes de nos jours aient poussé l'extravagance aussi loin que les éclectiques du troisième et du quatrième siècle ; ceux-ci en étaient venus à admettre exactement l'existence de tout ce qui n'est pas, et à nier l'existence de tout ce qui est. »

Ce n'est pas ici le lieu de faire connaître d'une manière plus particulière la doctrine de Potamon, d'Ammonius Saccas, de Plotin, Porphyre, Jamblique, etc.; qu'il nous suffise de dire que, dans leur prétendu choix entre tous les dogmes des philosophes leurs prédécesseurs, ils n'avaient trouvé autre chose à recueillir que les idées les plus exagérées de spiritualisme. Et nous citons ce résultat parce que c'est exactement ce qui eut lieu de la part des éclectiques en médecine. Il y avait eu une école qui, pour s'épargner le déplaisir d'avouer que la cause première des phénomènes de la vie lui était inconnue, avait imaginé un principe substantiel, différant, par son activité spontanée, de la matière, que cette école supposait inerte, principe qu'elle gratifiait d'ailleurs de toutes les propriétés, de toutes les vertus nécessaires pour produire tous les phénomènes qui se passent dans le monde animé, et pour donner de tout, par conséquent, une explication facile. Ce principe était le pneuma, cette école celle des pneumatistes. En fait de théories médicales, le pneuma et ses vertus furent tout ce que les éclectiques trouvèrent à recueillir. Ils enrichirent cette doctrine de subtilités qu'eux-mêmes étaient hors d'état de comprendre, et, dans la pratique, ils adoptèrent sans examen toutes les recettes de l'empirisme le plus aveugle.

On peut affirmer hardiment que l'éclectisme des anciens ne fit rien, absolument rien pour la science médicale, et que l'art de guérir n'en reçut que du dommage.

Les prétentions de l'éclectisme moderne sont-elles mieux fondées que celles de l'ancien? Il n'a fait jusqu'ici que disserter magistralement pour prouver sa possibilité et son excellence; mais en réalité il n'a rien produit. Il a dit, il a répété sur tous les tons, que chaque système médical, ancien ou moderne, quel qu'il soit, contient une parcelle du système parfait et définitif que l'on recherche, un côté de la vérité dont il faut connaître toutes les faces; mais il n'a point encore tenté d'allier entre eux et de combiner ces élémens contradictoires. Or, s'il l'eût tenté, il serait mort à la peine, ou il se serait aperçu qu'un pareil alliage est impossible, et que par conséquent le principe fondamental qui lui sert de base est radicalement faux. Il eût été forcé de reconnaître que la médecine n'a qu'une base, l'observation; qu'une voie d'être érigée au rang de science, l'induction; qu'une seule méthode, en un mot, par laquelle elle a été constituée ce qu'elle est, et qui a suffi et suffira toujours à ses progrès, la méthode expérimentale. Il se serait vu contraint d'avouer que jamais une hypothèse ne procura la moindre découverte à la médecine, ne lui fit faire un progrès quelconque; que cette science ne trouva jamais que dommage et que ruine dans les systèmes *à priori*, et que, bien loin qu'il y ait dans chacun de ces systèmes une parcelle de vérité qu'on doive s'attacher à recueillir pour la combiner éclectiquement avec les parcelles fournies par tous les autres, on ne saurait, au contraire, les répudier avec trop de force; on ne saurait secouer avec trop de soin la rouille qu'ils ont déposée sur la médecine, et dont elle portera long-temps les traces.

CHAPITRE IV.

FRAGMENS DE L'HISTOIRE INTRINSEQUE DE LA MÉDECINE PRATIQUE.

Eléphantiasis.

Après la syphilis, dont l'histoire, à force de recherches savantes et d'autorités entassées, est devenue une énigme presque indéchiffrable, la lèpre du moyen-âge, ou éléphantiasis des Grecs, est une des maladies sur lesquelles les opinions historiques ont été long-temps le moins d'accord. C'est pourtant une de celles dont l'histoire est le plus utile à explorer, et qu'il faut se résoudre aujourd'hui à étudier en érudit, même quand on n'a en vue que de la connaître comme praticien, car elle est du nombre de ces affections autrefois si graves et si fréquentes, même dans nos contrées, que les progrès de la civilisation, des habitudes de vie moins grossières, et une multitude de causes dont l'influence modifie l'homme et les climats, ont reléguées peu à peu dans les pays d'où elles étaient autrefois sorties, et où des conditions physiques, politiques et morales moins heureuses fournissent encore un aliment à leur fureur. Ce n'est qu'en étudiant dans toutes les phases de son histoire une maladie sur laquelle l'observation actuelle ne peut fournir chez nous, et par occasion seulement, que des documens incomplets, qu'on peut se faire une juste idée de sa nature, et qu'on peut éviter de graves erreurs sur quelques uns de ses caractères qui sont plus ou moins subordonnés aux circonstances, tels que celui de sa contagion.

Répandue dans toutes les contrées de l'Europe au douzième siècle avec une profusion et une violence qui devaient faire craindre son acclimatement dans cette partie du globe, la lèpre avait déjà fait une apparition en France au milieu du huitième siècle. On l'avait vue chez les Lombards vers le milieu du septième siècle. De rares exemples s'en étaient montrés auparavant en Italie, jusqu'à une époque plus reculée, où l'on en avait vu pendant un certain temps un assez grand nombre, et cette époque est le siècle qui précéda l'ère chrétienne. Jusque-là il n'y en avait pas eu de traces hors des contrées de l'Asie et de l'Afrique, où elle existe encore aujourd'hui.

Mais dans ces derniers pays l'existence de la lèpre remonte dans le passé aussi loin que peuvent nous conduire les monumens historiques que nous possédons.

Le législateur des Hébreux en traite avec détail dans plusieurs endroits de son ouvrage.

Il reconnaît deux espèces de la maladie, et deux espèces qui semblent n'avoir rien de commun que le nom. L'une répond évidemment à la lèpre des Grecs, par les caractères que Moïse nous en fait connaître, et notamment par une gravité infiniment moindre que celle de l'autre, soit par rapport au malade lui-même, soit pour les personnes qui vivent avec lui. L'autre espèce, au contraire, est une maladie formidable qui fait du malheureux qu'elle frappe un objet d'horreur et d'effroi pour tout ce qui l'environne, et qui oblige à le séquestrer comme un être mort à la société. Mais quelle était cette maladie? L'incertitude qu'indique cette question aurait lieu d'étonner, si Moïse en avait réellement donné une description admirable de vérité, comme l'affirment de pieux enthousiastes, pour qui tout est sujet d'admiration dans son ouvrage. Je ne rassemblerai point ici les divers traits qui se rapportent à cette description dans l'œuvre de Moïse, on peut les voir aux chapitres XIII et XIV du *Lévitique;* Il me suffira de dire que les opinions se partagent entre ceux qui assimilent la lèpre des Hébreux à l'éléphantiasis et ceux qui y trouvent le type primitif de la *leucé* des Grecs. J'ajouterai que si l'on ne tient compte que de la description donnée par Moïse, l'opinion des derniers (opinion qui est celle de Lorry) est la plus probable; mais que si l'on prend en considération les documens qu'on peut puiser ailléurs sur cette maladie, on sera forcé de regarder comme inadmissible l'opinion de ceux qui prétendent l'identifier avec la lèpre vulgaire des Grecs. D'où il faudra conclure ou que la lèpre des Hébreux est l'éléphantiasis, ou que la *leucé* des Grecs est une maladie fort différente de leur *lèpre* ou de leur *alphos*. Ces deux points méritent également d'être discutés, et tiennent aussi nécessairement l'un que l'autre à l'histoire de l'éléphantiasis ou lèpre du moyen-âge. Examinons d'abord si la *leucé* des Grecs ne serait pas une maladie différente de leur lèpre.

Hérodote rapporte (*Clio*, § 138, t. 1, p. 107, trad. de Larcher) que chez les Perses, un citoyen infecté de la lèpre, mais seulement *de l'espèce* de lèpre appelée *leucé*, ne peut entrer dans la ville ni avoir aucune communication avec le reste des Perses, et que tout étranger attaqué de la même lèpre est chassé du pays.

Eschines, racontant son voyage par mer, dans une lettre à Philocrate, dit que le navire ayant passé par Délos, ils trouvèrent les habitans affectés de *leucé*. On remarque dans la description qu'il en donne, outre les taches au visage et les cheveux devenus blancs, la tuméfaction du cou et de la poitrine; mais ce qu'on y remarque surtout, c'est que la maladie était contagieuse ou passait pour telle, et que les voyageurs s'éloignèrent en toute hâte, tremblant de se voir saisis eux-mêmes par cette sorte d'épidémie.

Ce passage d'Hippocrate : *Fiunt autem leucæ quidem ex lethalissimis morbis, qualis est morbus phœnicius dictus* (Prædict., lib. II, § 49), se rapporte on ne peut mieux avec ce qui précède, mais nullement avec l'opinion qui prétend voir dans la *leucé* une affection aussi peu dangereuse que l'*alphos* ou lèpre vulgaire. C'est bien de la lèpre phénicienne qu'il s'agit dans ce passage, car le mot de φοινικιη qui avait été corrompu a été rétabli depuis long-temps par divers critiques, et fut déjà introduit par Van der Linden dans son édition, sur la foi de bons manuscrits.

Soit qu'il ait ou n'ait pas pratiqué la médecine, Celse est un des nosographes les plus exacts de l'antiquité, un de ceux qui représentent le mieux toute la médecine grecque, et celui qu'on a le plus souvent copié en traitant de la lèpre; à tous ces titres il doit être cité dans la question que nous agitons. Pour lui l'*alphos* et la *leucé* ne sont point une même maladie. *Leuce habet quiddam simile alpho, sed magis albida est et altiùs descendit; in eâ qui albi pili sunt et lanugini similes;.... alphos et melas in quibusdam variis temporibus et oriuntur et desinunt: leuce quem occupavit non facilè dimittit, priora cu-*

rationem non difficillimam recipiunt : ultimum vix unquam sanescit; ac si quid ei vitio demptum est, tamen non ex toto sanus color redditur.

L'expérience que Celse propose pour s'assurer si un cas est curable ou ne l'est pas, si c'est un *alphos* ou une *leucé*, prouve bien que ces affections sont fort différentes; que dans l'une le tissu cutané conserve sa texture et son organisation, tandis que dans l'autre il est assez profondément altéré pour ne pas fournir de sang quand on le divise. *Incidi enim cutis debet, aut acu pungi; si sanguis exit, quod fere fit in duobus prioribus* (l'alphos et le melas), *remedio locus est; si humor albidus, sanari non potest. Itaque ab hoc quidem abstinendum est* (Celse, *De re medicâ*, lib. V, cap. XXVIII, § 19).

Une foule d'auteurs ont emprunté à Celse ce moyen d'épreuve.

Archigène, cité par Aetius (*tetrab. IV*, *sermo* 1, cap. 134), distingue avec soin la lèpre et l'alphos de la *leucé*. *Cutis enim sola est quæ affecta est* (*in leprâ et alpho*), *undè et excoriatâ cute, caro subjecta sana reperitur. In leuce vero subjecta cuti caro tota per profundum transmutata est ad albidiorem colorem.*

Galien admet qu'il y a dans la *leucé*, comme dans l'éléphantiasis, une perversion profonde dans la nutrition (*De symptomatum causis*, lib. III, t. III, col. 92, édit. Froben, 1549); il oppose la *leucé* à l'*alphos*, en disant que cette dernière affection n'atteint que la surface du corps, tandis que dans la *leucé*, comme dans l'éléphantiasis, la constitution tout entière est altérée : *tota caro vitiatur* (*ibid*, col. 97), et plus bas : *ergo leuce maximus quidem alteratricis virtutis error est* (*ibid.*, col. 98); il ajoute, et il faut le noter parce que cette remarque a été reproduite par beaucoup d'auteurs, il ajoute que dans la *leucé* les chairs situées au dessous sont devenues semblables à celles des animaux de la famille des écrevisses, ou des animaux à sang blanc.

Aetius n'est pas moins formel. Tout ce qu'ont de commun la lèpre et l'alphos, comparées à la *leucé*, ce sont les taches qu'elles produisent à la surface du corps : mais les premières s'arrêtent là, tandis que dans la *leucé*, sous cette tache de la surface, les chairs sont profondément transformées de la même manière, transformation indélébile, que ne saurait plus faire disparaître le travail nutritif, quand on réussirait à le ramener à son état normal, et à faire cesser l'altération par laquelle il a produit la maladie. La description d'Aetius, calquée sur Galien, donne l'idée d'une sorte de dégénération lardacée, comprenant non seulement la peau et le tissu cellulaire sous-cutané, mais même toute l'épaisseur des muscles (Aetii, *tetrab. IV*, *sermo* 1, cap. 133).

Paul d'Égine emprunte de Celse l'expérience indiquée plus haut. Il en ajoute une autre qui prouve également la dégénérescence de la peau dans la *leucé*. Frottez rudement, dit-il, la surface altérée avec un morceau d'étoffe de laine; si ces frictions y développent de la rougeur, on peut en entreprendre le traitement; si la tache conserve sa couleur, le mal est incurable (Pauli Æginetæ, lib. IV, cap. 5).

Actuarius donne les mêmes conseils, et exprime la même opinion (*Method. medendi*, lib. II, cap. 11).

Theophanes Nonnus, tout en se bornant à suivre ses prédécesseurs, sépare complètement la *lèpre* de la *leucé* et les place dans son ouvrage à quatre chapitres de distance l'une de l'autre. C'est également dans un chapitre distinct qu'il traite de l'alphos, maladie fort différente à son sens de la leucé sous le rapport de la gravité. (*Theophanis Nonni epitome de curatione morborum*, græc et lat.; ed. S. Bernard. Gotha, 1795, t. II, p. 235, cap. 238.)

Si nous passons des Grecs aux Arabes, nous y trouverons de nouvelles preuves des idées qui viennent d'être exposées, et ces preuves auront encore plus de poids, car les Arabes eurent plus d'occasions que les Grecs d'observer les maladies en question; et quoiqu'ils copient Galien pour la théorie, ils laissent assez connaître qu'en pratique ils ont dû voir par leurs propres yeux et non par ceux du médecin de Pergame.

Rhazes rapporte les opinions de Galien, Paul d'Égine, Aaron, Simon, Ben Serapion, etc., sur la différence de la *morphea* et du *baras*, c'est à dire de l'alphos et de la leucé, et il les confirme par son expérience. Il indique, d'après Paul d'Égine, les moyens de distinguer la dernière et de constater son incurabilité (*Rhasis totum continens*, lib. XXXVI, tract. II, cap. 3 et cap. 4).

Haly Abbas exprime exactement les mêmes idées, mais peut-être en des termes différens; du moins le traducteur rend par les termes de *lepra albedo* ce qui correspond au *baras* de Rhazes. *Differunt autem, quoniam morphea cutis est exterioribus; lepra albedo autem in membri profundo; et qui in ejus loco oriuntur pili albi sunt* (Haly filius Abbas, *Theoriæ*, lib. VIII, cap. 16; *Practicæ*, lib. IV, cap. 4).

Ajoutons encore le témoignage d'Avicenne, ce sera le dernier mot de la médecine arabe. Après lui on ne fit plus que répéter ce qu'il avait dit; or voici comment il s'exprime: *Differentia inter duas morpheas, et albaras albam veram est, quod utraque morphea est in cute, et si est profunda, est parum valdè : et albaras est in cute et carne usque ad os.* Avicenne répète, après Galien, que dans l'albaras ou *leucé* la partie affectée est si profondément dégénérée que le travail nutritif ne peut plus la ramener à son état normal, et qu'au contraire la substance alimentaire, quelle qu'en soit la nature, est convertie en une matière qui s'unit à la substance morbide pour l'augmenter (Avicenne, lib. IV, fen. IV, tr. III, cap. 9).

Il suffira de citer, sur la question qui nous occupe, l'opinion de quelques uns des premiers chirurgiens arabistes. On lit dans Guillaume de Salicet : ***Conveniunt in hoc morphea et albaras, quoniam in utrâque est cutis defœdatio, et dedecoratio, propter defectum assimilantis virtutis, sed differunt in specificâ formâ ratione materiæ et ratione dispositionis et actionis ipsius. Nam albaras magis intrinsecatur, imprimitur et infrigidatur membro propter ejus materiam adustam, ut dixi; et per consequens exsiccando et corrodendo magis profundari : in morpheis autem non sic in interioribus fieri ; immo in superficie talis defœdatio imprimitur*** (Guill. de Saliceto , *Chirurg.* , lib. I , c. 64).

Je ne citerai plus que le témoignage de Lanfranc. ***Item differunt***, dit-il, ***morphea et albaras; et conveniunt...... differunt in materiâ et formâ ; in cutis defœdatione conveniunt..... differunt quia virtus expulsiva fortis est in morphea, materia quoque pauca ; quare ad cutem tota mittitur. In albaras vero virtus expulsiva est debilis, materia corrupta multa : quare non solum cutem inficit, sed etiam carnem ; nec differt a leprâ, nisi quod albaras tantum inficit unum locum : lepra*** *vero inficit totum corpus* (Lanfranc, *Chirurgia magna, doctrina* 1, *tractat. tert.*, cap. 6).

A mesure qu'on arrive à des temps plus rapprochés, on voit l'histoire de l'albaras se fondre dans celle de la lèpre, et la première de ces affections n'est plus considérée que comme le commencement, comme un moindre degré ou comme une forme particulière de l'autre. *Albaras est in cute et in carne usque ad os*, dit Balescon de Tarente, *et sic videtur quod sit lepra particularis* (Philon., fol. 422, édit. 1535); idée qui avait du reste été déjà énoncée par d'autres écrivains que Lanfranc, notamment par des Arabes.

Mais il est temps de reprendre l'histoire de l'éléphantiasis; aussi bien cette maladie se trouvant liée désormais, dans les écrivains du moyen-âge et jusqu'au dix-huitième siècle, avec celle qui vient de nous occuper, nous pourrons les envisager simultanément quand nous aurons conduit l'histoire de l'éléphantiasis au même point que celle-ci.

Nous avons déclaré ne pouvoir prononcer d'une manière positive sur la question de savoir si la lèpre des Hébreux, décrite dans le *Lévitique*, était ou n'était pas l'éléphantiasis. Nous avons dit toutefois que la description qu'en donne Moïse devrait plus naturellement la faire assimiler à la *leucé* des Grecs; mais nous avons démontré en même temps, par des monumens empruntés à toutes les époques où ces maladies furent le mieux connues, que la *leucé* des Grecs était une maladie fort différente de leur lèpre. Un autre écrit, faisant également partie de la *Bible*, soulève les mêmes difficultés, et donne lieu aux mêmes remarques : c'est l'histoire de Job. Depuis Origène, beaucoup de critiques, et parmi eux le célèbre Machaelis

(*Introd. in lib. Jobi*, p. 117), ont soutenu que la maladie de Job était l'éléphantiasis. Hensler, au contraire, a cherché à établir (*Vom Abendländischen Aussatze im Mittelalter*. Hambourg, 1790, p. 193) que ce ne pouvait être que la *leucé* ou lèpre blanche, *weissen Aussatz*, comme il la nomme, attendu que l'auteur ne fait nulle mention de tubercules, bien qu'il semble qu'il n'eût pas dû les négliger dans le tableau pittoresque qu'il trace de cette affection terrible, la *fille aînée de la mort*, qui le tourmente et le défigure. Pour être bref, je n'indiquerai point en détail les passages du livre de Job, que Sprengel a rapprochés (dans sa thèse, soutenue par Bonorden : *De leprâ squammosâ*. Halle, 1795), pour combattre l'opinion d'Hensler. Ces argumens perdent leur force dès qu'on sait qu'on n'a plus à se décider, comme le pensait Sprengel, entre l'éléphantiasis et la lèpre des Grecs, mais entre l'éléphantiasis et une maladie (la lèpre blanche, *weisen Aussatz*) dans laquelle il n'est pas extraordinaire de voir les symptômes sur lesquels Sprengel insiste : l'altération profonde des os, des ulcères putrides et vermineux qui dévorent le corps *comme les mites dévorent un drap*, l'obscurcissement de la couleur de la peau, la puanteur repoussante de l'haleine, l'altération de la voix, le dégoût de la vie, et le désir de voir la mort mettre un terme à un état plus affreux qu'elle.

Quoi qu'il en soit, il convient de noter que l'auteur, quel qu'il soit, du livre de Job, connaissait parfaitement l'Égypte et l'avait sans doute habitée : or l'Égypte était dans l'antiquité le pays qui passait pour connaître seul l'éléphantiasis, comme on le voit par ces vers de Lucrèce :

Est elephas morbus, qui propter flumina Nili,
Gignitur Ægvpto in media, neque præterea usquam

. . . .
. . . . . aliis alius locus est inimicus
Partibus ac membris; varius concinnat id aer.
(*T. Lucretii, Car. de rerum naturâ, lib.* VI.)

Les autorités ne manquent pas pour prouver qu'en sortant de l'Egypte les Hébreux emportaient une maladie qui corrompait tout le corps. « *Plurimi authores consentiunt*, dit Tacite, *ortâ per Ægyptum tabe, quæ corpora fœdaret : regem Occhorim, adito Hammonis oraculo, remedium petentem, purgare regnum, et id genus hominum* (les Hébreux) *ut invisum Deis, alias in terras avehere jussum* (Tacit. *Hist.* Lib. V). L'abréviateur de Trogue Pompée dit la même chose, en ajoutant explicitement pour motif la contagion de la maladie : *Ægyptii .... responso moniti, Mosen cum ægris, ne pestis ad plures serperet, terminis Ægypti pellunt* (Justin, *Hist.* 36).

La maladie phénicienne mentionnée par Hippocrate était l'éléphantiasis, au jugement de Galien, dont l'opinion, exprimée d'une manière fort positive, reposait sans doute sur la connaissance qu'il avait de la fréquence de l'éléphantiasis dans la Phénicie aussi bien que dans l'Égypte, où il l'avait souvent observé, et où il avait pu étudier une partie des causes qui en font une affection endémique dans ce pays : c'est ce qu'on peut voir par le passage suivant : *In Alexandriâ quidem elephantis morbo plurimi corripiuntur propter victûs modum et regionis fervorem. At in Germaniâ et Mysiâ rarissima hæc affectio videtur, et apud Scythas lactis potatores nunquàm ferè apparuit. In Alexandriâ vero plurimum generatur ex victûs ratione. Comedunt enim farinam elixatam et lentem, et cochleas, et multa salsamenta, et nonnulli ex ipsis carnes asininas, et alia quædam quæ crassum et atræ bilis humorem generant* (Galien, *De arte curativâ ad Glaucon.* lib. II, cap. II, t. VI. Col. 415, ed. Froben., 1549).

Aristote paraît avoir connu sous un autre nom l'éléphantiasis; et l'on a supposé, non sans raison, qu'il avait dû l'observer dans ses voyages en Orient, ou du moins qu'il l'avait étudié d'après des renseignemens venus de ces pays. Ce qui le conduit à en parler, ce sont ces énormes hypertrophies partielles qui changent la forme de certaines parties au point de les rendre méconnaissables. « *Proximum huic est morbus*, dit-il, *quem satyriam appellamus, etenim in eo, præ abundantiâ fluxionis aut flatus crudi, in partes faciei decumbentes, facies animalis diversi, et satyri apparet.* (Aristote, *De generat. animal.*, lib. IV, p. 1311, ed. 1607, in-8°).

Il serait inutile d'ajouter ici la longue série de témoignages anciens et modernes qui prouvent que l'Égypte, la Syrie et les contrées environnantes furent de tout temps et sont encore aujourd'hui le principal foyer de la maladie dont nous faisons l'histoire; il est temps d'indiquer les invasions qu'elle fit à diverses époques en Europe, les progrès plus ou moins considérables qu'elle y fit selon les temps et les circonstances, les modifications qu'elle y éprouva, et surtout les travaux dont elle fut l'objet de la part des médecins.

Pline fixe au siècle qui précéda l'ère chrétienne l'époque de la première apparition de l'éléphantiasis en Italie. Voici comment il s'exprime :

« Nous avons dit que l'éléphantiasis avait été une maladie inconnue en Italie jusqu'au temps de Pompée le Grand; elle commença à se manifester au visage et aux

» narines, sous la forme d'une petite lentille : bientôt » elle envahit tout le corps. La peau est remplie de » taches de couleurs variées ; elle est inégale, épaisse » dans un endroit, mince dans un autre, dure et rendue » raboteuse comme par la gale; la peau finit par prendre » une teinte noirâtre, elle serre les chairs sur les os, » tandis que les doigts des pieds et des mains se tumé- » fient. Ce mal est particulier à l'Égypte, où, quand il » attaquait les rois, il était funeste aux peuples; car, pour » les guérir, on leur faisait des bains où il entrait du » sang humain. » (Pline, *Hist. nat.*, lib. XXVI, cap. 1, proem.)

Plutarque est à peu près d'accord avec Pline sur l'époque à laquelle on commença à connaître l'éléphantiasis en Europe; mais il ne s'explique pas sur la source où il avait pris naissance.

« Philon, le médecin, assurait que la maladie de la- » drerie avait été connue de bien peu de temps en çà, » parce qu'il n'y a aucun des anciens médecins qui en » fasse mention, combien qu'ils se travaillassent à traiter » de je ne sais quelles autres menuës subtilitez difficiles » à comprendre du vulgaire; mais je lui alléguay un tes- » moing de la philosophie, Athenedorus, lequel, dans » son premier livre des maladies populaires, escrit que » non seulement la ladrerie, mais aussi l'hydrophobie » vindrent premièrement en évidence du temps d'Asclé- » piade. » (Plutarque, *Des propos de table*, livre VIII, quest. 9e.)

Malgré l'accord de ces autorités, cette invasion de l'éléphantiasis en Italie pourrait bien n'être pas la première, car Plaute, dans une de ses comédies (*Miles gloriosus*) dont la date est antérieure de plus d'un siècle, fait dire à un de ses personnages : ***Herus meus elephanti corio circumtectus est non suo, neque habet plus sapientiæ quam lapis***; ce qui semble devoir désigner un éléphantiaque.

La maladie transplantée sur une terre étrangère n'y put prendre racine, et ne tarda pas à périr. ***Et hic quidem morbus***, dit Pline, ***celeriter in Italiâ restinctus est*** (***loc. cit.***). Du temps de Celse, qui suit d'assez près Asclépiade, à peine en trouvait-on de rares exemples en Italie. Voici comment s'exprime l'écrivain latin : « L'é-
» léphantiasis, comme l'appellent les Grecs, est une ma-
» ladie chronique presque inconnue en Italie et très fré-
» quente dans certains pays. Elle attaque si profondé-
» ment toute l'économie, que les os eux-mêmes ne sont
» pas épargnés. La surface du corps se couvre de taches
» et de tumeurs multipliées, qui, d'abord rouges, passent
» peu à peu à une couleur livide. La peau, inégalement
» épaisse et mince, dure et molle, est hérissée d'une sorte
» d'écailles. Le corps maigrit, tandis que le visage, les
» jambes et les pieds se tuméfient. Quand la maladie dure
» depuis long-temps, les doigts des mains et des pieds
» sont cachés sous cette tuméfaction. Il survient enfin
» une petite fièvre qui emporte en peu de temps le ma-
» lade accablé de tant de maux. » (Celse, *De med.*, lib. III, cap. 27.)

Les auteurs indiqués jusqu'ici n'avaient parlé de l'éléphantiasis qu'en historiens, et sur des renseignemens pris dans les livres ou la tradition : le premier qui en a traité en observateur est Archigène. Né dans la ville d'Apamée, en Syrie, il vécut et pratiqua assez long-temps dans un pays où cette maladie n'était nullement rare pour en connaître les diverses formes. Il en donna une bonne description, qui s'est conservée dans la compilation d'Aetius (*tetrab.* IV, serm. 1, cap. 120), et qui avait déjà passé tout entière dans le chapitre tant renommé d'Arétée sur l'éléphantiasis. Archigène paraît être le premier qui ait assimilé anatomiquement l'éléphantiasis à la ladrerie des cochons, en établissant que dans l'éléphantiaque, comme chez le porc, toutes les chairs sont criblées d'une multitude de tubercules; mais peut-être avait-on de tout temps assimilé ces deux maladies, car l'usage de la viande de cochon était interdit rigoureusement dans tous les pays où régnait l'éléphantiasis. On lit dans Plutarque (livre IV, quest. V, trad. d'Amyot) : « Mais il semble que les Juifs » abominent la chair de porc, pour autant que les barbares ont fort à contre-cœur et haïssent merveilleusement, entre autres maladies, la lèpre et le mal de St-Main; estimans que telles maladies dévorent et rongent à la fin les hommes auxquels elles s'attachent. Or, voyons-nous que le pourceau ordinairement a le ventre tout plein de lèpre, et couvert de cette fleur blanche, qui s'appelle psora, ce qui semble procéder de quelques mauvaises habitudes au dedans et de quelque corruption intérieure, se montrant au dehors par le dessus du cuir. »

Archigène est encore le premier qui, se fondant sur la moindre fréquence de la maladie chez les femmes, et sur l'un des symptômes qu'elle présente quelquefois, le satyriasis, ait compté la castration au nombre des moyens de traitement. On crut à l'efficacité de ce moyen, et divers auteurs citent des exemples de son application.

On a lieu de regretter la perte de la plus grande partie du chapitre que Cœlius Aurelianus avait consacré à l'éléphantiasis : nous y aurions trouvé sans doute une description de la maladie pleine de vérité comme sont toutes celles de cet auteur, et un exposé des opinions des médecins antérieurs, plus exact et plus complet qu'on ne peut le faire aujourd'hui d'après les fragmens qui nous en restent. Mais nous n'avons plus de ce chapitre que la partie relative aux traitemens proposés par Thémison et par d'autres, c'est à dire, selon l'habitude de l'auteur, la dernière et la moindre partie de ce qu'il renfermait sur l'art de traiter la maladie. La réflexion qui le termine est digne d'être recueillie. On recommandait de déporter dans des lieux inhabités le malheureux affecté d'éléphantiasis; « mais, dit Cœlius, l'humanité du médecin veut qu'on traite le malade et non pas qu'on s'en débarrasse : elle repousse de semblables moyens » (Cœlius Aurelianus *Morbor. chron.* lib. IV, cap. 1). Archigène avait mentionné la contagion comme probable; Cœlius Aurelianus l'énonce comme une chose reconnue : tous les écrivains postérieurs, jusqu'au XVIe siècle, en parlent dans le même sens. C'est une remarque sur laquelle nous reviendrons plus loin.

Nous ne répéterons pas ce qu'on a dit tant de fois sur la description de l'éléphantiasis donnée par Arétée : c'est le tableau le plus fortement tracé et le plus complet que nous ait transmis l'antiquité. (Arétée, *De morb. acut.*, lib. II, cap. 13.)

Ce n'est point par ces qualités que brille l'histoire que nous a donnée Galien de l'éléphantiasis ; il eut pourtant de nombreuses occasions de l'observer, puisqu'il rapporte avec quelques détails cinq cas de guérison obtenue par l'usage de la vipère, d'une maladie qu'il reconnaît pour être presque toujours incurable (Galien, *De simplicium medic. facultatibus*, cap 1, t. 5, col. 299, ed. Froben.,

1549). Sur quoi Galien s'étend le plus, c'est la théorie de la maladie, l'explication de ses diverses formes; il vous apprendra, à sa manière, pourquoi l'odeur des éléphantiaques est repoussante, pourquoi leur mal est contagieux, en un mot pourquoi tout ce qui constitue leur état se passe ainsi et non autrement. Tout cela n'est pas d'une grande importance et mériterait bien peu d'être lu si ce n'était précisément ce que les Arabes et les écrivains du moyen-âge, jusqu'au seizième siècle, se sont attachés à copier, à abréger, à étendre ou à commenter de toutes manières. C'est une clef qu'il faut avoir pour pénétrer le fond de certaines opinions qui seraient des énigmes sans une lecture préalable de Galien. (*De simplic. med. fac. — De arte curat. ad Glaucon. — De tumoribus. — De causis morborum*, etc.)

Après Galien il ne reste plus à citer, parmi les Grecs, que Aetius et Paul d'Egine; celui-ci pour avoir non pas mieux décrit la maladie qu'on n'avait fait avant lui, comme on l'a dit, mais pour avoir assez judicieusement copié Celse et Galien, et parce qu'il a été lui-même fort souvent copié; Aetius, parce qu'il a donné de précieux fragmens d'un ouvrage perdu d'Archigène. Il nous fournira dans ce qu'il a écrit sur l'éléphantiasis l'occasion de remarquer en passant jusqu'à quel point sont fondés ceux qui ont prétendu récemment le laver du reproche d'avoir été souvent peu scrupuleux dans l'indication des sources où il puisa les matériaux de son ouvrage. Dans un chapitre sur la vipère, il cite comme de lui une observation de guérison d'un éléphantiasis par l'emploi de ce moyen, qu'il tire de l'ouvrage de Galien cité plus haut. Il a l'impudence d'y parler en son propre nom, quoiqu'il copie jusqu'aux expressions mêmes de Galien. « Quand j'étais jeune, dit-il, voici un cas dont je fus témoin » (*tetrab.* I, sermo II, cap. 170); et c'est Galien qui avait vu et rapporté le fait.

Avec l'époque des Arabes s'ouvre une nouvelle source de confusion pour l'histoire de la lèpre du moyen-âge. Les médecins de cette nation connurent bien l'éléphantiasis des Grecs. Et comment ne l'auraient-ils point connu, habitant le pays natal de cette maladie, les lieux mêmes où Arétée avait tracé le tableau si pittoresque qu'il en a donné? Les Arabes connurent encore la lèpre des Grecs proprement dite, et ils ne se bornèrent pas à en transmettre l'histoire telle qu'ils l'avaient reçue; les occasions ne leur manquèrent pas d'observer la maladie, et de la décrire d'après leurs propres observations. Mais en outre, et c'est là la source de la confusion dont nous parlions, ils décrivirent les premiers, comme une affection tout à fait à part, une maladie des extrémités inférieures à laquelle ils donnèrent aussi le nom d'éléphantiasis. On ne peut s'empêcher de s'arrêter ici pour se demander si c'était bien une maladie nouvelle, et dont il fût alors question pour la première fois? On aurait lieu de s'étonner que les Grecs et les Romains l'eussent ignorée, eux qui connurent bien l'Égypte, où elle devait régner de leur temps, où elle était fréquente au temps des Arabes, où Prosper Alpino la retrouva au seizième siècle, et où elle n'a point cessé de se montrer même de nos jours. Or il faut savoir que les Égyptiens avaient été surnommés par les Grecs *Sarmenteux*, ce que Casaubon applique à la difformité très fréquente chez eux des extrémités inférieures; explication d'autant plus vraisemblable que les Arabes désignèrent quelquefois l'éléphantiasis par un nom qui rappelle celui-là, en rapprochant également la forme de la jambe éléphantiaque de celle d'un tronc de vigne. Quoi qu'il en soit, il suffit d'avoir rappelé que les Arabes furent les premiers à donner de cette maladie, nouvelle ou non, une histoire détaillée.

S'ils eussent eu l'esprit moins tourné aux subtilités dialectiques et moins asservi aux théories hypothétiques de Galien, ils auraient pu sans doute faire faire un grand pas à la science dans l'étude de l'éléphantiasis des Grecs, car ils étaient placés sur un théâtre d'observation infiniment plus favorable que les Romains et les Grecs. On devine aisément combien l'éléphantiasis dut être une maladie fréquente parmi eux, quand on voit le prophète leur faire un précepte de religion d'éviter l'approche des lépreux : « *Fuis le dschossan comme le lion.* »

Si l'on en croit D. R. Warburg, Jean Serapion est le premier parmi les Arabes qui ait distingué l'éléphantiasis de la lèpre, c'est à dire l'éléphantiasis des Arabes de celui des Grecs. N'ayant point à ma disposition l'ouvrage de J. Serapion, je ne saurais dire si Warburg est exact ou s'il se trompe. Mais je dois avertir que parmi les reproches que Haly Abbas fait à Serapion d'avoir laissé de nombreuses lacunes dans son ouvrage, se trouve précisément celui de n'avoir pas parlé de l'éléphantiasis. (*Haly filius Abbas*, lib. I *Theoriæ*, cap. 1; *Prologus libri*, fol. 6, édit. 1523.)

Haly Abbas, Rhazes et Avicenne sont les auteurs arabes qui ont traité avec le plus de développement et de la manière la plus complète de tout ce qui se rapporte aux éléphantiasis et à la lèpre. Il serait inutile de s'arrêter à l'exposition de leurs idées, qui du reste ne présentent rien de neuf. Haly Abbas a cela de particulier qu'il cherche à éclairer le diagnostic de la lèpre à son début et quand elle pourrait être encore cachée, afin de prémunir ceux qui auraient des esclaves à acheter contre le danger de faire l'acquisition d'un lépreux. Quel que soit le motif des recherches d'Haly Abbas, elles ont leur intérêt.

Je dois prévenir que la lecture préliminaire des Arabes n'est pas moins nécessaire à l'intelligence complète des écrivains européens du moyen-âge, que ne l'avait été celle de Galien à l'intelligence d'Avicenne et des auteurs de sa nation. Aussi a-t-il fallu poursuivre chez ces derniers l'histoire de la lèpre avant de parler des invasions de cette maladie dans nos contrées, bien que les premières remontent à une époque antérieure à celle de la culture de la médecine par les Arabes. On ne trouvera point cette marche irrégulière si l'on réfléchit que les médecins européens auxquels on doit des documens sur la lèpre sont tous d'une date postérieure à celle des Arabes.

Passons donc à cette partie de l'histoire de notre sujet que le savant et laborieux Hensler a prise pour objet de ses recherches : l'histoire de la lèpre d'Occident dans le moyen-âge.

Tantôt la lèpre fut transmise aux Européens par des émigrations de Juifs, tantôt par des Arabes, qui l'avaient puisée en Égypte, sur les côtes de Barbarie, ou dans d'autres contrées de l'Orient, et qui l'importèrent en Espagne, en Italie, et sur le littoral du midi de la France. Lorsqu'elle se manifesta chez les Lombards, vers 641, on crut la tenir des Grecs, avec lesquels ils avaient eu de fréquentes communications durant les longues guerres de leur roi Rotharis avec l'empire, dont le résultat fut la conquête de toutes les places qui restaient aux Grecs depuis les Alpes Cottiennes jusqu'à Lune en Toscane. Les mesures vigoureuses que prit Rotharis pour arrêter la communication du fléau en suspendirent d'abord les progrès et bientôt après l'éteignirent entièrement. Dans le code des lois des Lombards qu'il fit rédiger et qui fut publié le 22 novembre 643 (*Art de vérifier les dates*), il y en a une qui ordonne non seulement que les lépreux soient relégués dans des lieux isolés, mais qui les déclare morts civilement, les dépouille de leurs biens, et les réduit aux seuls secours de la charité publique. Cette loi fut adoptée dans la suite avec quelques modifications dans plusieurs provinces de France (*Coutumes de Normandie*, art. 224). En quelques endroits les lépreux furent frappés dans leur postérité : la coutume de Calais excluait du droit de bourgeoisie de cette ville les membres d'une famille dans laquelle il y avait eu des lépreux. (*Ordonnances du Louvre*, t. XII.)

C'était dans le huitième siècle que la lèpre avait fait apparition en France. Une ordonnance de Pépin-le-Bref, de l'an 757, permet le divorce entre une femme lépreuse et un mari sain, ou une femme saine et un mari lépreux (*Capitul. reg. Franc.*, ed. Baluze, t. I, p. 184). Les mesures prises alors pour s'opposer à la propagation de la maladie furent probablement sans effet, car, en 789, Charlemagne fut obligé d'en adopter de plus sévères. Les lépreux furent par lui retranchés de la société (*Capitul. reg. Franc.*). Mais ce fut surtout au douzième siècle que la lèpre se répandit en France et dans toute l'Europe, avec une rapidité et une violence jusque alors inconnues. Une multitude prodigieuse de chrétiens passèrent d'Occident en Orient pour aller disputer aux infidèles la terre sanctifiée par le tombeau de leur Dieu. Un nombre immense y périrent; ceux qui échappèrent au fer de l'ennemi, aux suites des débauches qui caractérisaient ces pieux brigands, rapportèrent de ces climats étrangers et insalubres toutes les maladies qui accompagnent des armées vaincues et en désordre, et notamment la lèpre. Cette affection redoutable se trouva pour ainsi dire tout à coup transplantée sur tous les points de l'Europe, et prit racine partout où elle trouva des conditions locales propres à la nourrir. Partout on fit de vains efforts pour en empêcher l'établissement et en arrêter la propagation. Tout individu soupçonné de lèpre était soumis à l'examen d'un chirurgien. L'existence de la maladie étant constatée, le magistrat s'emparait de la personne du lépreux pour en disposer selon les lois. S'il était étranger, on le faisait conduire dans le lieu de sa naissance, après lui avoir fourni un chapeau, un manteau gris, une besace et un petit baril. Rendu dans sa patrie, il ne rentrait point dans le sein de la société, l'église même le retranchait de la communion des fidèles par une cérémonie particulière. Les villes, les bourgs et les villages des environs étaient obligés par la loi de lui faire construire une petite maison de bois sur quatre étais; et après sa mort la maison avec tout ce qu'elle renfermait était livrée aux flammes.

Le nombre des lépreux croissait de jour en jour; les petites maisons qu'on leur bâtissait entraînaient des frais considérables. On imagina de les réunir dans un lieu commun appelé ladrerie, maladrerie ou léproserie. Leur entretien devint moins dispendieux, leur séquestration et leur clôture plus exactes, et il fut plus facile de régler leur régime et l'administration d'un traitement.

On peut se faire une idée de l'effrayante multitude des lépreux au treizième siècle par le nombre de ces établissemens. L'historien Matthieu Paris, sous l'an 1244, en compte dix-neuf mille dans toute la chrétienté. Il n'y a point erreur ou fausse interprétation dans ce nombre, comme on l'a supposé, car en France seulement, un peu avant cette époque, on comptait jusqu'à deux mille léproseries ainsi qu'il est prouvé par un article du testament de Louis VIII.

Mœhsen a exposé dans son histoire des sciences dans la Marche de Brandebourg les principales causes qui favorisèrent la rapide propagation de la lèpre en Europe après les croisades. (*Mœhsen, Geschichte der Wissenschaften in der Mark Brandenburg, besonders der Arznei-Wissenschaften*, p. 280.)

On croyait encore à cette époque à l'utilité de la castration comme moyen de traitement. Car dans une lettre du pape Innocent III à l'évêque de Paris, on voit le Saint-Père permettre à Michel, prêtre parisien, *châtré pour raison de la lèpre*, de conserver la dignité dont il était revêtu, par exception aux canons de l'église qui excluaient les eunuques des fonctions ecclésiastiques.

Le moine Guillaume de Malmesbury, dans sa chronique (*De gestis pontificum angl.* XI, p. 236, édit. Munich, 1601, in-fol.), rapporte que l'évêque Hugo, étant devenu lépreux peu d'années après son ordination, se laissa persuader de se soumettre à la castration. Il lui en advint ce qui arrivait sans doute ordinairement en pareil cas : *Itaque*, dit le chroniqueur, *et opprobrium spadonis tulit episcopus, et nullum invenit remedium, quoad vixit, leprosus*.

Plusieurs causes concoururent à l'extinction de la lèpre en Europe : le goût des pèlerinages disparut avec la manie des croisades ; les Juifs et les Maures d'Espagne, renvoyés dans le Levant ou sur les côtes de Barbarie, ne la répandirent plus dans le reste de l'Europe ; enfin, après que

Vasco de Gama, doublant le cap de Bonne-Espérance, en 1497, eut découvert un chemin pour faire par l'Océan le commerce des Indes orientales, l'Europe eut des relations moins directes avec le Levant, foyer de la maladie. Les marchands cessèrent de voyager en Égypte, en Syrie, et jusque dans la Perse d'où il leur arrivait si souvent de rapporter des marchandises précieuses et une maladie funeste.

Il faudrait un espace beaucoup plus étendu que celui que doit occuper cet article pour pouvoir donner un extrait de chacun des auteurs qui écrivirent sur la lèpre depuis le moine de Salerne Constantin l'Africain; je me bornerai à indiquer dans leurs ouvrages le lieu où ils traitent de l'éléphantiasis. Pour ceux qui n'auraient pas été convaincus par ce qui précède qu'entre l'éléphantiasis et la lèpre des Grecs, mais loin de cette dernière, il reste ou une autre maladie, ou une autre forme morbide, sans la connaissance de laquelle l'histoire de la lèpre du moyen-âge n'est point complète, pour ceux-là je croirai pouvoir affirmer qu'une lecture attentive des auteurs que je vais indiquer ferait cesser leurs doutes, et je ferai, pour n'y plus revenir, la même remarque à l'égard de la plupart des médecins modernes qui ont écrit sur la lèpre après l'avoir observée dans un pays où elle règne encore de nos jours, et où il leur a été donné d'en avoir à la fois un grand nombre d'exemples sous les yeux. Ce serait sortir des limites de l'histoire et faire un article dogmatique de répéter ces remarques ou de les étendre à l'occasion de chacun des auteurs qui pourraient y donner lieu. J'essaierai dans un autre endroit de tracer d'après les documens contemporains de la maladie le tableau de cette lèpre blanche dont il faut joindre l'histoire à celle de l'éléphantiasis, pour avoir complète celle de la lèpre du moyen âge. Les principaux auteurs de cette époque qui ont traité ce sujet, sont les suivants, etc. (Extrait du *Dictionnaire de médecine.*)

Histoire de la Gale.

De graves autorités se sont réunies, dans ces derniers temps, pour nier que la gale ait été connue des anciens. L'un de nos plus célèbres dermatologistes, M. Biett, a cherché à établir que c'est au lichen *agrius* de Willan que se rapporte un passage de Celse où l'on avait cru voir la description de la gale. Son opinion se fonde principalement sur ce qu'il n'est point fait mention dans ce passage de la contagion de la maladie à laquelle il est relatif. L'autorité de Galien, souvent invoquée dans le même sens que celle de Celse, est combattue, d'abord par le même motif, puis par l'assertion que le mot ψωρα, synonyme du mot *scabies* des Latins, ne peut être traduit en celui de *gale*, attendu qu'il désigne diverses affections squammeuses de la peau, et non pas celle qui nous occupe. M. Rayer, qui a fait avec beaucoup de soin l'histoire des travaux dont chaque maladie cutanée avait été l'objet, niant que les Grecs aient parlé de celle-ci, rapporte le passage de Celse au *lichen confluent et excorié*, notamment parce qu'il n'y est pas parlé de contagion, et refuse de voir la gale dans le ψωρα de Galien, parce qu'il n'est pas dit que celle-ci soit contagieuse, ou parce que, si cela est dit, dans un seul passage, il y a lieu de présumer que ce passage est relatif à une maladie des yeux, et non pas à la gale. M. Rayer ne croit pas davantage qu'Avicenne ait parlé de la maladie qui nous occupe ; car ce médecin arabe non plus ne parle pas de la contagion de la maladie dans la description de laquelle on prétendrait voir celle de la gale. Enfin, M. Rayer assigne à la gale le XIVe siècle pour première date de son apparition dans la pathologie, et c'est dans Guy de Chauliac qu'il la voit signalée pour la première fois d'une manière non équivoque ; car cet auteur décrit la *scabie*, et dit la *scabie* contagieuse. M. Rayer signale, après Guy de Chauliac, Vesale, Foreest et Van Helmont, comme ayant fait mention de ce caractère de la gale, et Willis comme ayant bien connu l'utilité du soufre dans son traitement.

Malgré le poids de ces autorités, je ne crains pas d'affirmer que la connaissance de la gale est d'une date fort antérieure à Guy de Chauliac, qu'elle fut connue des Arabes, qu'elle fut connue des Romains, qu'elle fut connue des Grecs, et que non seulement ils connurent la gale, mais même qu'ils n'ignorèrent ni son caractère contagieux, ni l'efficacité particulière du soufre dans son traitement. S'il ne fallait qu'établir ces divers points contradictoirement aux assertions opposées, il suffirait de montrer que le chapitre en question de Guy de Chauliac est pris *textuellement* dans Avicenne, Haly-Abbas et Rhazes, et que Rhazes, Haly-Abbas et Avicenne n'ont pas été moins fidèles que le chirurgien du moyen âge à reproduire les opinions empruntées par eux aux Grecs leurs prédécesseurs. Mais pour éviter les longueurs de la polémique, et pour donner une idée claire de la succession des recherches et des idées, il vaut mieux remonter directement aux sources, et les indiquer dans l'ordre que le temps leur assigne.

Hippocrate parle de la *psore* dans plusieurs endroits

de ses ouvrages, notamment dans le passage suivant :

« Lepra, et pruritus, et scabies (ψωρα) et impetigines, et vitiligo, et alopeciæ, a pituita fiunt. Sunt autem talia turpitudo magis quam morbi (*de Affectionibus*, ed. Linden. t. 2, p. 182, § 35). »

Ce passage ne suffit point pour nous apprendre quelle maladie désigne le mot ψωρα, employé par Hippocrate; on y voit, toutefois, qu'il s'agit d'une maladie de la peau, d'une maladie qui se rapproche du pruritus ou prurigo (κνησμος), d'une maladie peu grave; on peut ajouter qu'il s'agit d'une maladie contagieuse. Ce n'est point Hippocrate qui nous l'apprend; mais ce caractère de la psore est mentionné par Aristote. Dans la septième section de ses problèmes, le philosophe de Stagyre pose la question suivante :

« Cur a tabe, et lippitudine et scabie (ψωρα) capiuntur, qui appropinquarint : ab aquâ autem intercute, aut febre, aut stupore attonito, aut aliquo ex numero cæterorum malorum capi nequeunt ? »

Cette question suffirait pour établir que la maladie désignée par les Grecs sous le nom de ψωρα était une maladie contagieuse; mais la réponse qu'y fait Aristote mérite d'être rapportée, car elle peut servir à montrer que cette maladie était bien la gale. Voici cette réponse : « Sed scabies (η δε ψωρα) magis quam lepra, cæteraque vitia generis ejusdem, afficere potest : quoniam per summa corporis errat, et humore manat glutinoso : genus namque prurientium omne tale est. Itaque id ipsum quia per summa oritur glutinosumque est, nimirum idcircò attingere potest : cætera nequeunt, vel quia non per summa proveniunt, vel quia persistere suam ob siccitatem non possunt, quamvis per summam cutem oriantur (Aristote,

Problem., sect. VII, probl. 8, t. IV, p. 91, ed. de Duval). »

Le disciple et le successeur d'Aristote, Théophraste signale la malpropreté comme cause de la *psore*. Il dit dans son *Traité de la sueur* (Theophrasti, *lib. de sudoribus*, *in* ed. opp. Heins., p. 457) :

« Sæpè fit ut propter sudoris salsuginem pruritu quodam eruptiones oriantur varis similes. »

« Simili ratione fiunt scabies, papulæ, lepra et omnes cæteræ hujusce generis eruptiones. (*Ibid.*) »

L'étiologie de la psore, que donne ici Théophraste, n'exclut point l'idée de la contagion de cette maladie. La même remarque s'applique aux tentatives d'explications étiologiques du médecin de Pergame. Il ne faut point qu'on s'imagine trouver une preuve que Galien ne regardait pas la psore comme contagieuse dans l'opinion émise par lui que cette maladie a pour cause une affection mélancolique de la peau; car, pour chacune des maladies auxquelles il reconnaît incontestablement un caractère contagieux, il croit devoir surajouter à l'étiologie réelle que donne l'observation l'étiologie hypothétique que fournit sa doctrine pathologique.

Mais, d'ailleurs, que le fait paraisse ou non contradictoire, Galien dit positivement, et dans plusieurs endroits, que la psore se communique par contagion : « Et quidem quod aeris pestilens status febrem afferre consuevit, nemo sanæ mentis dubitavit, sicuti et pestilenti morbo laborantium conversatio periculosa, ne inde contagium contrahatur, quemadmodum *ex scabie* et lippitudine (Galen. *de different. febr.*, lib. I, c. 3). »

Et dans un autre traité : « Sed *ut psorâ* et lippitudine, *qui propius accedunt*, quidam corripiuntur inviti, sic...

etc. (Galen. *de Pulsuum differentiis*, lib. IV, c. 1). »

Si la psore se trouve placée, dans ces deux passages, à côté de la *lippitudo*, ce n'est pas parce qu'elle a pour siège l'organe de la vision, mais parce qu'elle est l'une des maladies très peu nombreuses qui partagent avec la blennophthalmie la faculté de se transmettre par contagion. Galien, en effet, ne reconnaissait cette faculté qu'à la peste, à la psore, à une espèce particulière d'ophthalmie, et, jusqu'à un certain point, à la phthisie pulmonaire. Et une preuve bien positive que le rapprochement de la *psore* avec la *lippitudo* n'indique pas qu'il s'agisse d'une maladie des yeux, c'est que, dans un autre ouvrage, Galien recommande contre la première de ces maladies plusieurs remèdes dans lesquels entre le soufre, et qu'on emploie en onctions *générales* et *dans le bain :*

« Ulmi folia trita in balneo inspergito, aut sulphure ignem non experto et sylvestri uva, et arsenico, et sandaracha ex oleo et aceto in balneo oblinito. — Aliud. Myrrha ex muliebri lacte cutem oblinito, aut dulcis radicis succum ex dulci vino potui offerto. Aut ova gallinæ integra in acetum acerrimum demitte per diem noctemque : quæ si tria fuerint, ipsis cum putaminibus in eodem aceto contritis, adjice sulphuris ignem non experti, arsenici scissilis, uvæ taminiæ, cerusæ, spumæ argenti, nerii succi, singulorum unciam unam, olei veteris quantum satis est : omnibus contritis *obline in balneo* (Galen. *de Medicinis facilè parabilibus*, cap. 77, *ad scabiem pruritumque*). »

Deux moralistes célèbres, du même siècle que Galien, Plutarque et Lucien nous fournissent un document qui n'est pas sans importance pour déterminer quelle maladie était la ψωρα, quand ils nous apprennent que, dans cette maladie, le besoin invincible qu'on éprouve de se gratter était si connu, qu'il était, en quelque sorte, passé en proverbe :

« Quid enim interest, si veritatem rei spectes satyriisne aliquis libidinem provocet, aut gustatum odoribus et condimentis irritet, ac scabiosæ partis alicujus instar pruritu semper titillationeque indigeat (Plutarchi *de Sanitate tuendâ*, *Opp. omn.*, t. II, ed. Xiland., in-fol., p. 114). »

« Delectatur enim, nescio quo pacto, istius modi argutias disputando, ut quibus psoram fricari est jucundum. (Luciani *bis accusatus*, versus finem. *Opp.*, t. II, p. 237, ed. Varior. Amsterdam, 1607 in-8°). »

Je ne rassemble pas ici tous les passages que pourrait fournir la littérature grecque sur cette démangeaison violente qui caractérise la ψωρα, sur cette jouissance qu'on éprouve d'abord à se gratter, jouissance qui finit par se convertir en un vrai supplice.

Je reviens aux auteurs médecins.

Théophanes Nonnus parle de la psore dans trois chapitres de son livre. Dans l'un (le 100e), l'on voit que la psore n'est pas le lichen ; dans un autre (le 234e), il dit que la psore siège à la superficie de la peau (ψωρα επιπολαιοτερα); et dans le suivant, qui est particulièrement consacré à la psore, les traitemens qu'il prescrit sont des remèdes employés en onctions, et dans lesquels entre le soufre. (Theoph. Nonni, *Epitome de curat. morbor.*, gr. et lat., ed. J. St. Bernard, Gottingue et Amsterdam, 1795, in-8°, 2 vol.)

Paul d'Égine aussi a parlé de la psore. Le peu qu'il en dit n'ajoute aucune lumière à ce qui précède, et j'aurais cru pouvoir me dispenser de le rapporter ; mais on prétend y découvrir la preuve que la psore était une affection squammeuse et non la gale, et je me ferais scrupule de ne pas fournir au lecteur le moyen d'en juger. Voici le passage de Paul :

« Uterque affectus (lepra et scabies) cutis aspritudo est cum pruritu, in qua corpus absumitur colliquaturque, originem ex melancholico humore trahens : sed lepra altam cutem orbiculatim depascitur, et piscium modo squamulas ex se remittit, scabies vero summa infestat potius, variè figurata, furfuraceaque remittit (Paul. Ægi-næt., lib. IV, cap. II). »

Rudesse de la peau, démangeaison, siège à la superficie du tégument, forme variable, détritus furfuracé : y a-t-il là quelque caractère exclusif de ceux de la gale, et qui doive faire prévaloir la conséquence qu'on en tirerait contre celles qu'il est impossible de ne pas déduire et des documens rassemblés plus haut et de ceux qu'on verra plus loin? Quant à moi, je n'y vois rien de semblable, mais on prétend trouver tout cela dans le *furfuracea remittit.* Ce sont ces deux mots qui suscitent une terrible difficulté à l'opinion que je soutiens sur l'ancienneté de la gale, et sur la connaissance qu'en eurent les Grecs. Heureusement pour cette opinion qu'un autre auteur grec, non moins respectable que Paul d'Égine, qui a puisé pour son chapitre sur la ψωρα aux mêmes sources, mais qui a puisé mieux que lui et avec plus de critique, heureusement, dis-je, qu'un autre auteur, Actuarius a pris soin de rejeter les *furfuracea*, et de dire qu'il n'y a de commun entre la lèpre et la psore que la *cutis asperitas* et le *pruritus.* Voici le passage d'Actuarius :

« Minus post elephantem mala est λεπρα, cui scabies et huic impetigines succedunt : sed lepra altius descendit et orbicularia exanthemata facit, et carnis quasdam colliquationes, ac λεπιδας (hoc est squamulas) remittit, unde etiam nomen adepta est. Non ita profunde scabies (ψωρα) penetrat, et variis figuris insignitur, *nec* furfuracea corpuscula rejicit. Lepram melancholicus succus committit: sed scabiem varii humores, earumque variæ miscelæ constituunt. Communis utrique est cutis asperitas et pruritus.» (*Actuarii med.*, *sive method. medend.*, lib. II, cap. 11.)

Les documens rassemblés jusqu'ici, et puisés dans la médecine grecque, nous montrent que la *psore* est une maladie de la peau différente du lichen, une maladie contagieuse, une maladie compagne de la malpropreté, une maladie essentiellement *prurigineuse*, une maladie contre laquelle le soufre a une propriété curative particulière. En suivant les traces de cette affection chez les Latins et chez les Arabes, nous arriverons, j'espère, à démontrer qu'elle n'est autre que la *gale* des Français.

Mais avant de passer aux Latins, et pour légitimer la transition que nous allons faire des écrits relatifs à la *psore*, chez les Grecs, à ceux qui ont pour objet la *scabies*, chez les Latins, invoquons le témoignage d'un médecin de la nation de ceux dont nous avons parlé jusqu'ici.

Aetius indique pour la *psore* une foule de remèdes à employer, soit à l'intérieur, soit surtout en lotions, en bains, en onctions, et ces remèdes sont ceux que les Latins, Scribonius Largus et Serenus Samonicus, par exemple, indiquent pour la *scabies*. (*Aet. tetrab.* IV, serm. I, cap. 126.)

Si nous disons après cela que Pline, l'auteur latin qui a le mieux connu les travaux scientifiques de la Grèce, traduit ψωρα par *scabies*, ou même emploie indifféremment les mots *scabies* et *psora* comme synonymes, il sera suffisamment démontré que nos recherches ne changeront pas d'objet en s'appliquant, comme il va être fait, à déterminer quelle maladie les Latins désignaient par le nom de *scabies*, et que tout ce qui sera établi pour la *scabies* le sera par conséquent pour la ψωρα.

Nous trouvons le mot *scabies* établi dans la langue latine avant l'époque où elle fut employée par les Romains à écrire sur les matières relatives à notre art; mais, soit qu'on le prenne au sens propre ou au figuré, il a toujours une acception qui révèle, chez ceux qui l'emploient, la connaissance de la gale. Ainsi, dans le dernier sens, c'est une vive *démangeaison*, comme dans ces vers d'Horace et de Prudence :

> Cum tu, inter scabiem et contagia lucri.
>
> Hor., Epist., lib. I, XII.
>
> Quisquis tacendi intemperans
> Silenda prurit prodere;
> Vexatur, et scalpit jecur,
> Scabiemque cordis sustinet.
>
> Aurel. Prud. περι Στεφανων, lib. I, v. 254-256.

c'est une *cuisante jouissance*, comme dans ce passage de Cicéron :

« Imitatrix boni, voluptas, malorum autem mater omnium : cujus blanditiis corrupti, quæ naturâ bona sunt, quia dulcedine hac et *scabie* carent, non cernimus satis (Cicéron, *de Legibus*, lib. I, c. XVII). »

c'est un principe contagieux, comme dans ce passage d'Ausone :

« Illico nostra illa poetica scabies cœpit exscalpere : cujus morbi quoniam facile contagium est, utinam ad te quoque prurigo commigret, etc. (Ausone, *Edyllia*, n° 335). »

et, au sens propre et positif, c'est une des maladies

les plus promptes à se propager par contagion. Au dire d'Horace, le galeux est un homme dont quiconque n'est pas fou évite avec soin le contact.

> . . . . quem scabies . . . . urget
> . . . tetigisse timent fugiuntque . . .
> Qui sapiunt.
> HORAT., *de arte poeticâ*, v. 453-56.

La *scabies* est dans les animaux une maladie semblable à la gale de l'homme, et contagieuse comme elle, ainsi qu'on le voit dans ces vers de Juvénal :

> . . . . . . Dedit hanc contagio labem,
> Et dabit in plureis : sicut grex totus in agris
> Unius scabie cadit . . . .
> JUV., sat. II, v. 78-80.

Les auteurs latins étrangers à la médecine me fourniront encore deux traits qui méritent d'être recueillis. L'un de ces auteurs, Prudence nous donne les moyens de juger à quel point la *scabies* était une maladie commune et connue de tout le monde, en nous apprenant qu'on lui avait élevé des autels :

> Par furor illorum quos tradit fama dicatis
> Consecrasse deos febrem scabiemque sacellis.
> AUREL. PRUDENTII, *Hamartigeniæ*, v. 157-158.

l'autre, Quinte-Curce parle de la *scabies* de l'homme et de sa contagion :

« Scabies corpora invasit et contagium morbi etiam in alios vulgatum. Oleum remedio fuit (Quint. Curt., *Hist.*, lib. IX, cap. X). »

Celse est le premier écrivain latin en médecine qui ait parlé de la *scabies* de l'homme. Voici le commencement du chapitre qu'il lui consacre. Je le rapporte ici, parce qu'il a été fort altéré dans la plupart des éditions de Celse qui ont été publiées depuis celle de Van der Linden ; je me sers des éditions primitives faites sur les manuscrits.

« Scabies vero, est durior cutis, rubicunda, ex quâ pustulæ oriuntur, quædam humidiores, quædam sicciores, exit ex quibusdam sanies, fitque ex his continuatis, exulceratio pruriens; serpitque in quibusdam cito. Atque in aliis quidem ex toto desinit, in aliis vero certo tempore anni revertitur. Quo asperior est, quoque prurit magis, eo difficilius tollitur : itaque eam quæ talis est αγριαν (id est feram) Græci appellant. »

Dans ce passage, disent les dermatologistes modernes, il n'est pas question d'un caractère essentiel de la gale, qui n'aurait pu être omis ni méconnu, de la contagion.

Mais vingt auteurs modernes, qui connaissaient parfaitement la gale, ont omis de le mentionner, précisément parce que personne ne l'ignore; et l'on vient de voir que chez les Romains les écrivains même étrangers à la médecine connaissaient la propriété contagieuse de la *scabies*.

En outre, continue-t-on, la gale ne se termine pas spontanément; elle ne revient pas à certaines époques de l'année.

Mais Celse ne dit point que la *scabies* se termine spontanément; il dit qu'aux uns elle guérit complètement, et pour ne plus reparaître, aux autres elle semble se dissiper pour reparaître à certaines saisons de l'année. Quant à cette dernière circonstance, où l'on croit trouver une preuve que la *scabies* ne saurait être la gale, je ferai remarquer que pour en apprécier la justesse et la valeur, il faut se mettre à un point de vue différent de celui où nous placent les progrès récens de l'art de guérir sur ce sujet. La découverte et la propagation de moyens de traitement qui guérissent la maladie en quelques semaines ou même *en deux jours* a modifié assez profondément sa marche, considérée en général, pour que des descriptions qui furent exactes autrefois ne soient plus reconnaissables aujourd'hui. Mais qu'on prenne la peine de lire cent auteurs qui aient fait l'histoire de la gale, telle qu'on l'observait dans certains pays où la misère et la malpropreté en faisaient une sorte de maladie endémique, telle qu'elle se comportait quand on l'abandonnait à elle-même, ou quand on n'employait que des traitemens incapables de la détruire dans son principe, et sur cent auteurs on en trouvera quatre-vingts qui parleront de ces alternatives de rémission ou de recrudescence suivant les saisons, dont il est question dans le passage de Celse.

Enfin, dit-on, c'est le *lichen agrius* de Willan, ou le lichen confluent et excorié, que décrit Celse sous le nom de *scabies*.

A cela, je réponds que, non seulement Celse a bien connu la différence de la *scabies* et du lichen, mais qu'il a parfaitement déterminé la forme élémentaire *papuleuse* de la dernière de ces affections, et qu'il en a décrit les différentes espèces avec plus d'exactitude (malgré sa concision) qu'on n'a fait pendant plus de seize siècles après lui. Il est nécessaire de fournir ici la preuve de ce que j'avance. Voici donc la description que donne Celse des diverses sortes de lichen :

« Papularum duo genera sunt. Altera est, in quâ per minimas pustulas cutis exasperatur ; et rubet, leviterque roditur, medium habet pauxillo lævius : tardè serpit (lichen simplex). Idque vitium maxime rotundum incipit, eademque ratione in orbem procedit (lichen circumscriptus). Altera autem est, quam αγριαν, id est feram, Græci appellant, in qua similiter quidem, sed magis cutis exasperatur exulceraturque, ac vehementiùs et roditur et rubet (lichen agrius), interdum etiam pilos remittit (lichen pilaris) Cels., *de Re med.*, l. v, c. xxviii, § 18). »

Du reste, il est bon de savoir que ce n'est point dans la description de la *scabies* de Celse que Willan lui-même retrouvait son lichen, mais dans celle que je viens de rapporter; et, quant au *lichen agrius*, le célèbre dermatologiste anglais le retrouve, et avec raison, dans le passage suivant, tiré du chapitre sur l'*impetigo* :

« Alterum genus (impetiginis) pejus est, simile papulæ feræ, sed asperius rubicundiusque, figuras varias habens : squamulæ ex summâ cute discedunt, rosio major est, celeriùs et latiùs procedit, certioribusque etiamnum quam prior temporibus et fit et desinit. Rubra cognominatur (Cels., *de Re med.*, lib. v, cap. xxviii, § 17). »

Indépendamment des remarques qui précèdent, les preuves directes ne manquent pas pour démontrer que la *scabies* de Celse et la gale des Français ne sont que la même maladie. Je ne craindrai pas de compter parmi ces preuves la remarque faite par Celse que la *scabies* existe chez le mouton aussi bien que chez l'homme, et s'y guérit par le même remède : « Sulphur pice liquidâ mixtum, sicut in pecoribus proposui, hominibus quoque scabie laborantibus opitulatur (*loc. cit.*); » car depuis que Abildgaard, Rudolphi et Walz ont démontré que la ressemblance de la maladie dans l'homme et les animaux s'étend jusqu'à l'existence, chez ces derniers, d'un sarcopte qui la produit, la propage et l'entretient, les rapprochemens que fournissent sur ce sujet les agronomes ou les vétérinaires de l'antiquité acquièrent un haut degré d'importance. Je crois donc devoir mentionner ici ceux qui ont traité de la *scabies* des animaux, comme pouvant servir à éclaircir de plus en plus la question que nous agitons.

Columelle en parle, et recommande d'y porter promptement remède, si l'on ne veut qu'elle se propage par contagion dans tout le troupeau :

« Huic (scabiei) primo quoque tempore occurrendum est, ne totam progeniem coinquinet, et quidem celeritèr, cum et alia pecora, tum præcipuè oves contagione vexentur (Columel., lib. VII, 5.) »

(Conf. Geoponic.; l. XVIII, 13.)

Végèce compte la gale (*scabies*) des animaux au nombre des maladies qui se transmettent par contagion (l. III, c. II, p. 163, ed. J. M. Gesner. Manheim, 1781). Il en traite plus loin avec développement :

« Scabies jumentis deformem passionem et interdum periculum generat; contagiosa namque est et transit in plures (*ibid.* l. III, c. 71, p. 256). » Il est inutile de rapporter la longue liste des remèdes qu'il recommande, Il suffit de dire que c'est la répétition à peu près exacte de ce que les médecins ordonnaient pour la *scabies* de l'homme, et que le soufre fait la base de ces remèdes.

Pline a parlé avec le même soin de la *scabies* de l'homme et de celle des animaux, à l'occasion des substances employées pour les combattre, et qui sont à peu près les mêmes. Il nous ramène aux auteurs latins qui se sont occupés exclusivement de la médecine humaine. Nous n'en citerons plus qu'un petit nombre :

Macer Floridus, qui, dans un vers sur la *scabies*, exprime très bien cette démangeaison caractéristique de la gale qui fait qu'on se déchire :

Pruritus mordax, scabiesque cutis laceratrix.

(*De viribus herbarum sub voce paratella*, fol. 144, édit. Aldin. med. antiq. lat.; Venise, 1547, in-folio.): Serenus Samonicus, qui, écrivant surtout pour le peuple, nous montre que la *scabies* était une maladie commune dans cette classe, et dont les principales causes étaient la misère et la malpropreté.

Illotus sudor et inopia nobilis escæ
Sæpè gravi scabie correptos asperat artus.
Ergo lutum prodest membris adhibere fricatis,
Quod facit ex asino saccatus corporis humor.
Nec pudeat tractare fimum, etc.

QUINT. SER. SAM., *de Medic. præcepta salub.*, c. VI.

Je nommerai Théodore Priscien ou Octavius Horatianus (*Euporiston*, lib. I, c. 31), qui recommande particulièrement l'usage des bains sulfureux contre le prurit et la gale; et je terminerai par le dernier des Latins qu'on considère comme appartenant à la médecine ancienne :

Trotula a consacré, dans son traité *de passionibus mulierum*, un chapitre (cap. 60) à la *scabiès*. Ce chapitre n'a que deux lignes; mais il est intitulé *de Scabie manuum;* il commence par ces mêmes mots; il mentionne un remède employé dès long-temps, et long-temps conservé depuis dans le traitement de la gale; ainsi, par cette dernière circonstance, et par l'indication du siège de la maladie, il fournit une nouvelle preuve que la *scabies* des Latins n'est point différente de notre gale.

Je passe maintenant aux Arabes, chez lesquels nous trouverons des preuves non moins positives du même fait.

Rhazès signale comme causes principales de la gale la malpropreté, l'habitude de ne point prendre de bains, et de ne changer que rarement d'habits et de linge (*de Med. ad Almanz.*, l. V, cap. XXVIII).

Rhazès est bien précis en ce qui concerne la contagion de la scabies :

«Ægritudines vero quæ de uno transeunt ad alium, sunt lepra, et *scabies*, et phthisis, et febris pestilentialis. Quæ tunc accidunt, quum aliqui in mansionibus angustis cum hominibus ista patientibus....... sedent. » (Rhaz., *Opuscul.*, Bâle, 1544, in-fol., *de Re med.*, l. IV, c. 24.)

On a lieu de s'étonner que Rhazès, le premier médecin qui a décrit la variole, et un de ceux qui l'ont le mieux connue, ne dise rien de cette maladie quand il fait l'énumération de celles qui se propagent par contagion, et qu'il n'ait rien dit de cette faculté dans la description si complète qu'il a donnée de la variole. Ce fait seul suffit pour montrer combien peu on est autorisé à nier qu'un médecin de l'antiquité ait connu une maladie, parce qu'il manque un des caractères essentiels de l'affection dans la description qu'il en donne.

L'écrivain arabe qui décrit le mieux, sans comparaison, la *scabies*, est Haly-Abbas. Voici comment il s'exprime :

« Maxime hæc (scabies) contingit comedentibus multum et accipientibus ea cibaria quæ grossos gignant chimos, et qui a balneis abstinent ; est autem pruriginis maxime illi qui non lavatur. Multiplicantur namque sordes in corpore residentes (un autre traducteur dit : quibus prurigo in corpore nascitur propter lutum in corpore coadunatum).

» Scabiei autem signa sunt pustulæ parvæ, quæ rubeæ incipiunt, dehinc aperiuntur (autre traduction : incipientes rubeæ et postea inflativæ) et est cum eis pruritus insignis. Et magis in manibus fiunt et inter digitos, ac in cubitis et ossanio et confinibus nonnunquam autem in toto fiunt corpore. » (Haly-Abbas, *Liber totius medicinæ necessaria continens*, lib. theor. VIII, cap. XVII, *fol.* 97, ed. de Lyon, 1523, in-4°; vel *Omnia opera Ysaac*. Lyon, 1515, in-fol.)

Au livre IV de sa *Pratique* (chap. VI), Haly-Abbas rapporte à Galien et à Dioscoride les moyens de traitement qu'il indique, tels que l'huile, le soufre, les eaux sulfureuses, les eaux de mer, etc.

Avicenne, que M. Rayer croit n'avoir rien dit de la contagion de la *scabies*, est au contraire bien formel à cet égard :

« Et est præterea, dit-il, ex ægritudinibus quædam, quare de uno ad alium transit, sicut lepra, *et scabies*, et variola, et febris pestilentialis, et apostemata putrida, etc. » (Lib. III, fen. 16, tr. 3, c. 6, 67.)

Il n'oublie pas d'indiquer le siège le plus ordinaire de la gale : « Et non accidit plurimum nisi inter digitos, quia sunt debiliores ». (Avicen., lib. IV, fen. 7, tr. 3. c.); et, comme pour suppléer à l'insuffisance de sa description, le nom d'Haly-Abbas, cité en marge, indique la meilleure source.

Je citerai ici, par occasion, un passage d'Avenzohar, auquel nous aurons occasion de faire allusion, quand nous ferons l'histoire de l'*acarus scabiei*.

« Oriuntur aliqui in corpore sub cuti exterius pediculi parvunculi qui, cùm excoriatur cutis, exeunt animalia viva tam parvuncula quod vix possunt videri. » (*Theicir.*, lib. II, cap. XIX.)

Mais Avenzohar, il faut le dire, n'indique aucun rapport entre ces petits insectes et la gale, dont il a traité dans un autre endroit de son ouvrage.

Les autres médecins arabes traitent la plupart de la

gale comme d'une maladie commune ; ils expliquent tous la pathogénie de cette affection et de ses diverses formes, mais ils ne la décrivent pas, et ils n'ajoutent rien à son traitement.

Mais ce qui précède me paraît suffire pour établir que la maladie décrite par les Arabes sous un nom que les traducteurs ont rendu par celui de *scabies* ne saurait être prise pour une autre maladie que la gale.

Cela va devenir de plus en plus évident, à mesure que nous allons suivre la reproduction et le développement des idées des Arabes dans les ouvrages des premiers auteurs de notre pays, où nous avons puisé directement les élémens de notre science d'aujourd'hui.

Passons donc aux médecins occidentaux du moyen-âge. Nous ne parlerons que des premiers; car depuis Guy de Chauliac, dans lequel on convient que se trouve la description de la gale, la tradition n'a plus été rompue, et l'histoire n'a plus à s'occuper de savoir si l'on connut ou non l'existence de la gale, mais à déterminer ce que l'on sut à chaque époque sur la pathologie et la thérapeutique de cette maladie.

Constantin l'Africain, le plus ancien des médecins modernes, a suivi de tout point Haly-Abbas, ou Ysaac, et de si près même, qu'on lui reproche de n'être que le traducteur de l'ouvrage qu'il a donné sous son nom (*Viaticum*); mais, copiste ou non, il n'en est pas moins propre à montrer que la maladie dont il parle sous le nom de *scabies*, et qui n'a cessé de le porter chez nous jusqu'à ce qu'elle ait reçu celui de *gale*, est bien la même maladie dont les Arabes avaient parlé sous une dénomination à laquelle les traducteurs substituèrent celle de *scabies*.

Arnaud de Villeneuve, médecin du treizième siècle,

nous montre tout aussi clairement qu'il a connu la gale, et qu'il retrouve la maladie qu'il décrit à ce titre dans les écrivains de tous les temps.

« Scabies seu pruritus fiunt ex superfluis humoribus quæ ad cutis superficiem transmittuntur..... In scabie igitur manifeste signa apparent scilicet scabies et pruritus per totum corpus et maxime in inferioribus partibus circa nodos et juncturas, etc. » (Arnald. Villanov. *Breviar.*, lib. II, cap. 43.)

Pierre d'Abano, le disciple d'Arnaud de Villeneuve, disserte sur la gale d'après Hippocrate, Aristote, Galien, Théodore Priscien et d'autres, et finit un de ses paragraphes en disant : « Et est ægritudo contagiosa, etc. » (*Petri Aponens. conciliat. different.*, diff. 180, § 3.)

Gaddesden, l'auteur de cette *Rosa anglica* contre laquelle Guy de Chauliac lance une si mordante épigramme, a connu la gale tout aussi bien que le célèbre chirurgien d'Avignon, et il permet de retrouver plus facilement encore les sources antiques où il avait puisé tout ce qu'il en savait.

« Scabies est ex numero morborum contagiosorum... Sic definitur : scabies est infectio pustulosa, in exterioribus corporis membris ut plurimum existens, aliquando magnam corporis partem occupans, cum pruritu magno, et vigiliis, seu somni carentia : interdum sicca, interdum cum humiditate extranea conjuncta, squamas producens, et alios inficiens ; ex phlegmate salso, vel cholera adusta, aut sanguine corrupto, ut plurimum generata (Gaddesden, *Rosa anglica*, *etc.*, ed. Schopffii, 1595, in-4°, p. 1112.)

« Si (scabies) fuerit a sanguine, tum locus vergit ad ruborem cum humiditate, magno pruritu, magnaque delectatione in scalpendo; licet in fine sentiatur dolor. Si fuerit de phlegmate adusto, vel salso, tunc sunt ibi squamæ, sanies, et pruritus vehementissimus, atque delectatio in scalpendo, in fine dolor vehemens..... Si fuerit de melancholia, totus locus in circuitu vergit ad nigredinem; pustulæque ac scabies erunt siccæ, cum modica ponderositate, et virulentia parva, et conjunctus est in istis pruritus, cum furfuribus et squamis. Si fuerit de cholera, locus vergit ad citrinitatem, cum magno pruritu, siccitate et fissuris. » (*Op. cit.*, p. 1117.)

Gaddesden invoque sans cesse l'autorité d'Avicenne, à qui il emprunte le fond de son ouvrage. Il indique une multitude de remèdes entre lesquels on remarque plusieurs onguens faits avec l'axonge et le soufre, avec ou sans addition de mercure ou de litharge.

Bernard de Gordon, qui est également antérieur à Guy de Chauliac, savait sur la gale tout ce qu'a su Chauliac, et le tenait des anciens.

Bern. Gordon en distingue trois espèces. Il intitule la première : *Scabies non ulcerosa nec squamosa*, et il la définit :

« Scabies est *infectio cutis*, aliquando squamosa, pruriginosa, aliquando sicca, aliquando humida, aliquando saniosa, ut plurimum in extremitatibus, aliquando magnam partem corporis occupans. » — Dans sa deuxième *rubrique*, *de Scabie ulcerosâ siccâ*, *cum squamis*, il dit : « Hæc scabies frequenter accidit in manibus, etc. » (Gordon, *Lilium medicinæ*, particula 1, cap. 24, rubr. 1 et 2.)

On trouve dans Brunus et dans Théodoric une grande partie de ce qu'il y a dans Guy de Chauliac sur la gale; mais comme il serait fastidieux de répéter, à l'occasion de chaque copiste, ce qui a déjà été indiqué dans des écrivains antérieurs, je me bornerai à citer encore Lanfranc, dans lequel on retrouve cette circonstance, à laquelle on attache tant d'importance : la mention de la contagion de la maladie :

« Pruritus et scabies fiunt semper de salsis humoribus quos abhorret natura et ad cutis superficiem eos expellit.

» Et accidunt cùm nutrientia comeduntur salsa et multum acuta, et vinum bibitur purum et forte. Et accidunt eis qui laborant et vigilant, et balneo parum utuntur, et raro pannis linteis mutantur, et est de ægritudinibus contagiosis : quæ de uno transit ad alium.

» Hæc ægritudo quidem per aliquos dicatur alia sanguinea, alia cholerica, alia flatica, alia melica secundum diversitates humoris salsati : tum cura reducitur ad bimembrem. Nam species scabiei : alia sicca : alia humida. Sicca appellatur pruritus, humida vero scabies. » (Lanfranc, *Chirurg. major*, tract. III, doctr. I, cap. V.)

Je m'arrête ici, et ne pouvant renfermer dans un article historique tout ce qui pourrait contribuer à faire partager au lecteur des convictions qui résultent pour moi de la comparaison de tous les ouvrages de l'antiquité qui ont quelque rapport avec le sujet, je déclare qu'il n'y a dans Guy de Chauliac pas un fait, pas une idée, pas un mot peut-être, relativement à la gale, qui ne se trouve dans des auteurs beaucoup plus anciens que lui.

Les siècles qui ont suivi le quatorzième ne nous offrant ni aucune erreur à relever, ni aucune découverte importante à signaler, passons à l'histoire d'un des points qui ont le plus occupé les dermatologistes modernes, à l'histoire des opinions sur l'*acarus scabiei*.

En 1634, Mouffet décrivit, dans son *Theatrum insectorum*, l'insecte de la gale :

« Ita sub cute habitat syro, ut actis cuniculis corpori, præcipue manibus, ingeneret, extractus acu et super ungues positus movet, si solis etiam calore adjuvetur. »

Il fit déjà la remarque que ce n'est point dans les vésicules psoriques qu'il faut chercher l'acarus, mais à côté :

« Hoc obiter observandum, syrones non in ipsis pustulis, sed prope habitare, humore aqueo in pustula absumpto vel exsiccato, brevi omnes intereunt; neque syrones isti sunt de pediculorum genere, nam illi extra cutem vivunt, hi vero, non. »

Du reste, Mouffet donne le nom allemand de l'insecte de la gale, ce qui prouve qu'il était déjà connu des Allemands; il a même soin de rappeler le passage cité plus haut d'Avenzohar.

Vingt ans après Mouffet, en 1657, Hauptmann, le fameux fondateur de la *Pathologie animée*, dans un ouvrage sur les eaux de *Wolkenstein* (*Uralter Wolkensteinischer warmer Bad-und Wasserchatz zu unser lieber Frauen auf dem Sande genannt*. Leipzig, 1657, in-8°, fig.), signalait la ressemblance de l'acarus de la gale avec celui du fromage, et donnait du premier, qu'il avait observé au microscope, une figure grossière.

En 1687, Jo. Cosmo Bonomi, s'appropriant les expériences de Cinelli et de Cestoni, donna, dans une lettre adressée à Redi, une description plus soignée et plus complète de l'acarus de la gale, accompagnée de figures qui ont été souvent copiées depuis. (*Osservazioni intorno a pellicoli del corpo umano*, Florence, 1687, in-4°; lat. donat. a. Jos. Lanzoni, *in Misc.; Ac. nat.*

cur., dec. II, an. 1691, app. p. 33, fig.; et *in Philos. Transact.*)

Ces publications furent à peu près sans aucune influence sur la pathologie de la gale, quoiqu'un certain nombre de médecins eussent admis l'existence de l'acarus; et toute l'autorité du nom de Linné suffit à peine pour appeler l'attention sur le rôle que devait jouer cet insecte dans la production de la maladie. Il est vrai qu'en accolant le résultat d'observations positives sur l'insecte de la gale à des suppositions gratuites sur de prétendus insectes produisant tous les exanthèmes (*Diss. exanthemata viva*, Upsal, 1757), l'illustre naturaliste devait compromettre le succès d'une vérité qui eût paru bientôt incontestable si on l'eût présentée dégagée de tout accessoire erroné.

Des naturalistes s'occupaient seuls de ce sujet.

Geoffroy, dans son *Histoire des insectes*, donnait, en 1762, une description de l'acarus de la gale; Pallas établissait, contre Linné, dont l'opinion avait varié à cet égard, la différence de cet insecte d'avec celui de la farine, et de Geer donna les caractères de l'un et de l'autre.

Quoi qu'il en soit de ces recherches, la gale était toujours regardée comme une maladie de cause interne, comme une éruption souvent critique, qu'il n'était pas toujours prudent de combattre, comme un vice quelquefois très profond et presque impossible à déraciner.

Il est bien surprenant que l'homme qui opéra une révolution complète dans les idées à cet égard, qui ruina la vieille pathologie *psorique*, qui débarrassa la science d'une foule de préjugés, et la ramena aux seuls principes que l'observation sanctionne, qui l'exposa enfin, il y a juste un demi-siècle, telle à peu près qu'elle existe aujourd'hui, il est bien surprenant que cet homme soit à peine connu en France. Il est bien étrange qu'au milieu des débats deux fois renouvelés chez nous sur l'existence ou la non-existence de l'acarus, sur le rôle que joue cet insecte dans la production de la gale, sur toutes les questions relatives à l'étiologie de cette affection, etc., débats qui ne sont que la répétition de ceux qui eurent lieu il y a cinquante ans, le nom de Wichmann n'ait pas été prononcé, ou l'ait été tout au plus par des écrivains qui ne connaissaient de ce grand observateur que son nom. Sur tous les points dont il s'est occupé, Wichmann n'a guère laissé à ses successeurs autre chose à faire qu'à confirmer ses observations et ses principes.

Les uns et les autres furent étendus par Abildgaard, Banks et Rudolphi à la gale des animaux domestiques, et depuis, en 1809, particulièrement à celle du mouton, par Walz (*Natur und Behandlung der Schaf-Räude*. Stuttgard, 1809, in-8°; trad. fr. Paris, 1811, in-8°).

Le professeur Hecker, d'Erfurt, qui, pour vérifier la justesse des observations de Wichmann, s'était inoculé la gale, a fait judicieusement remarquer que les *vésicules* seules sont produites par l'acarus, mais que les *pustules* qui s'y trouvent mêlées, notamment chez les personnes à peau irritable, ne doivent point leur origine à la présence de l'acarus (Wichmann, *Ætiologie der Krätze*, p. 58).

Ces faits touchent déjà à l'exposé des opinions actuelles. Je m'arrête ici, pour passer à la bibliographie. (Extrait du *Dict. de méd.*)

CHAPITRE V.

FRAGMENS DE L'HISTOIRE INTRINSEQUE DE LA CHIRURGIE.

Amputation (Histoire).

Je ne puis donner ici qu'un aperçu bien bref de l'histoire de la chirurgie des amputations; mais je m'efforcerai de n'y faire entrer que des documens authentiques et puisés aux sources. Nul point de l'histoire de la chirurgie n'exige plus impérieusement qu'on s'impose ce devoir ; car il n'y en a pas sur lequel aient eu cours plus d'inexactitudes ou d'erreurs : l'histoire la plus exacte, en passant de main en main, n'arrive pas à la troisième copie sans être pleine de faussetés, qui se répètent et se perpétuent à l'infini. Ainsi, pour citer quelques exemples, dans combien de livres ne trouve-t-on pas Hippocrate et les chirurgiens anciens, en général, cité comme partisans de l'amputation dans les articles? Comme si l'on pouvait citer à titre d'amputation dans les articles, et invoquer comme exemple de cette opération, le retranchement d'une portion gangrenée d'un membre fait au niveau d'une articulation déjà à moitié divisée, pour n'avoir pas d'os à scier. Ainsi, Sprengel prétend trouver dans Celse l'idée de l'amputation à lambeaux; dans Héliodore, la proscription de l'amputation dans les articles; dans le même, l'amputation en plusieurs temps, à la manière de Petit; dans Paul d'Egine, le premier exemple, depuis Celse, du conseil donné d'amputer dans le mort; dans Guy de

Chauliac, une méthode particulière d'amputer sans effusion de sang, laquelle consisterait à étrangler un membre par une ligature pour le faire tomber de lui-même. Eh bien! tout cela est faux, et tout cela a été répété, et quelquefois rendu plus faux encore, dans beaucoup d'ouvrages plus récens. J'aurai d'autres erreurs à signaler encore dans cet article; je pourrai quelquefois, sans les discuter, me borner à y substituer ce que je crois être la vérité. J'engage, dans tous les cas, à remonter aux sources, et, quand j'émets des opinions différentes de celles qui ont cours, à décider, après examen, de quel côté est l'exactitude, de quel côté est le défaut de critique.

L'histoire de la chirurgie des amputations se compose de l'exposé des préceptes relatifs à la détermination du lieu où la section devait être faite, des moyens employés pour se rendre maître du sang pendant l'opération, des méthodes diverses suivant lesquelles se faisait la division des parties, des procédés suivis pour arrêter les hémorrhagies et mettre à l'abri de leur retour, enfin des différens appareils ou modes de pansemens. On peut y joindre l'exposé des cas dans lesquels les chirurgiens trouvèrent une indication positive de la pratiquer; mais ceci ne regarde que la chirurgie moderne, car jusqu'au quinzième siècle l'amputation ne fut guère faite que dans des cas de sphacèle.

Nous n'avons pas de renseignemens suffisans pour juger la chirurgie des anciens Grecs sous tous les rapports qui viennent d'être indiqués; toutefois nous apprenons dans les œuvres d'Hippocrate qu'on amputait, de son temps, dans la partie morte du membre, près des limites de la gangrène, mais sans toucher au vif, de peur de causer une *défaillance* mortelle. Nous y voyons de plus qu'on ne pratiquait la section que dans les articles, et que l'on abandonnait à la nature le soin de limiter la gangrène et de séparer du vif toute la partie morte que le couteau du chirurgien avait dû respecter. « J'ai vu, dit-il, l'os du fémur, dépouillé des chairs qui l'environnent, se séparer le quatre-vingtième jour : cependant la jambe de ce jeune homme avait été coupée le vingtième au genou (Hipp., *De Articulis*). » Quant à des moyens de prévenir ou d'arrêter l'hémorrhagie, on devine sans peine que, dépourvus, comme ils l'étaient, de notions anatomiques, les anciens n'en connaissaient pas ; de là le précepte indiqué tout à l'heure, de couper dans la partie sphacélée pour éviter les défaillances mortelles.

A cela se réduisit, jusqu'au temps d'Hippocrate, la chirurgie des amputations ; si même on peut donner le nom d'amputation à l'opération par laquelle on débarrasse un malade d'une portion de membre qui, en quelque sorte, ne lui appartient plus, en laissant subsister dans toute sa force la maladie qui menace ses jours.

Quatre siècles séparent Celse d'Hippocrate, et quatre siècles remplis par l'époque la plus brillante de la médecine grecque, et par les célèbres travaux de l'école d'Alexandrie. Aussi la chirurgie des amputations se présente-t-elle, dans l'ouvrage de l'encyclopédiste romain, sous un aspect tout nouveau. Ici, en effet, non-seulement c'est bien cette opération hardie, qui agrandissant, en quelque sorte, les ravages du mal avec l'assurance de les maîtriser et d'y mettre un terme, sait faire le sacrifice d'une partie encore vivante d'un membre pour sauver les jours d'un malade ; c'est encore une opération savante dont tous les temps sont calculés d'après les données fournies par une vaste expérience, et pour des résultats où tout est prévu. Ennemi de la prolixité, Celse pousse malheureusement ici la concision à l'extrême, et sa description, qui laisse entrevoir plus qu'elle ne présente clairement des perfectionnemens remarquables dans l'opération, ne fut, pendant bien des siècles, que fort imparfaitement comprise. Toutefois il est difficile au lecteur attentif de ne pas y voir le précepte donné de relever la peau vers la racine du membre qu'on ampute, puisque après l'opération elle doit recouvrir sans effort la plus grande partie de la plaie. Il serait plus difficile encore de ne pas y trouver la conviction que Celse a parfaitement connu la tendance des chairs à se rétracter, et la disposition de l'os à faire saillie à l'extrémité de l'os du moignon, puisqu'il énonce le principe que l'os doit être amputé plus haut que les chairs, et qu'il propose, pour le faire, une méthode que quelques chirurgiens regardent encore aujourd'hui comme la meilleure. Enfin il exprime d'une manière positive l'intention d'obtenir autant que possible une réunion immédiate et sans suppuration; et l'on doit noter qu'ici l'auteur renvoie, pour les détails du pansement, au chapitre de son livre consacré au traitement des plaies, chapitre dans lequel il ordonne et décrit la ligature des vaisseaux pour tous les cas où l'écoulement du sang ne peut être arrêté par l'application d'une éponge imbibée de vinaigre. Si Celse pratiquait en effet cette ligature après l'amputation, on peut dire que, dans cette partie, la chirurgie romaine atteignit presque à la perfection de celle de notre siècle.

J'aurais bien d'autres réflexions à faire sur le passage de Celse dont il est question, mais j'aime mieux le rapporter ici en entier, il y sera d'autant mieux placé que c'est le seul monument de cette époque que la bibliographie puisse citer.

« Igitur inter sanam vitiatamque partem incidenda scalpello caro usque ad os est, sic, ut neque contra ipsum articulum id fiat, et potius ex sanâ parte aliquid excidatur, quam ex ægrâ relinquatur. Ubi ad os ventum est, reducenda ab eo sana caro, et circa os subsecanda est, ut eâ quoque parte aliquid ossis nudetur; dein id serrulâ præcidendum est, quam proxime sanæ carni etiam inhærenti : ac tum frons ossis, quam serrula exasperavit, lævanda est, supraque inducenda cutis; quæ sub ejusmodi curatione laxa esse debet, ut quam maxime undique os contegat. Quo cutis inducta non fuerit, id linamentis erit contegendum, et super id spongia ex aceto deliganda. Cætera postea sic facienda, ut in vulneribus, in quibus pus non moveri debet, præceptum est. » (Celse, *de Medicinâ*, lib. VII, cap. 33 et ultimo.)

Archigène, qui vécut peu de temps après Celse, a fait un pas de plus que lui. Celse avait déploré les dangers de l'hémorrhagie, qui peut faire périr le patient sous le couteau du chirurgien. Archigène enseigna à les prévenir, en rendant imperméables au sang les principaux vaisseaux du membre. Ce n'était point seulement, comme on l'a dit, par la ligature du membre et des aspersions d'eau froide qu'il prétendait atteindre ce but; c'était en agissant directement sur les vaisseaux, qu'il liait immédiatement ou qu'il embrassait avec une aiguille, probablement avec les chairs environnantes, ainsi que Guillemeau le pratiqua dans la suite.

« Laqueo igitur constringenda, vel consuenda vasa sunt, ad partem secandam ferentia, et in aliquibus totum membrum deligandum est, frigidâque aspergendum. » (Oribas, *de Luxat.*, et Archigenes, *in Græcor. chirurg.*, lib. è collect. Nicetæ, edit. Cocchi; Florence 1754, p 156.)

Archigène fait un précepte formel de retirer la peau en haut.

« Præterea opus est, cute ad superiores partes retractâ, quà sana caro est, fasciâ vel aliquo simili in ambitu adstringendo vincire, juxtà quam vincturam circuitus incisionis esse debet. » (Ibid.)

L'opération terminée, si le sang coule trop abondamment, on cautérise avec le fer rouge, non la plaie, mais les vaisseaux seulement, et même avec l'attention d'éviter soigneusement les nerfs. M. Hecker se trompe quand il dit (Geschichte der Heilkunde, t. I, p. 460) qu'Archigène liait alors les gros vaisseaux et cautérisait les petits.

Je n'ajouterai plus qu'un mot sur la chirurgie d'Archigène, c'est qu'il agrandit le domaine de l'amputation, qui n'avait compris jusque alors que les cas de sphacèle des membres.

« Amputantur corporis quædam partes, dit-il, vel quod emortuæ sint, ut in gangrænâ, vel in ulcere putrescente aut erodente, et in quibusdam cancri speciebus..... Abscindimus item quæ naturalibus ligaminibus soluta sunt... ne extrema nervorum contrahantur, alimento carentia, etc. » (Ibid.)

Si Léonides et Héliodore avaient écrit après Archigène, on pourrait leur reprocher de n'avoir pas mis à profit les principes de leur prédécesseur; mais il est probable qu'ils exerçaient leur art et qu'ils écrivirent en même temps que lui. Ils ont une méthode d'amputation qui leur est commune, dont le but est de prévenir une perte trop considérable de sang dans l'opération, et qui consiste à couper d'abord les chairs du côté du membre opposé à celui par où passent les gros vaisseaux, et à ne faire la section de ce dernier qu'après que l'os a été scié. (*Græc. chir.*, lib.

è collect. Nicetæ, ed. Cocchi, p. 159. — Pauli Æginetæ, lib. VI, cap. 84.)

Il est singulier d'entendre M. Hecker dire qu'on ne saurait deviner quel avantage Héliodore se promettait d'une pareille méthode, quand ce chirurgien dit en termes fort clairs le but qu'il se proposait. On pourrait croire, d'après cela, que l'histoire du professeur de Berlin n'est pas toujours fidèle à son titre, dans lequel elle s'annonce comme tirée des sources.

On voit, d'après ce qui précède, que Sprengel a tort de présenter Héliodore comme partisan de l'amputation en deux ou plusieurs temps, dans le sens que les modernes attachent à ces mots. Il a tort de dire qu'Héliodore porte un jugement défavorable sur les amputations dans les articles, mais bien moins tort que ceux qui ont dit, d'après lui, que le chirurgien grec avait proscrit ce genre d'opération, adopté jusque alors comme méthode générale. Il faut savoir au juste ce qu'a dit ce dernier; car l'histoire des à peu près est peut-être la plus mauvaise de toutes les histoires. Et d'abord, Héliodore ne parle de désarticulation que pour les doigts. Si l'un de ces organes tombe en gangrène, dit-il, il ne reste plus qu'à amputer. Voici sa méthode :

« Ab articulo præcidere satius ducimus, ut ossiculi frons aduratur, quæ densa cum sit, carne obduci nequit, eique abscedere opus est. » (Collect. citat., p. 160.)

C'est assurément une opinion remarquable que celle exprimée par Héliodore, qu'une surface articulaire ne peut se couvrir de bourgeons charnus, et qu'il faut en provoquer l'exfoliation par le caustique; mais ce n'est point un motif suffisant pour dire qu'il porte des amputations dans les articles un jugement défavorable, puisque, avec la condition de cautériser, il les adopte de préférence à toute autre. Bien moins encore y peut-on trouver la proscription de cette méthode, puisque, au contraire, il est le premier, et bien plus, il est le seul parmi les Grecs qui ait amputé dans des articulations vivantes, et avec l'intention d'obtenir dans cet endroit même une cicatrice. Je dois redire qu'Héliodore n'appliqua sa méthode qu'aux doigts, et je ne saurais trop répéter qu'on ne peut pas raisonnablement considérer comme amputation dans les articulations la section que l'on faisait avant lui, et que l'on continua de faire depuis, au milieu de l'étendue de la gangrène, au genou, par exemple, quand le sphacèle avait envahi une portion de la cuisse. C'est pourtant une inadvertance dans laquelle sont tombés presque tous les historiens.

Je n'ai rien à dire de Galien, qui, en commentant Hippocrate, reproduit et adopte ses principes sans y rien changer.

Je ne m'arrêterais pas non plus à Paul d'Egine, qui n'a rien de particulier sur l'amputation, si je n'avais à relever l'erreur, souvent répétée, de Sprengel, qu'il fut le premier, depuis Celse, qui fit un précepte d'amputer dans le mort.

Jusqu'à Albucasis, la chirurgie des Arabes ne présente rien de remarquable sur les amputations; car je dois réserver pour un autre article les exemples curieux de résections des os cités par Rhazès et Avicenne, notamment celui d'une résection de mâchoire inférieure dont Rhazès fut lui-même témoin, et qui offrit, dit-il, cela de remarquable, que, au lieu où manquait l'os, les chairs se raffermirent assez pour permettre la mastication. Je dois faire remarquer seulement qu'on est fort étonné qu'Avicenne, qui décrit, pour arrêter l'hémorrhagie des blessures, la ligature des vaisseaux avec encore plus de détails et de précision que Celse et Galien, n'en parle plus quand il passe à l'amputation des membres.

La chirurgie d'Albucasis présente sur les amputations deux perfectionnemens bien remarquables : le premier, c'est que, partisan de la section dans le vif, Albucasis ne la pratique point toujours sur la limite de la gangrène, et prescrit les cas dans lesquels il faut la faire à une certaine distance ; le deuxième, c'est qu'il introduit dans l'art le principe, qui n'y avait jamais été jusque alors, d'amputer dans les grandes articulations *avant que la gangrène y soit parvenue*. Il cite celle du pied, le coude et le genou. Mais comme pour compenser ces progrès qu'il fait faire à son art, Albucasis lui enlève une de ses plus précieuses ressources, en donnant le timide conseil d'abandonner un malade à toutes les chances de mort qui le menacent, plutôt que d'oser entreprendre l'amputation au dessus du coude ou du genou.

Albucasis donne lieu à la même remarque qu'Avicenne ; c'est qu'ayant fort bien décrit, à l'occasion des plaies, la ligature des vaisseaux, il ne parle que de les cautériser ou d'y appliquer des poudres hémostatiques pour suspendre les hémorrhagies qui pourraient avoir lieu *pendant l'opération*, malgré le lien qui serre le membre au dessus de la division. A la vérité, après avoir terminé la section de l'os, il recommande, de même que Celse, et sans donner plus de détails, de panser comme il convient de faire dans une plaie de cette espèce ; et cette manière de renvoi pourrait donner lieu à la même réflexion que nous avons déjà faite en parlant du médecin romain : *Dein membrum ligato vulneratum, ligamen-*

tis illi convenientibus, etc. (Albucasis, de Chirurg., ed. Channing; *Oxford*, 1778, 4°, p. 421, lib. II, sect. 87).

En lisant le chapitre d'Albucasis auquel je renvoie, on s'assurera qu'il n'y a pas un mot sur le couteau rougi à blanc, avec lequel les historiens lui font pratiquer cette opération.

Si l'on a prêté à Albucasis un instrument qui n'était pas le sien, on a fait mieux encore à l'égard de Guy de Chauliac : on lui a attribué une méthode tout entière à laquelle il ne songea de sa vie : l'amputation non sanglante, l'*amputatio incruenta* de Ploucquet, dont on peut laisser l'invention à qui voudra s'en charger, mais dont le chirurgien français du moyen-âge ne s'est point rendu coupable. Il étranglait, dit-on, avec un fort lien, au niveau d'une articulation, le membre qu'il voulait enlever, et le laissait tomber de lui-même. Cela a été dit et répété partout, et cela est complètement faux, imaginaire, et, qui plus est, il n'y a pas dans Guy de Chauliac un seul mot obscur qui puisse donner l'idée de quelque chose d'approchant.

Tout en lui attribuant ce qui n'est pas de lui, on lui a quelquefois enlevé ce qui lui appartient à bon titre; par exemple, le conseil qu'il donne, pour déterminer le lieu où l'amputation doit être pratiquée, de reconnaître avec la sonde jusqu'où s'étend la gangrène et où commencent les chairs encore fermes et sensibles, conseil que Guy de Chauliac ne rapporte point à Avicenne, comme l'a cru M. Velpeau, et qui n'est réellement pas du médecin arabe.

Du reste, Guy de Chauliac connaît et expose assez bien les bonnes méthodes pratiquées avant lui; mais ce n'est guère qu'une connaissance traditionnelle. Au quatorzième siècle on admirait la hardiesse de la chirurgie grecque sans oser l'imiter. On enveloppait un membre gangrené des mêmes substances qui servaient à l'embaumement des corps, et on en abandonnait l'ablation aux seuls procédés de la nature.

Les Arabes avaient recommandé, mais sans en faire un précepte général, de cautériser avec le fer rougi, ou avec l'huile bouillante et le soufre, la surface gangrenée du moignon d'un membre amputé. Les premiers arabistes, et Guy de Chauliac lui-même, étendirent et propagèrent cette méthode, dont on fit plus d'une fois de funestes applications aux amputations même pratiquées dans le vif.

La découverte de la poudre à canon et des armes à feu ouvrit à la chirurgie une carrière toute nouvelle, et à cette partie de l'art dont nous traçons l'histoire des occasions sans nombre de mettre à l'épreuve et de varier ses procédés. C'est en faisant l'histoire des plaies par arquebusades que notre immortel Ambroise Paré traita des amputations, de manière à laisser fort loin derrière lui la chirurgie des Arabes et des Grecs, et à se placer en tête de tous ceux qui s'en occupèrent depuis, jusqu'à une époque assez rapprochée de nous; car il devança son siècle, et ne trouva que dans J. L. Petit un successeur qui le surpassa. Je ne m'arrêterai point à décrire ici sa méthode; j'y veux seulement faire remarquer les choses nouvelles les plus importantes qu'elle renferme. Jusque alors tous les chirurgiens, hors Albucasis qu'il faut excepter en partie, avaient amputé ou dans la gangrène, ou tout au plus sur la limite des parties vivantes. Paré reconnaît la faiblesse des principes sur lesquels on se fondait, et y substitue ceux que l'on suit encore de nos jours : il faut toujours amputer dans le vif; il est des cas où l'on doit conserver du membre le plus qu'il est possible, comme aux extrémités supérieures, mais à la jambe tout ce qui excède cinq travers de doigts au dessous du genou ne saurait être utile, et nuirait à l'action de marcher.

Quoique Paré n'ampute pas dans les articulations lorsqu'il peut choisir le lieu de la section, cependant dans les cas de nécessité il adopte cette méthode; et chose assez remarquable, il cautérise la surface articulaire comme avait jadis fait Héliodore, qu'il ne connaissait pas. (*Œuvres de Paré*, 12e livre *des Contusions*, *Combustions et Gangrènes*, chap. 37.)

Paré exprime positivement que le lien placé au dessus de l'endroit de la section n'a pas seulement pour objet de maintenir et d'aider à relever les chairs et de rendre l'amputation moins douloureuse, mais encore de comprimer les vaisseaux et d'empêcher l'hémorrhagie pendant l'opération.

Il recommande, avant d'employer la scie, de couper exactement avec un bistouri les chairs qui se trouvent entre les os, aux membres où il y en a deux; précepte important et ignoré jusque alors.

Enfin, et c'est ici surtout que Paré acquiert des droits immortels à la reconnaissance, l'amputation faite, il faut, pour arrêter l'hémorrhagie, au lieu des cautérisations si dangereuses et si infidèles que tout le monde pratiquait alors, saisir avec des pinces les vaisseaux qui fournissent du sang, et en faire la ligature.

Il fallut un siècle pour ajouter quelque perfectionnement à la méthode enseignée par Ambroise Paré. En 1674, Morel trouva le moyen de suspendre avec plus de sûreté le cours du sang pendant l'opération; il inventa le tourniquet. (*Voy*. Meurisse, *L'art de saigner*, ch. 20.)

Morel marque, en quelque sorte, l'ouverture d'une époque durant laquelle les inventions et les procédés se sont multipliés à l'infini, mais inventions d'une importance restreinte, et sur des points tout spéciaux. Je ne puis que les indiquer très sommairement.

Au tourniquet de Morel, J. L. Petit substitua le sien, qui a sur le premier l'avantage de n'exercer une forte compression que sur l'artère même dans laquelle il faut interrompre le cours du sang. Mais au lieu des usages fort étendus auxquels Petit le destinait dans les amputations, et qui n'allaient à rien moins qu'à rendre la ligature des vaisseaux superflue, on le réserve pour un très petit nombre de cas particuliers, et on lui préfère presque toujours, de même qu'aux compresseurs imaginés depuis, le doigt d'un aide intelligent.

Pour prévenir un accident qui exerça dans le dernier siècle la sagacité d'un grand nombre de chirurgiens, la saillie de l'os ou la conicité du moignon, J. L. Petit fit l'amputation en deux temps, que Cheselden imagina peut-être aussi de son côté, mais dont on ne peut contester l'invention au chirurgien français. Louis la modifia en donnant le précepte de couper les muscles superficiels dans un premier temps, et dans le second, les muscles profonds au niveau de la couche superficielle rétractée. Alanson coupait les muscles par une section circulaire oblique de bas en haut et de dehors en dedans par rapport à l'os pris pour centre, de manière à donner à la surface du moignon la forme d'un cône creux. Gooch et B. Bell préféraient la méthode de Celse; ils coupaient les muscles d'un seul coup jusqu'à l'os, et dénudaient ce dernier à la hauteur d'un pouce, au dessous des chairs, pour le scier à ce niveau : *Ubi ad os ventum est, reducenda ab eo sana caro, et circa os subsecanda est, ut eâ quoque parte aliquid ossis nudetur*, etc. (Cels.) Cette méthode, de ne point évider le moignon, a trouvé des partisans dans ces derniers temps, et paraît avoir des avantages réels.

L'amputation à lambeau a été inventée au moins deux fois. Si Lowdham en eut la première idée, Verduin en donna la première description exacte et détaillée. Il paraît difficile que Sabourin n'ait eu aucune connaissance des idées de l'un ou de l'autre, et particulièrement du dernier. Garengeot, Lafaye et Massuet contribuèrent à les faire connaître et à les étendre. Au lieu d'un seul lambeau que faisaient Verduin et Sabourin, Ravaton et Vermale en firent deux; au lieu de la réunion immédiate que tous ces chirurgiens considéraient comme le principal avantage de cette méthode, O'Halloran et White substituèrent la réunion tentée seulement au bout de quelques jours.

A l'exception de celles des doigts, les amputations dans les articulations étaient abandonnées au dix-septième siècle. Le Dran et Morand, pères, pratiquèrent les premiers celle du bras dans l'épaule ; Heister et J. L. Petit réclamèrent contre la proscription absolue des autres. M. Velpeau vient de prouver qu'on avait eu tort d'exclure de l'art l'amputation du genou. Il paraîtrait résulter de son expérience et de ses recherches que cette amputation doit être préférée à celle de la cuisse.

Comme appendice à l'histoire des amputations dans les articles, et des progrès de la chirurgie dans cette partie, il faut mentionner enfin la méthode ovalaire, dont M. Scoutetten rapporte la première idée à Langenbeck et à Guthrie, mais dont il est plus juste de lui faire honneur à lui-même.

C'est un point remarquable dans l'histoire des

amputations que la difficulté avec laquelle on parvint à faire oublier la cautérisation des vaisseaux pour leur ligature, et que tous les frais d'imagination et de recherches que l'on fit pour se dispenser de recourir à ce dernier moyen. On peut affirmer hardiment que, dans le nombre des amputations qui furent pratiquées pendant les deux siècles qui suivirent la découverte de Paré, les deux tiers au moins le furent sans ligature. Pour arrêter le sang, Félix Würtz employait la poudre de vesses-de-loup; Brossard, Morand, Theden, et beaucoup d'autres, l'agaric de chêne, et la compression; Borel et Solingen, un bouton de vitriol; Maggi, et depuis Verduin et Sabourin, regardaient la réunion immédiate de la plaie comme suffisante; opinion renouvelée par Koch le père, et soutenue par son fils et par quelques autres. Enfin est venue la torsion des artères, qui, comme tous les moyens précédens, laisse encore l'avantage à la ligature de ces vaisseaux.

Je ne dis rien des débats qui ont eu lieu, depuis le milieu du dernier siècle, sur les cas qui réclament l'amputation, et sur l'époque où il convient de la pratiquer, deux points encore controversés, et sur lesquels par conséquent l'histoire des opinions fait partie intégrante du dogme : c'est dans l'article même qui précède cette notice qu'il a dû en être question. Au surplus, voyez la bibliographie qui suit le § Ier.

Il ne me reste plus qu'à donner l'indication des ouvrages dans lesquels la chirurgie des amputations est traitée dans tout son ensemble, et de ceux qui embrassent au moins une grande partie des questions qui se rattachent à son sujet. (Extrait du *Dict. de Méd.*)

Bronchotomie.

Je suis fâché d'avoir à commencer cette notice par des reproches à l'un des historiens de la médecine qui ont acquis le plus de droits à notre estime et à notre reconnaissance. Dans le chapitre qu'il a consacré à l'histoire de la bronchotomie, K. Sprengel s'est servi du mémoire de Louis sur la même matière beaucoup plus qu'il n'est permis de le faire du travail d'un auteur qu'on ne cite pas une seule fois, et il l'a suivi de si près qu'il a besoin de toute l'indulgence du lecteur pour ne pas encourir le reproche de plagiat. On est obligé de dire que ce n'est pas la seule fois que pareille chose est arrivée à Sprengel dans cette histoire des opérations chirurgicales dont le mérite est bien loin d'égaler celui des bonnes parties de son histoire de la médecine.

Asclépiade, dit Sprengel (*Hist.*, t. VII, p. 138), fut le premier qui pratiqua la bronchotomie avec succès, du temps de Cicéron, et qui sauva de cette manière un grand nombre de personnes en danger de périr suffoquées. Ce savant historien ne montre pas ici le caractère d'exactitude qui lui est assez ordinaire. Ni Cœlius Aurélianus, ni Galien, qui sont les auteurs qui attribuent à Asclépiade d'avoir le premier vanté la laryngotomie dans l'angine suffocante, ni Arétée, qui paraît l'indiquer sans le nommer, ne parlent de ses nombreux succès, ni même ne disent qu'il l'ait pratiquée. Cœlius et Arétée ne mentionnent la proposition d'Asclépiade que pour le condamner, et Galien ne se prononce en aucun sens, favorable ou défavorable.

Dein, dit Cœlius Aurélianus (*Acutor. morb.*, lib. III,

cap. IV, § 35, p. 103, *ed. Almelov.*), *à veteribus probatam approbat* (Asclepiade) *arteriæ divisuram, ob repirationem faciendam, quam laryngotomiam vocant.*

M. Hecker (*Geschichte der Heilkunde*, t. I, p. 391) prend à la lettre ces mots : *à veteribus probatam*, et affirme sans restriction que la trachéotomie avait été déjà découverte par les anciens. Il y a pourtant ici quelque sujet de doute; car ce même Cœlius Aurélianus, qui seul parle de l'antiquité de la bronchotomie, nous donne un peu plus loin cette antiquité comme supposée. *Est etiam fabulosa arteriæ ob respirationem divisura, quam laryngotomiam vocant, et quæ à nullo sit antiquorum tradita, sed caduca atque temeraria Asclepiadis inventione affirmata* (*op. cit.*, p. 195). Cœlius Aurélianus juge cette opération avec bien de la sévérité. Ce serait un crime de la pratiquer, selon lui, et un crime si grave qu'il dit : *Ne tantum scelus angustâ oratione damnemus, libris quos de adjutoriis sumus scripturi, respondebimus* (*ibid.*).

Ni Arétée, ni Cœlius Aurélianus, ni Galien ne nous apprennent où et comment on ouvrait le conduit aérien ; c'est donc sans aucun fondement qu'on a attribué à Asclépiade telle ou telle méthode particulière de bronchotomie. Le premier chirurgien dont on connaisse la méthode d'opérer est Antyllus; c'est Paul d'Egine qui nous l'a conservée (Pauli Æginetæ, lib. VI, cap. 33). La manière dont il précise l'indication de l'opération mérite d'être remarquée. « Dans les angines internes, où les bronches et les poumons sont affectés, la bronchotomie serait sans résultat; mais la raison prescrit d'y recourir quand la suffocation devient imminente par l'effet d'une inflammation siégeant dans l'arrière-gorge, au dessus du larynx, et qui n'a point envahi la trachée elle-même. L'ouverture doit être faite au dessous du 3e ou du 4e anneau cartilagineux de la trachée, et ne comprendre qu'une partie de la circonférence de ce conduit. Ce lieu est le plus convenable parce que peu de chairs le recouvrent, et que les vaisseaux en sont éloignés. Ainsi, la tête du malade étant renversée en arrière, pour rendre la partie plus saillante, on fait une section transversale entre deux cerceaux, de manière à diviser, non les cartilages, mais la membrane qui les unit..... On connaît qu'on a pénétré dans la trachée à la brusque sortie de l'air par l'ouverture et à l'extinction de la voix. »

Rhazès, Mesue, Avicenne, parlent de la bronchotomie comme dernière ressource à employer dans l'esquinancie qui menace de suffocation, mais ne disent rien de plus sur la manière d'opérer.

Albucasis nous apprend que de son temps, et dans son pays, nul n'aurait pratiqué la laryngotomie.

« Memoraverunt antiqui de hac incisione in laryngâ, et ego non novi aliquem in regione nostrâ qui eam fecerit. » (De Chirurgiâ, lib. II, sect. 43.) Au surplus, il copie Paul d'Egine, et, après avoir rapporté un cas de plaie à la gorge heureusement guérie, il termine ainsi : « Hinc dicamus quod sectio laryngis est sine periculo, si Deus voluerit. »

Avenzoar expérimenta l'opération sur une chèvre et conclut du succès que ces plaies ne sont pas mortelles.

Au moyen-âge on n'avait point oublié la bronchotomie, mais ce n'était qu'une sorte de souvenir historique; Guy de Chauliac, qui représente si bien cette époque, ne fait que rappeler ce qu'avaient dit Avicenne, Albucasis et Avenzoar de la possibilité de l'opération.

Il est probable qu'elle n'avait plus été pratiquée depuis le temps de la chirurgie des Grecs, et il faut descendre jusqu'au milieu du XVIe siècle pour en retrouver un nouvel exemple; je dis du XVIe siècle, car Sprengel se trompe lorsqu'il prétend que « le premier qui ait pratiqué l'opération depuis Antyllus, c'est à dire après un intervalle de près de quatorze siècles, est Bénivieni » (à la fin du XVe siècle). Il se trompe, car Bénivieni ne fit que des incisions profondes au-dessous de la mâchoire et au cou, mais non la bronchotomie; et la cause de cette erreur, où Sprengel n'est pas tombé seul, c'est que Casserio, en parlant de la laryngotomie, cite cette observation de Bénivieni, intitulée *Angina incisa,* comme un cas dans lequel l'opération d'Asclépiade aurait mieux convenu que celle qui fut faite, et qui suffit pourtant pour guérir le malade. En enlevant à Bénivieni un honneur qui ne lui appartient pas, nous ne l'enlevons point à l'Italie, car ce fut Antoine Musa Brassavola qui le premier chez les modernes pratiqua l'opération qui nous occupe, et la pratiqua avec succès dans un cas désespéré d'angine.

Environ un demi-siècle plus tard, Santorio, au rapport de Malavicini (*Util. collect. med. phys.*, Venise, 1682, in-4°), pratiqua le premier l'opération avec un trocart, et laissa trois jours la canule à demeure dans la plaie.

Sans avoir d'expérience personnelle sur la matière, Fabrizio d'Aquapendente traita judicieusement l'article de la bronchotomie dans ses opérations chirurgicales (*Œuvres chirurg. opérat.*, chap. XLIV, p. 628, 632, éd. de Lyon, 1674, in-8°). Il est le premier qui parle d'une canule ailée à placer dans l'ouverture, exposé qu'on serait à voir une canule simple tomber dans la trachée. Son disciple, Jules Casserio, parla avec encore plus de détails de la trachéotomie (*de vocis et auditus organo*, Ferrare, 1600, in-fol.). Il rassembla avec soin les exemples de plaies de la trachée heureusement guéries qui étaient connus jusque alors, et y puisa des argumens en faveur de l'opération, qu'il décrivit ailleurs avec beaucoup de soin et de précision. Nicolas Habicot fit mieux : il la pratiqua, et dans un cas, en particulier, où la présence d'un corps étranger volumineux, arrêté dans l'œsophage, comprimait fortement la trachée et menaçait le patient d'une prochaine suffocation (*Question chirurgicale, par laquelle il est démontré que le chirurgien doit pratiquer l'opération de la bronchotomie, etc.*, Paris, 1620; 8°). L'ouvrage d'Habicot, moins estimé en France qu'il n'aurait dû l'être, parut à un médecin allemand, Frédéric Monavius, digne d'être copié; il le mit en latin et le publia sous son nom. Il faut citer néanmoins l'extension que donna le plagiaire aux indications de la bronchotomie, et son emploi formellement conseillé pour l'extraction des corps étrangers tombés dans la trachée; ce qui fait remonter au moins d'un demi-siècle une idée que M. Robert a attribuée à Rau (*Gazette médicale*, 1832), qui n'a pas même l'honneur d'avoir le premier pratiqué l'opération pour ce cas, comme le prouve la Pathol. chirurg. de Verduc. René Moreau fit, avec réserve, l'apologie de la laryngotomie; Marc Aurèle Severino s'en montra aussi chaud partisan qu'il l'était de toutes les opérations hardies (*De efficaci Medicinâ*, *chirurg. efficacis*, pars II, cap. 40, p. 93, éd. Francfort, 1671, in-fol.); néanmoins il ne l'a point pratiquée lui-même, quoi qu'en disent Haller et d'autres. Il n'est pas vrai non plus qu'on trouve chez lui, comme l'a cru M. Robert (*Gazette médicale*, 1832) l'idée de la laryngotomie crico-thyroïdienne.

L'emploi d'un instrument dont Santorio avait déjà fourni l'idée, et une manière d'opérer qu'il ne serait pas permis d'imiter, donnent-ils à Dekkers quelque droit à être cité, comme il l'a toujours été, dans l'histoire des progrès de la chirurgie, relativement à la bronchotomie? Il faudrait, suivant lui, avec le trocart qu'il propose, percer du même coup la peau et la trachée (Dekkers, *Exercitat. pract.*, p. 242, fig.). C'est à côté de son invention que doivent être placées celles du bronchotome de Bauchot, de la double canule de Martine, des instrumens de Richter, de Ficker, etc.

Ce n'est pas ici le lieu de parler de l'application que Detharding proposa de la bronchotomie au traitement des noyés, application fondée sur une erreur, ni des discussions qui s'ensuivirent.

Des faits isolés, publiés successivement, auraient plus de droits à être cités, mais nous entraîneraient trop loin. Nous passons à Louis, dont le premier mémoire sur la bronchotomie (*Acad. roy. de chir.*, tom. IV, p. 455, 512, éd. in-4°), savant pour les recherches, mais peut-être trop peu sévère sous le rapport du dogme, a été depuis copié ou reproduit sous toutes les formes. Louis fut le chirurgien qui contribua le plus à appeler l'attention sur ce sujet. Aussi depuis lors parut-il une foule de travaux qui s'y rapportent, et vit-on se succéder rapidement les méthodes et les procédés opératoires. On doit citer entre tous la laryngotomie crico-thyroïdienne de Vicq-d'Azyr (*Soc. roy. de méd.*, 1776, hist., p. 311), la laryngotomie de Desault (*Œuvres chir.*, t. II), la laryngo et trachéotomie de M. Boyer, et la laryngotomie sous-hyoïdienne de M. Malgaigne. Je ne pousserai pas plus loin cette histoire qui courrait risque d'empiéter sur la matière de l'article qui la précède. On trouvera, dans la bibliographie qui va suivre, l'indication de quelques particularités qui distinguent les vues ou les méthodes de divers auteurs, et qui marquent d'une manière quelconque dans l'histoire de cette partie de l'art. (*Dict. de méd.*)

Anévrysme.

Je divise cet article en deux parties : histoire de la pathologie des anévrysmes, histoire de leur traitement. Si Sprengel n'avait pas séparé ces deux études, s'il n'eût pas perdu complètement de vue la première, l'on n'aurait pas à lui reprocher, dans le chapitre qu'il a consacré à ce sujet, un défaut complet de critique, et l'appréciation la plus fausse des diverses méthodes de traitement.

On ignore à quelle époque remonte la première notion qu'on ait eue de l'anévrysme. Rufus d'Éphèse est l'auteur le plus ancien qui parle de cette maladie ; mais les termes dans lesquels il la mentionne ne donnent point à entendre qu'il soit le premier qui l'ait connue. « Quelquefois, dit-il, la plaie de la peau s'étant réunie, celle de l'artère restant béante, le sang s'échappe sous la peau et forme une tumeur que les Grecs appellent anévrysme, c'est à dire dilatation de l'artère. » (Aetius, *Tetr.* IV, serm. 2, cap. 51.)

Tout ce que ce passage nous apprend, c'est que l'anévrysme figurait, à l'époque où il fut écrit, au nombre des maladies étudiées par les médecins. Galien nous instruit davantage; il décrit les principaux caractères de la maladie. *Dignoscuntur sanè hujusmodi pathemata pulsibus quos edunt arteriæ. Verùm cùm etiam comprimuntur, tumor omnis delitescit.* (*De tumor. præt. nat.*, cap. xi, t. vii, p. 725, éd. Kühn.) De même que Rufus, il ne parle d'anévrysme qu'à l'occasion des blessures d'artères. Contre l'opinion de divers médecins de son temps, qui n'admettaient pas que la tunique fibreuse de ces vaisseaux fût susceptible de se cicatriser, il se prétendait autorisé par l'expérience à dire que cela peut avoir lieu chez les enfans et chez les femmes, à tissus mous et glutineux, et il rapporte le cas, qu'il dit être le seul de son genre, d'un jeune homme qui eut l'artère blessée en se faisant saigner, et qui guérit sans anévrysme. (*Method. medend.*, lib. v, cap. 7, t. x, p. 334, éd. Kühn.)

Aetius ajoute à la description de la maladie quelques détails utiles. (*Tetr.* iv, serm. iii, cap. 10.)

Paul d'Égine prétend distinguer à des signes propres deux espèces d'anévrysmes: par rupture ou par exhalation. On devine qu'il n'a pas pu mettre dans l'expression de ses idées une clarté qui n'est pas dans les choses; bornons-nous à y voir l'anévrysme spontané mis en opposition avec celui qui succède à la blessure d'une artère, sans prétendre, comme M. Hecker, y découvrir ce qui n'y est pas : la distinction de l'anévrysme vrai et de l'anévrysme faux (*Paul. Ægin.*, lib. vi, cap. 37); ce n'est pas dans l'antiquité qu'on pouvait faire une distinction dont l'établissement définitif n'a eu lieu qu'après les dissections les plus attentives et les plus minutieuses des modernes.

Ce n'est point d'après des données de ce genre, mais en s'appuyant sur des conjectures sans fondement, que Fernel, le premier, établit la doctrine de la dilatation des tuniques artérielles (*De extern. corp. affect.*, lib. VII, cap. 3). Cette doctrine fut bientôt celle de presque tous les médecins. Fabrice de Hilden la combattit relativement aux anévrysmes qui succèdent à une blessure d'artère, et rappela les idées des anciens sur la non-réunion des tuniques interne et moyenne (*Oper. omn. obs.*, cent III, obs. 44). Sennert fit un pas de plus; il établit que, même dans l'anévrysme spontané, la tunique fibreuse est rompue et non pas dilatée (*Op. omn.*, t. III, lib. V, part. I, cap. 43, ed. Lugd. 1650). L'appui donné aux opinions de Sennert par Sylvaticus, par Freind (*Hist. de la méd.*, p. 74, éd. in-4°), et par beaucoup d'autres, n'empêcha pas les esprits de rester partagés sur cette question. Monro, Hazon et Palletta restreignirent beaucoup le champ attribué à l'anévrysme vrai; mais ce fut l'immortel ouvrage de Scarpa qui opéra une révolution dans les idées, et qui montra combien on s'était abusé dans la plupart des cas où l'on avait cru voir les tuniques interne et moyenne anévrysmatiquement dilatées. En allant un peu au delà de la vérité, Scarpa dépassa le but qu'il voulait atteindre. Depuis lors beaucoup de chirurgiens nièrent l'existence et la possibilité de l'anévrysme vrai. Des exemples incontestables, entre lesquels je citerai ceux publiés par MM. Otto et Naegele, ont démontré que, pour être exact, il faut se borner à déclarer cet anévrysme fort rare.

Les recherches relatives à la distinction des anévrysmes faux en primitifs et consécutifs, celles des chirurgiens anglais sur la varice anévrysmale, sont des points historiques assez connus pour n'avoir besoin que d'être mentionnés. Je ne ferai non plus que nommer, en passant, Haller, Trew, Murray, Penchienati, Ribes, pour les descriptions d'anastomoses artérielles et l'étude des ressources que trouve la nature pour le rétablissement de la circulation. Ces travaux ont eu une grande influence sur les progrès de la chirurgie des anévrysmes ; mais tout cela est indiqué ailleurs.

Après avoir fait l'histoire de la pathologie des anévrysmes, passons à leur histoire chirurgicale.

Les anciens eurent plusieurs méthodes d'opérer ces maladies. La première, consignée dans les écrits d'Aetius, est attribuée à Philagrius par les historiens, quoique le nom de ce chirurgien, placé en tête du chapitre sur *le ganglion*, qui précède immédiatement celui *sur l'anévrysme*, ne se trouve nulle part dans ce dernier. Cette méthode ne consiste point, comme le dit faussement Sprengel, dans l'extirpation de la tumeur ; ce n'est point, comme l'ajoute le même historien, une méthode barbare ; la voici : c'est pour l'anévrysme du pli du bras. « Premièrement on marque le trajet de l'artère à la partie interne du bras depuis l'aisselle jusqu'au coude. On fait une incision simple sur ce trajet, à trois ou quatre doigts au dessous de l'aisselle, à l'endroit où l'artère est le plus sensible au toucher. On découvre ce vaisseau dans une petite étendue ; on l'isole, on le soulève avec une érigne mousse, on y fait deux ligatures, et on le coupe dans leur intervalle. La plaie est remplie de substances astringentes, et pansée convenablement. Alors, sans craindre l'hémorrhagie, on fait une incision à l'anévrysme, on le vide des caillots qu'il renferme, on va à la recherche de l'orifice de l'artère, on serre ce vaisseau entre deux ligatures, dans l'intervalle desquelles on en fait la section, et l'on panse comme il a été dit plus haut. » (Aetius, *Tetrab*. IV, serm. III, cap. 10.) C'est, comme on voit, la méthode que nous nommons ancienne, mais avec un préliminaire (la ligature au dessus et à distance de la tumeur), qui aurait dû donner, bien avant l'époque de Hunter, l'idée de la méthode connue sous le nom de ce chirurgien. Paul d'Égine enseigne deux méthodes d'opérer l'anévrysme; l'une ressemble à la précédente et n'en diffère qu'en ce qu'on ne lie point l'artère avant d'ouvrir l'anévrysme : celle-là paraît être due à Antyllus; l'autre méthode est propre au médecin d'Égine, et ne lui a pas valu d'imitateurs; c'est pour les anévrysmes spontanés qu'il paraît la réserver. Il saisit la tumeur dans toute son étendue; il la traverse à la base (peau et tout) avec une aiguille garnie de deux fils; il sépare ces deux fils, et, avec chacun d'eux, lie et étrangle, en quelque sorte, une moitié de la base de l'anévrysme. Si l'on craint que ces fils ne glissent et ne se dérangent, on peut passer une seconde aiguille à la base de la tumeur, dans une direction transversale à la première, et faire de la même façon deux autres ligatures : après quoi on ouvre l'anévrysme; on le vide des caillots qu'il renferme, et l'on excise, si besoin est, une partie de ses parois et de la peau qui le recouvre; puis on panse avec des astringens.

Il serait parfaitement inutile de citer les Arabes et les arabistes qui ne firent que reproduire les méthodes d'Aetius et de Paul d'Égine.

Sprengel prétend que Jean de Vigo substitua la compression à l'instrument tranchant dans le traitement de l'anévrysme. Schreger l'a copié selon l'usage, ainsi que beaucoup d'autres, sans s'assurer de la réalité du fait. La vérité est que Jean de Vigo ne traite que des varices, et ne parle pas plus par conséquent de comprimer l'anévrysme que de le lier ou d'y faire toute autre opération. L'abbé Bourdelot fut le premier, vers le milieu du dix-septième siècle, qui se servit, et pour lui-même, d'une espèce de tourniquet, au moyen duquel il se guérit d'un anévrysme produit par une saignée mal faite (*voy*. Planque, art. Anévrysme). Depuis lors on ne s'est pas fait faute d'inventer des tourniquets et des compresseurs. L'histoire n'aurait pas de terme si on voulait les faire tous connaître. C'est dans les arsenaux de chirurgie qu'il faut en prendre connaissance.

Je reviens à l'opération; mais avant d'aller plus loin je ferai remarquer que la partie la plus importante de son histoire, dans les temps modernes, se confond avec celle de la ligature et qu'il faut la chercher à cet article. Je me bornerai ici aux points de vue les plus généraux.

On a eu tort d'attribuer à Guillemeau d'avoir opéré un anévrysme du bras à la manière d'Anel. Guillemeau suivit de tout point la première méthode indiquée dans cet article, c'est à dire celle d'Aetius ou de Philagrius (Guillemeau, *Œuvres de chirurgie*, chap. VI, p. 698).

C'est bien à Anel qu'appartient l'honneur d'avoir inventé la méthode qui consiste à lier l'artère au dessus de l'anévrysme sans toucher à la tumeur (*Suite de la nouvelle méthode de guérir la fistule lacrymale*, Turin, 1714, in-4°, p. 255). L'on ne peut pas plus lui contester celui d'avoir bien compris les avantages principaux de cette méthode. Il lia, il est vrai, l'artère près de l'anévrysme, mais il n'en fit point un précepte; et comme dans ce cas particulier, rien n'exigeait qu'il s'en éloignât, rien ne prouve non plus qu'en un cas différent, pour un anévrysme poplité, par exemple, il n'eût pas cherché, en remontant vers la partie moyenne de la cuisse, à se procurer cette facilité, cette simplicité de l'opération, qu'il loue comme un de ses principaux avantages. En un mot, le principe est trouvé, l'esprit de la méthode est découvert, et il ne peut plus rester, après Anel, que l'honneur d'en faire l'application à des cas différens de celui qu'avait eu le chirurgien français. C'est là la gloire qui revient à un homme qui en a tant d'autres, au célèbre Jean Hunter; car la parité des dates ne suffit pas pour la faire attribuer à Desault, qui ne sut pas s'élever au dessus d'une imitation servile d'Anel, dans un cas où il fallait appliquer judicieusement une méthode et non copier un procédé.

L'article précédent de ce Dictionnaire me dispense de parler ici de la méthode de Brasdor et de son histoire. Je m'abstiendrai aussi de parler des conquêtes successives de la chirurgie, qui ont fait rentrer dans le champ de ses opérations tant d'anévrysmes sur lesquels les anciens et même les chirurgiens du dernier siècle n'auraient jamais osé porter l'instrument, parce que plusieurs des ouvrages qui vont être indiqués présentent le tableau chronologique des principales opérations qui aient été pratiquées, et montrent la chirurgie, enhardie par ses succès, s'élevant de la ligature de l'artère crurale à celle des carotides, de l'iliaque et même de l'aorte. (*Dict. de méd.*)

Quelques remarques sur l'histoire des méthodes d'opérer l'anévrysme ;—Réponse aux critiques de M. Lisfranc.

L'histoire des diverses méthodes employées depuis l'antiquité jusqu'à nos jours dans le traitement des anévrysmes est un des chapitres intéressans de l'histoire de la chirurgie, et un de ceux dans lesquels les historiens ont mis le moins d'exactitude et de précision. Dans un article fort court, inséré dans le tome III du *Dictionnaire de Médecine*, je m'étais efforcé de débarrasser cette histoire de beaucoup de détails inutiles dont elle est ailleurs surchargée ; j'avais indiqué quelques unes des erreurs les plus graves qu'on y avait commises, mais non toutes celles que j'y avais remarquées ; je m'étais efforcé de faire entrer dans le plus étroit espace qu'il fût possible les documens les plus essentiels de cette histoire, et ces documens, je les avais tous puisés dans les sources originales. Je croyais avoir fait non un article bien intéressant, mais un article exact et utile. Or, je me serais grandement trompé à cet égard s'il fallait adopter comme une sentence sans appel le jugement qu'on en porte dans la thèse présentée par M. Lisfranc au concours pour la chaire de chirurgie, et qu'un ami vient de me prêter pour quelques instans. L'éclatante publicité qu'elle va recevoir ne me permet point de garder le silence sur des critiques que je crois sans fondement ; l'intérêt que je prends aux progrès de l'histoire de la science me fait sentir vivement le besoin de repousser des opinions que je regarde comme de graves erreurs historiques, au moment même où elles sont émises.

« Nous nous étendrons, dit l'auteur de la thèse, avec quelques détails sur cette histoire des opérations proposées contre l'anévrysme, d'autant plus que ni Sprengel ni même M. Dezeimeris ne nous semblent exempts ni d'inexactitude ni de graves omissions. »

Je n'aurai pas besoin, je crois, de m'étendre beaucoup dans l'examen de la thèse présentée par M. Lisfranc pour qu'il soit facile au lecteur de juger de quel côté sont les inexactitudes, de quel côté les graves omissions.

« Ainsi il est bien remarquable, dit l'auteur de la thèse, que la première méthode connue pour le traitement de l'anévrysme ait échappé à tous ceux qui se sont occupés de cette histoire. Elle appartient à Rufus, et voici comme Aetius nous l'a transmise : *Si vas undè emanat sanguis profundum fuerit.... ubi situm ejus et magnitudinem diligenter perspexeris, noverisque numquid vena sit an arteria vas immissâ volsellâ extendemus et moderatè circumflectemus; nonnumquam et post vinculi nexum oblique vas incidere cogimur.* (Aetius, lib. XIV, cap. 52.)

Il faut se défendre d'abord, après quoi il sera permis de faire succéder le rôle de critique à celui d'auteur critiqué.

De quelle inexactitude ou de quelle omission me suis-je rendu coupable par rapport à ce premier point? Moi aussi j'ai cité Rufus; je lui ai attribué, d'après Aetius (*Tetrabibl.* IV, serm. 2, cap. 51), une opinion exprimée en ces termes : « Quelquefois, la plaie de la peau s'étant réunie, celle de l'artère restant béante, le sang s'échappe sous la peau et forme une tumeur que les Grecs appellent anévrysme, c'est à dire dilatation de l'artère. » Je la lui ai attribuée, 1° parce que, le nom de Rufus se trouvant placé en tête du chapitre d'Aetius qui vient d'être indiqué, il y avait lieu de penser, malgré l'infidélité habituelle du compilateur, qu'il devait se trouver dans ce chapitre quelque chose qui lui appartînt; 2° parce que cette définition se trouve presque au commencement du chapitre, et par conséquent tout près du nom de Rufus; 3° et principalement parce qu'elle est tout à côté d'une opinion physiologique que je reconnaissais pour être celle du médecin d'Éphèse, et sur laquelle je m'expliquerai au besoin. Quoique l'auteur de la thèse que j'examine soit fort éloigné de disputer à Rufus la propriété de cette idée, puisque au contraire il lui en attribue d'autres que je vais lui contester, j'ai dû faire connaître mes motifs, parce qu'ils n'ont que tout juste le poids nécessaire pour qu'on ne puisse pas enlever à Rufus la seule chose que je lui accorde, et parce qu'ils prouvent peut-être qu'il s'agit ici d'une question sur laquelle je n'ai pris parti qu'après mûr examen.

Jusqu'ici il n'y a point d'inexactitude de ma part. J'ai sous les yeux le passage d'Aetius, et je vois que je l'ai fidèlement traduit; j'ai indiqué sa place au 51ᵉ chapitre du livre XIV, et c'est bien là qu'il se trouve, quoi qu'en dise l'auteur de la thèse, qui le met au 52ᵉ, d'après une mauvaise édition.

Mais si je ne suis pas coupable d'inexactitude, suis-je aussi exempt d'omission? Voyons. Je répète le reproche de l'auteur de la thèse : « Il est bien remarquable que la première méthode connue pour le traitement de l'anévrysme ait échappé à tous ceux qui se sont occupés de cette histoire; elle appartient à Rufus. »

Je n'ai point cité Rufus comme inventeur d'une méthode de traitement de l'anévrysme, ni même comme ayant parlé d'une manière quelconque du traitement de cette maladie. Nous verrons dans un instant si mon silence est une omission; je vais prouver d'abord que ce n'est pas un oubli. J'avais lu autrefois les fragmens trop courts qui nous restent des œuvres de Rufus d'Éphèse, et je croyais me souvenir assez de cette lecture pour être sûr qu'il n'y avait rien qui se rapportât d'une manière quelconque aux anévrysmes; je viens de les revoir et de m'assurer que mes souvenirs ne m'avaient point trompé. Je n'avais point négligé de consulter les compilateurs grecs qui nous ont conservé des fragmens des ouvrages perdus de ce médecin; je remonte de nouveau à ces sources secondaires et je reconnais les traces de mes recherches partout où je voudrais puiser encore aujourd'hui si j'avais à recommencer mon article; et pour que mon attention fût encore mieux éveillée, même sur ce qui ne touchait qu'indirectement à mon sujet sans lui appartenir, il se trouvait que l'historien de la chirurgie ordinairement le plus exact, Peyrilhe, comme pour mettre à l'avance en défaut quiconque viendrait un jour reprocher aux historiens de n'avoir pas parlé du traitement de l'anévrysme proposé par Rufus, il se trouvait, dis-je, que Peyrilhe s'était trompé cette fois, et avait parlé de Rufus à ce titre. « Sa définition de l'anévrysme, dit-il, suffit pour dépouiller Galien de la primauté; mais Rufus ne se borne pas à définir l'anévrysme, il en distingue les espèces, en assigne la curation, et ne laisse guère au médecin de Pergame que l'honneur de le copier. » (*Hist. de la chir.*, tom. II, p. 435.) Mais, dirai-je à mon tour, Rufus n'a rien fait de tout cela, et il y là une méprise de Peyrilhe. Je suis tout prêt à le démontrer, si besoin est; en attendant, je fais remarquer que Peyrilhe l'a reconnu lui-même tacitement, puisque, après avoir promis de reprendre ailleurs cette discussion, il s'en est prudemment abstenu à l'endroit de son histoire qui appelait cette discussion.

Ainsi donc, si j'ai gardé le silence sur Rufus, en faisant l'histoire du traitement de l'anévrysme, ce n'est point par oubli, mais parce que j'ai acquis par l'examen de ce qui nous reste de cet auteur la conviction qu'il n'a rien enseigné à ce sujet, et parce que cette conviction a été assez forte pour résister à l'exemple d'un historien qui mérite en général beaucoup de confiance.

L'assertion de l'auteur de la thèse prouve-t-elle que je me suis trompé? non. Cette assertion ne prouve qu'une chose : c'est qu'un homme savant et judicieux qui écrit avec trop de précipitation et qui prononce sur une question historique sans examen suffisant, peut, sur un seul fait, commettre plus d'une faute grave. En effet, si l'on remarque qu'après avoir cité le passage qu'il attribue à Rufus il reproche à Galien de l'avoir copié, et il regrette de ne pouvoir, à défaut de temps, comparer, dans les originaux grecs, les expressions de Rufus et de Galien, on devra convenir qu'il était difficile d'accumuler plus d'erreurs en moins d'espace, quand j'aurai prouvé : 1° que ce passage n'est point relatif au traitement de l'anévrysme; 2° que ce passage n'est point de Rufus; 3° que Galien ne l'a point copié; 4° et qu'il n'existe point d'originaux grecs de Rufus, relatifs à l'anévrysme, qu'on puisse comparer avec ceux de Galien.

Pour établir le premier de ces points, à savoir, qu'il ne s'agit point, dans le passage en question, du traitement de l'anévrysme, je n'aurais qu'à renvoyer à ce passage même; on y verrait, dès les premiers mots, qu'il ne s'agit que des plaies actuellement saignantes, et dont l'hémorrhagie demande à être arrêtée sans retard : *Si vas undè manat sanguis*, etc.; les suivans sont bien plus décisifs encore : *Ubi noveris numquid vena sit an arteria. Quand vous aurez reconnu si c'est une veine ou si c'est une artère.* Une veine ou une artère! L'auteur de la thèse, qui a voulu faire Rufus plus savant qu'il n'était sur le traitement de l'anévrysme, lui fait tort quant aux connaissances qu'il posséda réellement, car on a la certitude qu'il distingua fort bien les varices de l'anévrysme, et qu'il n'attribue point cette dernière maladie à l'affection ou à la blessure des veines. Ainsi, dès qu'il y a doute sur la nature du vaisseau qui donne lieu à l'hémorrhagie qu'on veut arrêter, il ne peut être question d'anévrysme dans ce passage. Je répète donc, ce que ce passage dit suffisamment par lui-même, qu'il n'est relatif qu'aux plaies compliquées d'hémorrhagie. J'affirme de plus que toute autre opinion paraîtra insoutenable à quiconque l'aura lu, avec le long chapitre dont il fait partie, dans Galien, dans Aetius, dans Paul d'Égine, dans Rhazès, dans Avicenne, dans Lanfranc, dans Guy de Chauliac, dans Tagault, où il est reproduit presque textuellement, et dans vingt autres auteurs qui l'ont copié, et que j'indiquerai aux personnes pour qui les huit qui précèdent ne seraient pas une autorité suffisante.

Ainsi donc le passage cité par l'auteur de la thèse n'est point relatif à l'anévrysme, et ce n'est point une omission de l'avoir passé sous silence en faisant l'histoire des méthodes d'opérer cette maladie : premier point qu'il fallait établir.

Ceci suffirait à ma justification, mais je veux à mon tour sonder l'érudition de celui qui me critique.

2° Ce passage n'est point de Rufus.

Quels motifs alléguerait l'auteur de la thèse pour établir, contre toute évidence, que ce passage est du médecin d'Éphèse? Il n'y en a qu'un seul; et ce motif, je l'allègue, puisque l'auteur de la thèse ne l'a pas fait : c'est qu'à la suite du titre du chapitre d'Aetius, on lit le nom de Rufus. Prétendrait-il en conclure que Rufus est l'auteur de tout ce chapitre? Cette prétention serait bientôt réfutée par ce chapitre même dans lequel sont cités des auteurs postérieurs à Rufus, tels que Philagrius, Galien, Oribase, etc.; donc ce chapitre n'est point de Rufus; donc ce chapitre ne contient de ce médecin que quelque opinion isolée. Mais à quoi reconnaître ce qui est de lui? Il n'y a que trois moyens d'arriver à cette détermination. Ou ses opinions se font connaître par des caractères intérieurs qui leur sont propres, c'est à dire par un rapport déterminé avec d'autres opinions qui nous viennent directement de lui, et qu'il est facile de reconnaître ; ou bien le témoignage de quelque écrivain postérieur autorise à les lui attribuer ; ou bien enfin, en l'absence de tout renseignement, on les lui attribue, parce qu'on ne trouve aucun autre auteur à qui l'on puisse plus naturellement les rapporter. Or, rien de cela n'est favorable à l'opinion de l'auteur de la thèse. Le passage n'a en lui-même rien qui puisse le faire attribuer à un auteur plutôt qu'à un autre ; mais ce qui le précède et le suit ne laisse pas la même incertitude. Si l'on voulait oublier un instant où cela se trouve, rien ne ferait penser à Rufus, et l'on verrait, presque dans chaque mot, des opinions ou des connaissances que l'on sait appartenir à Galien, et qui reparaissent en une foule d'endroits dans ses ouvrages. Qu'est-ce donc, quand on considère ces fragmens au milieu du chapitre dont ils font partie, et quand on reconnaît que ce n'est pas une phrase ou deux dont il s'agit de désigner le véritable auteur, mais un chapitre entier à attribuer à Rufus sans nul motif qui y autorise, et un homme comme Galien à accuser d'un énorme plagiat, reproduit comme à plaisir dans les plus importans de ses ouvrages ? Donc encore une fois, et pour vingt autres raisons qu'il serait superflu de déduire, le passage en question n'est point de Rufus.

3° Galien n'a point copié ce passage ; Galien n'est point un copiste dans ce qu'il dit de l'anévrysme, quoi que puisse prétendre, à cet égard, l'auteur de la thèse présentée au concours.

Que le chapitre presque entier d'Aetius, dans lequel

se trouve ce passage, soit pris à peu près textuellement dans les œuvres de Galien, c'est ce dont il est facile à chacun de s'assurer en un instant. On n'a qu'à jeter pour cela les yeux sur le traité *De methodo medendi*, aux chapitres 2 et 3 du livre V; il n'y a pas même là matière à controverse, le fait est indubitable. Or, parce qu'un compilateur très souvent infidèle dans ses citations a placé en tête de ce chapitre le nom d'un homme auquel il ne peut pas appartenir, est-ce une raison suffisante pour en dépouiller celui chez qui on le trouve dans toute son extension, et avec plus de développemens encore? Est-ce une raison pour enlever à Galien des idées reproduites sous diverses formes dans tous les endroits de ses œuvres qui se rapportent au même sujet? Non, assurément non. Ce serait se montrer dépourvu de tout esprit de critique que d'en agir ainsi. Et quelque penchant qu'on eût à prendre ce parti, on serait encore dans l'impossibilité de le faire; car on se trouverait en face d'une multitude d'auteurs qui, en reproduisant ou les idées fondamentales du chapitre en question, ou même la plupart des détails qu'il renferme, ne manquent pas d'avertir qu'il appartient à Galien, de qui ils l'empruntent. Tels sont, pour n'en citer qu'un petit nombre : Rhazès, *Continens*, lib. XXVIII, tr. 1, cap. 2; Avicenne, lib. IV, fen. 4, tr. 2, cap. 16 et 18; Lanfranc, *Practica quæ dicitur ars completa totius chirurgiæ*, doctr. III, tract. 1, cap. 9; Guy de Chauliac, traité III, *des Plaies*, chap. 3; Tagault, *Institut. chir.* lib. II, cap. 12.

Je puis m'arrêter ici et conclure que ma troisième proposition est suffisamment prouvée, savoir : que Galien n'a point copié de Rufus le passage cité dans la thèse présentée au concours par M. Lisfranc.

Quant à ma quatrième proposition, qu'il n'y a point d'originaux grecs de Rufus, relatifs au traitement de l'anévrysme, qu'on puisse comparer avec ceux de Galien, pour voir si celui-ci en a copié les expressions, j'attendrai, pour en donner des preuves, qu'elle soit contestée. Je ferai seulement remarquer que la proposition contraire a de quoi étonner de la part d'un historien qui se pique d'avoir tout examiné par lui-même, et qui doit avoir la mesure d'érudition indispensable pour cela, j'entends la connaissance de ce qui nous reste des sources originales de la médecine grecque.

Voilà ma défense achevée contre le premier paragraphe de la thèse présentée au concours par M. Lisfranc.

Que l'auteur se défende à son tour :

1° D'avoir cité comme description d'une méthode de traitement de l'anévrysme un passage qui n'est point relatif à l'anévrysme;

2° D'avoir attribué à Rufus un passage qui n'est pas de lui;

3° D'avoir traité faussement Galien de copiste; de l'avoir accusé de copier dans Rufus un passage qui n'est pas de Rufus et qui n'est de personne que de Galien lui-même;

4° D'avoir commis une inadvertance qui a lieu d'étonner de sa part, en regrettant de ne pouvoir, à défaut de temps, comparer à l'original grec de Galien l'originalgrec de Rufus, relatif au traitement de l'anévrysme, qui n'existe pas.

En attendant, je passe au deuxième paragraphe de la thèse. Il est relatif à la méthode d'opérer l'anévrysme qu'on trouve réellement décrite dans Aetius.

Ici on ne me reproche ni inexactitude ni omission; mais moi j'y reprocherai une omission à l'auteur de la thèse.

Elle consiste à s'attribuer l'honneur d'avoir débarrassé cette histoire d'un nom cité à tort par les historiens, et à taire le nom de quelqu'un qui l'avait déjà fait auparavant.

« Aetius, dit-il, décrivit plus tard un autre procédé *qui paraît lui appartenir*. » Et plus loin : « Comme on le voit, nous rayons de cette histoire le nom de Philagrius auquel on rattache ordinairement ce procédé, sans qu'on apporte même en faveur de cette opinion une raison au moins probable. » Comme je suis, avec Sprengel, le seul historien qui ait été mis en cause par l'auteur de la thèse, le lecteur pourrait supposer qu'une partie de cet : *on rattache ordinairement*, et de la conséquence, vient à mon adresse ; or, voici ce que j'ai dit dans mon article. « La méthode consignée dans les écrits d'Aetius est attribuée à Philagrius par les historiens, quoique le nom de ce chirurgien, placé en tête du chapitre *sur le ganglion*, qui précède immédiatement celui *sur l'anévrysme*, ne se trouve nulle part dans ce dernier. » J'avais donc, avant l'auteur de la thèse, rayé le nom de Philagrius de cette histoire, et j'avais même indiqué la cause de l'erreur qui l'y avait fait introduire.

Le troisième paragraphe de la thèse de concours traite des deux procédés décrits par Paul d'Egine. J'ai dit que le premier de ces procédés ressemblait à celui décrit dans Aetius, si l'on retranchait de ce dernier le temps qui consiste à lier l'artère à distance au-dessus de la tumeur avant d'ouvrir l'anévrysme.

« Le texte est assez obscur, dit l'auteur de la thèse ; cependant il est naturel de penser que la ponction se faisait dans le sac, et que les ligatures étaient placées au-dessus et au-dessous... On voit qu'il n'est pas tout-à-fait exact de dire, comme l'a fait M. Dezeimeris, qu'elle ressemble à celle d'Aetius. »

A cela je réponds que le texte ne me paraît pas obscur ; qu'il n'est point naturel de penser que les ligatures fussent placées au-dessus et au-dessous de l'anévrysme, puisqu'elles étaient toutes deux passées du même coup, et avec une seule aiguille par dessous l'artère ; j'ajoute enfin que j'ai dit en quoi cette méthode différait de celle d'Aetius, et que je n'y vois pas d'autre différence que celle que j'ai indiquée.

L'auteur de la thèse passe aux Arabes et prétend qu'ils ne se bornèrent point, *comme on l'a dit* (je suis de ceux qui l'ont dit) à copier les Grecs. Je maintiens mon dire jusqu'à ce que l'auteur de la thèse ait prouvé le contraire. Il ne l'a point fait jusqu'à présent, car le passage qu'il cite d'Avicenne, et qu'il tire d'un chapitre copié presque textuellement de Galien, n'est pas plus relatif aux anévrysmes que le prétendu passage de Rufus, mais se rapporte uniquement, de fait, et dans l'intention de l'auteur, aux plaies compliquées d'hémorrhagie.

« Guy de Chauliac, dit l'auteur de la thèse, parle le premier de la compression appliquée sur la tumeur, en y ajoutant l'action de substances astringentes. »

Guy de Chauliac n'est ni le premier qui parle de la compression, ni le premier qui y ajoute l'action des substances astringentes ; Galien a enseigné et pratiqué tout cela ; plus que cela même, puisqu'il a employé aussi les réfrigérans, et qu'il rapporte le cas d'un esclave qui fût guéri d'un anévrysme en appliquant long-temps de la neige dessus, d'après le conseil d'un homme étranger à la médecine. Je cite ce fait en passant pour montrer à l'auteur de la thèse combien il se trompe en assignant au dix-huitième siècle l'origine de la méthode des réfrigérans, et en en faisant remonter tout au plus, avec d'autres, les premières traces jusqu'à Th. Bartholin.

L'auteur de la thèse termine son historique par un paragraphe où je suis inculpé plus fortement que dans ceux qui précèdent, mais contre lequel il ne me sera pas plus difficile de me défendre.

« Ici commence, dit-il, une discussion plus intéressante, puisqu'il ne s'agit de rien moins que de la véritable origine de la méthode d'Anel. On sait que plusieurs auteurs l'ont rapportée à Guillemeau; M. Dezeimeris le nie formellement, et prétend que Guillemeau ne fit que suivre la méthode d'Aetius. Nous ignorons ce qui a pu induire ce savant dans une telle erreur; mais il est facile de démontrer que Guillemeau a indiqué en *propres termes* la méthode d'Anel et qu'il n'a point suivi celle d'Aetius. »

Et moi je dis qu'il n'y a qu'une chose facile à démontrer, parce qu'il n'y a qu'une chose vraie, c'est que Guillemeau n'a décrit en termes propres ni impropres la méthode que j'ai revendiquée pour Anel, et qu'il n'a fait que suivre celle d'Aetius. Qu'on ne s'en laisse point imposer par l'assurance avec laquelle l'auteur de la thèse ajoute, après avoir rapporté un long passage de Guillemeau : « On voit que le procédé de cet auteur n'a aucune analogie avec celui d'Aetius. » Je vais mettre le lecteur à même d'en juger. Je n'ai qu'à placer en regard la description que chacun d'eux donne de l'opération qu'il propose. Je ne demande que la permission de faire auparavant une seule remarque : c'est que la méthode d'Anel consiste *essentiellement*, *uniquement* à faire la ligature de l'artère au dessus de la tumeur, *sans toucher à celle-ci*, et que la méthode d'Aetius consiste *à ouvrir la tumeur* après avoir lié l'artère au dessus, *à vider cette tumeur des caillots et du sang grumelé qu'elle contient*, puis à la panser, de façon à faire qu'elle se remplisse de chairs et s'obstrue. On va voir à laquelle de ces méthodes ressemble l'opération de Guillemeau.

Premièrement, on marque le trajet de l'artère à la partie interne du bras, depuis l'aisselle jusqu'au pli du bras; ensuite, en cette même partie interne du bras, et sur ce trajet à trois ou quatre doigts au dessous de l'aisselle, on fait une simple incision en long à la peau, à l'endroit de l'artère où elle se rencontre au toucher, et l'ayant peu à peu découverte, on l'isole avec soin des parties environnantes, on la soulève avec un crochet mousse pour passer au dessous deux liens de fil et la lier solidement; on la coupe ensuite entre les deux ligatures, et l'on panse. Cela fait, n'ayant plus à redouter l'hémorrhagie, on ouvre la tumeur, on ôte tout le sang grumelé qu'elle contient, on recherche l'artère d'où est venu le sang, on la lie comme la précédente, on remplit la plaie de pâte d'encens, et on la fait suppurer.

Aetius, Tetrab. IV, serm. 3, cap. 10.

Premièrement, je remarquai sur le cuir l'artère en la supérieure et intérieure partie de l'avant-bras (du bras), ainsi qu'elle descend de l'aisselle au pli du bras, trois doigts au dessus d'icelui, et en cette même partie, suivant ce que j'avais remarqué, je fis une simple incision en long au cuir qui était comme séparé à l'endroit de l'artère où elle se rencontre au toucher, et l'ayant ainsi descouverte, passay par dessous avec une grosse esguille courbe une petite fisselle desliée, puis avec icellefisselle, je liay la dicte artère à double nœud. Cela faict, tout le sang groumelé et autre caillé contenu en la tumeur furent ostés, puis les parois de la tumeur furent lavées avec eau de vie, en laquelle j'avais fait dissoudre un peu d'égyptiac pour corriger la pourriture jà commencée en cette partie; un mois après, le malade fut parfaitement guairy, sans estre aucunement estropiat de son bras.

Guillemeau, *La Chirurgie françoise*, etc. Edit. de Paris, 1594, pag. 92.

Que pense le lecteur maintenant de la hardiesse de l'auteur de la thèse à dire que le procédé de Guillemeau n'a aucune analogie avec celui d'Aetius? et quelle analogie trouve-t-il au contraire entre la méthode d'Anel, qui consiste à lier l'artère au dessus de la tumeur, *sans toucher à celle-ci*, et l'opération de Guillemeau, qui, après avoir lié l'artère comme Aetius, *vide*, comme Aetius, la tumeur anévrysmale *des caillots de sang qu'elle renferme*, et lave même ses parois avec de l'eau-de-vie chargée d'égyptiac avant de la panser pour la faire suppurer?

Comme la *non-incision* de la tumeur est ce qui caractérise essentiellement la méthode d'Anel, l'auteur de la thèse, pour trouver ce caractère dans l'opération de Guillemeau, n'a pas craint d'émettre une assertion qui est une erreur flagrante et palpable. Il prétend que la tumeur n'a point été ouverte, que *le sang groumelé et autre caillé* a été retiré par l'ouverture qui y existait avant l'opération. Ainsi, pour ne pas convenir que cette opération n'a nulle ressemblance avec celle d'Anel, il ne craint pas de dire qu'on a pu vider un anévrysme ancien et de la grosseur du poing des concrétions fibrineuses résistantes et des caillots qui existent dans les tumeurs de cette nature et de ce volume, qu'on a pu même en laver les parois, à travers une ouverture qui n'était, selon toute apparence, qu'un pertuis par lequel commençait à se faire un suintement purulent. N'est-ce pas là une assertion bien étrange?

Il est facile de voir, dans l'observation de Guillemeau, que cette ouverture n'est pas autre chose que ce qui vient d'être dit; voici un passage de cette observation; il n'a pas besoin de commentaire.

« Après une saignée faicte au ply du bras, était survenu un petit aneurisme, qui par succession de temps était accru de la grosseur du poing, auquel enfin le sang contenu en iceluy se groumela : ce qui fut cause d'engendrer quelque commencement de pourriture en la dicte tumeur, comme il s'aperceut par le cuir, qui avait changé sa naifve couleur en noirceur et lividité, estant mesme altéré et ouvert : pour à quoi obvier, *et au grand flux de sang principalement, qui s'en pourrait ensuivre, avec déperdition d'esprits, si l'ouverture se faisait plus ample*, je proposay, etc.... »

Cela est clair, l'ouverture n'était pas assez grande pour qu'il pût y avoir, à moins qu'elle ne s'agrandît, flux de sang et déperdition d'esprits; donc il est évident pour tout le monde, excepté pour l'auteur de la thèse, que cette ouverture dut être considérablement agrandie par l'opérateur, pour qu'il pût vider la tumeur de *tout le sang groumelé et autre caillé contenu en elle*, et pour qu'il pût en laver les parois; donc, Guillemeau pratiqua dans ce cas l'opération d'Aetius, et non pas celle d'Anel; donc l'auteur de la thèse n'a rien prouvé contre la priorité adjugée à Anel pour la méthode connue sous son nom, en rapportant l'observation de Guillemeau.

Quant à la conclusion que Guillemeau tire de ce fait : « en cas pareil, le chirurgien peut sûrement découvrir l'artère vers sa racine et partie supérieure, et la lier *de même façon et sans autre cérémonie* », conclusion que l'auteur de la thèse rapporte en déclarant que la méthode d'Anel est tout entière dans ce peu de mots, il est clair que cette conclusion ne peut renfermer que ce que renferme lui-même le fait d'où elle est déduite; *lier l'artère de mesme façon et sans autre cérémonie*, ne veut pas dire faire l'opération d'une façon différente, et en se gardant bien de toucher à la tumeur, au lieu de l'ouvrir comme on l'avait fait. Sans autre cérémonie, signifie tout simplement sans s'arrêter à une multitude de traitemens inefficaces ou dangereux qui ont été proposés, et qui ne valent pas la ligature *qui y est seule proufitable*.

Après avoir prouvé que la méthode d'Anel n'est pas dans Guillemeau, on pourrait se dispenser de suivre l'auteur de la thèse, qui, croyant l'avoir trouvée dans les œuvres de ce disciple d'Ambroise Paré, a pensé qu'elle devait remonter jusqu'au maître. Mais puisqu'il croit en effet avoir mis le doigt dessus, et qu'il affirme avec assurance que c'est là qu'est la véritable origine de cette méthode, je vais remonter avec lui jusque-là ; car moi aussi j'aime à aller aux sources. Or voici le passage allégué d'Ambroise Paré (livre VII, chap. 34).

« Je conseille au jeune chirurgien qu'il se garde d'*ouvrir* les anévrysmes, *si* elles ne sont fort petites, et en parties non dangereuses, coupant le cuir au-dessus, le séparant de l'artère; puis on passera une aiguille à séton, enfilée d'un fort fil, par sous l'artère aux deux côtez de la playe, et sera ladite artère liée, puis coupée, et la playe traictée comme une simple playe, laissant tomber le filet de soy-mesme : et ce faisant nature engendre chair, qui sera cause de boucher l'artère. »

L'auteur de la thèse trouve là le précepte de lier l'artère au-dessus de la tumeur, et de ne point toucher à celle-ci ; car il faut qu'il y ait cela pour qu'on y trouve la méthode d'Anel. Moi j'y vois tout le contraire.

Si les anévrysmes sont volumineux et situés en des parties où leur ouverture serait dangereuse, répète Paré avec la longue suite de ses prédécesseurs depuis Aetius, il faut les respecter et se garder de les ouvrir. « Je conseille au jeune chirurgien qu'il se garde d'ouvrir les anévrysmes *si elles ne sont fort petites, et en parties non dangereuses.* » *Mais si* elles sont fort petites et en parties non dangereuses, dit évidemment ce passage, c'est alors le cas de les opérer, et cette opération se fait « *coupant le cuir au-dessus, le séparant de l'artère* », etc. Donc, première conclusion, Paré veut que l'on *ouvre* l'anévrysme *quand il est opérable.*

Maintenant, où veut-il que l'on fasse la ligature? Je

puis déjà répondre : à l'endroit de la tumeur, puisqu'il ne parle que de couper, d'ouvrir en un seul endroit ; mais en voici une nouvelle preuve.

L'auteur de la thèse pense qu'il s'agit d'une ligature à distance de la tumeur et au-dessus d'elle. Mais, dans la langue de Paré, *au-dessus* ne veut pas plus dire *au-delà par en haut*, que *par sous* ne veut dire *au-delà par en bas*. *Au-dessus*, pour Paré, signifie exactement la peau qui est *sur la tumeur*. Je maintiens ce sens pour incontestable. Que si l'on a quelque doute sur cette interprétation, on n'a qu'à prendre la traduction latine des œuvres de Paré, et toute incertitude cessera, car on y lit *superincidatur cutis*; en un seul mot, *superincidatur !* pour rendre tout doute impossible. Et qu'on n'aille pas dire que la traduction peut être infidèle, car elle a pour auteur celui à qui l'on attribuait tout à l'heure la méthode d'Anel, Guillemeau lui-même, auquel on ne peut objecter qu'il n'a pas bien compris la pensée de son maître, et qui se serait bien gardé de l'affaiblir en un point sur lequel il aurait eu la même opinion, et auquel il aurait attaché tant d'importance.

Paris, 30 juillet 1834.

Réplique à M. Lisfranc, par M Dezeimeris.

Dans la partie historique de la thèse présentée au concours par M. Lisfranc, j'étais attaqué d'une manière fort tranchante comme auteur d'un article sur le même sujet, qu'on disait entaché d'inexactitudes et de graves omissions. Cette thèse n'était pas encore livrée au public, ni même aux compétiteurs de M. Lisfranc, elle n'était encore connue que de ses affidés, que déjà le bruit se répandait de tous côtés que M. Lisfranc avait fait une critique accablante de mon article.

Je n'avais pas l'honneur de connaître personnellement M. Lisfranc, mais je m'étais fait une idée peu favorable de son respect pour les convenances, qu'il invoque aujourd'hui, d'après le ton dont ses disciples, et jusqu'à son libraire, parlaient d'une discussion qu'ils n'étaient pas aptes à juger.

Ce ton n'était pas supportable, et je devais répondre au plus tôt. Je ne pris que le temps nécessaire pour écrire une réponse. Il ne m'en fallut pas beaucoup pour démontrer, je crois, que ce n'est point mon article, mais la thèse présentée au concours par M. Lisfranc, qui contient de nombreuses erreurs.

Cette réponse fut prête assez tôt pour qu'il me fût possible, au moment même où l'amphithéâtre de la Faculté se remplissait pour l'argumentation de la thèse, de témoigner publiquement, en faisant en quelque sorte le dépôt de ma défense, que je ne me tenais pas pour battu, et de protester ainsi qu'il faudrait m'entendre avant que de me condamner. Ma réponse aux critiques de M. Lisfranc, dont je n'avais alors que quelques épreuves, que je n'avais pas même eu le temps de corriger, a été insérée dans les *Archives générales de Médecine*. On vient d'y répliquer par un écrit intitulé : *Quelques recherches sur l'histoire chirurgicale des anévrysmes, en réponse à M. Dezeimeris, par M. Lisfranc.*

Si l'art de manier la plaisanterie avec légèreté, si l'art d'embrouiller avec adresse des questions trop embarrassantes pour qu'on y réponde, si le sophisme ingénieux et subtil suffisaient, je ne dis pas pour persuader des esprits légers et ignorans, mais pour convaincre les hommes sérieux et instruits que de graves erreurs sont de solides vérités ; si ces brillantes qualités de l'esprit, qu'on ne connaissait pas, je crois, jusqu'à ce jour, à M. Lisfranc, étaient capables de le tirer du mauvais pas dans lequel il s'est engagé, assurément il aurait gain de cause. Mais des plaisanteries, mais des subtilités, mais des récriminations sophistiques, mais des allégations qui ne brillent pas toujours par la bonne foi, ne sont pas des preuves, et l'auteur de la thèse présentée au concours restera, je crois, convaincu, même après ses *Quelques recherches sur l'histoire chirurgicale des anévrysmes*, d'avoir chargé cette histoire de plus d'erreurs qu'il n'y a dans sa thèse d'alinéas qui y soient relatifs.

Je lui prouverai même qu'il en a commis beaucoup de nouvelles dans ces *Quelques recherches*, et il sera démontré encore une fois qu'on peut avoir beaucoup d'assurance et peu de savoir, de l'esprit, du talent, tout ce qu'il faut pour acquérir une science solide, et être encore fort loin de la posséder. Mais quant à présent, et vu le peu d'espace dont je puis disposer dans ce journal, je me bornerai à montrer que les attaques qu'on dirige vers moi portent à faux, et à prouver que toutes mes objections contre la thèse subsistent, qu'aucune n'a été repoussée, et qu'on reste convaincu de toutes les erreurs que j'avais signalées, et dont on n'a pu se défendre.

Il y a deux espèces d'attaques dirigées contre moi dans les *Quelques recherches*. On me reproche d'abord de m'être défendu pendant le concours; on trouve cela peu délicat de ma part; et l'on prétend ensuite que je me suis trompé sur quelques questions d'histoire.

Je n'admets que sous condition le besoin de me défendre sur le premier point. Ou bien c'est M. Lisfranc lui-même qui, par l'intermédiaire de *ceux* qui lui *prêtent* leur plume, m'adresse ce reproche ; ou bien ce sont les *gaillards* (c'est ainsi que leur libraire les désigne) qui font les recherches et écrivent pour lui, qui se croient en droit de m'adresser des interpellations à cet égard. Si c'est M. Lisfranc, je lui répondrai que le concours m'était chose parfaitement indifférente ; que j'étais attaqué, et que j'avais le droit de me défendre ; que rien ne l'avait obligé, lui, à imaginer et à soutenir de graves erreurs historiques, tout exprès pour attaquer des documens que j'avais rassemblés sur le même sujet, et qui restent des vérités en dépit de ses attaques; qu'il serait ridicule de s'attribuer le droit de critiquer quelqu'un dans une thèse qui va faire du bruit un instant, qui sera lue forcément par beaucoup de monde, au moins le jour de l'argumentation qu'elle va subir, et de ne concéder à la personne attaquée d'autre droit que celui de se défendre contre cette thèse quand on aura cessé de s'en occuper, quand personne plus n'y songera, c'est à dire le lendemain de son apparition. Je lui dirai enfin que cette prétention n'est pas moins ridicule que l'assertion par laquelle il termine sa brochure, d'un effort qu'il aurait dû faire sur lui-même pour ne pas se fâcher tout de bon de la liberté grande que j'avais prise à son égard.

Que si le reproche d'une atteinte portée aux convenances m'est adressé, non par M. Lisfranc, mais par ceux qui font les recherches et écrivent pour lui, au lieu de leur répondre je les engagerai à ne jamais parler convenance et délicatesse quand il sera question du concours qui vient d'avoir lieu, et de la thèse qui y a été présentée par M. Lisfranc.

Je passe outre, pour ne plus revenir désormais sur cette partie de la discussion.

Si je voulais suivre l'attaque dans tous les détours où elle s'est fourvoyée, et relever tous les faux pas qu'elle a faits dans une route où il est si facile de broncher quand on s'y engage sans la connaître, je n'en finirais pas. J'aurai une autre fois plus de loisir et plus de place. Aujourd'hui il faut être bref.

Toutes les objections, les arguties et les hypothèses contenues dans les seize premières pages de la brochure tombent d'elles-mêmes, et il ne reste de cette partie des *Quelques recherches* que les erreurs que l'auteur y a glissées, dès qu'on sait qu'il y a plusieurs éditions latines d'Aetius, que je l'ai cité d'après les trois meilleures, conférées ensemble, tandis que l'auteur de la thèse et des *Quelques recherches* s'est servi, et s'obstine à se servir de l'édition défectueuse d'une mauvaise traduction. A lui permis si cela lui convient; je ne m'amuserai pas à lui prouver qu'il a tort. Je dirai seulement que si huit éditions d'Aetius publiées depuis celle qu'il préfère, et dans aucune desquelles on n'a adopté la traduction qui obtient son suffrage, n'avaient pas suffisamment démontré l'infériorité de cette traduction, il trouverait peut-être des preuves suffisantes de la supériorité de celle de Cornarius (en attendant qu'il puisse les comparer lui-même l'une à l'autre et avec les meilleurs manuscrits) dans les dissertations qu'ont publiées à ce sujet deux savans critiques dont je ne lui dirai pas les noms pour lui laisser momentanément le plaisir de dire avec malice, comme il a fait dans ses *Quelques recherches*, que c'est parce que je ne les connais pas.

J'ai dit que l'auteur de la thèse avait attribué à Rufus

un passage qui n'est pas de Rufus; j'ai dit que l'auteur de la thèse s'était gravement trompé en prétendant que Galien avait copié ce passage de Rufus; je l'ai mis dans la nécessité ou de reconnaître que Rufus n'a aucun droit sur ce passage, ou d'accuser Galien de l'énorme plagiat de plusieurs longs chapitres du plus important de ses ouvrages pratiques; je lui ai fait remarquer que tout le fond de ces chapitres se retrouvait même dans d'autres écrits de Galien (circonstance dont il ne tient pas compte parce qu'il ne remonte aux sources que quand on lui en donne l'indication et qu'on les lui met sous la main); je l'ai montré en contradiction avec tous les écrivains en chirurgie qui ont paru depuis Galien et qui citent leurs sources; j'ai démontré, je puis le dire, sur tout cela, les erreurs de l'auteur de la thèse d'une manière irréfutable.

Il m'oppose, pour sa défense, l'autorité de Peyrilhe, lui qui convient (pag. 19) que *l'autorité ne prouve rien contre le fait*, et encore l'autorité de Peyrilhe qui évidemment se trompe dans cette circonstance; l'autorité de Peyrilhe à laquelle j'ai déjà opposé l'autorité plus puissante des faits; l'autorité de Peyrilhe à laquelle j'ai opposé plusieurs autorités graves, et à laquelle j'en opposerai vingt autres qui, dans cette question, ont beaucoup plus de poids que la sienne.

L'auteur de la thèse m'oppose en second lieu un passage de mon article relatif *à la définition* de l'anévrysme, quand il s'agit d'un passage tout différent sur la ligature et la torsion des vaisseaux dans les plaies saignantes, ou, selon la fausse interprétation qu'il en donne, d'un passage sur le *traitement* de l'anévrysme.

Puis, par dessus tout cela, des plaisanteries qui ne prouvent rien que l'esprit de l'auteur, des efforts pour trouver des contradictions où il n'y en a pas, des arguties, où il y a peu de dignité et de bonne foi, pour rapprocher et mettre en opposition les uns avec les autres des passages qui se rapportent à des objets différens, enfin des assertions décidément fausses, comme quand on me fait nier que Rufus ait donné une définition de l'anévrysme, quand je nie *seulement qu'il en ait distingué les espèces, qu'il en ait assigné la curation, et qu'il n'ait guère laissé au médecin de Pergame que l'honneur de le copier;* ou bien encore, quand on dit que Rufus, ou tout autre, applique la torsion aux veines comme aux artères, tandis qu'il prescrit un traitement particulier pour chaque espèce de vaisseau ouvert, ce qu'on ne peut déguiser qu'en tronquant le passage.

J'arrive donc à la page 25 de la brochure, et je demande : L'auteur a-t-il prouvé que le passage qu'il attribue à Rufus soit de Rufus? non, mille fois non. A-t-il prouvé que ce passage et tout le chapitre dont il fait partie ait été copié de Rufus par Galien, et non pas de Galien par Aetius, et par vingt autres auteurs qui le déclarent euxmêmes? L'a-t-il prouvé? Non, bien moins encore assurément. Il peut donc chercher de nouveaux argumens en attendant que je réponde en détail à ce qu'il a donné pour des argumens.

Il peut en chercher aussi pour prouver qu'il s'agit du traitement de l'anévrysme dans un passage où il n'est question que de plaies actuellement saignantes, et à l'égard desquelles on est incertain si l'hémorrhagie qu'elles fournissent provient de la blessure d'une artère ou de celle d'une veine.

Il peut en chercher pour prouver (ce qui est faux) que l'auteur du chapitre en question, c'est à dire Galien, donne le nom d'anévrysme à l'hémorrhagie simple telle que celle dont il s'agit dans ce chapitre; que cet auteur donne également le nom d'anévrysme à l'hémorrhagie fourn'e par une artère et à celle fournie par une veine; ou même enfin, pour donner plus d'avantage à l'auteur de la thèse, quoique ce soit déplacer la question, qu'il donne le nom d'anévrysme à toute tumeur formée par du sang épanché, que ce soit une artère, ou que ce soit une veine qui l'ait fourni. Ce sont là les assertions qui se trouvent dans les pages suivantes de la brochure, mais assertions sans preuves, comme on le pense bien.

L'auteur nous apprend (pages 29 et 30) que, quand il comparait Rufus et Galien et traitait celui-ci de copiste, lorsqu'il regrettait de ne pouvoir, à défaut de temps, s'assurer si le plus moderne de ces deux auteurs avait copié jusqu'aux expressions de son prédécesseur, quand il parlait en un mot de comparer les originaux, son regret n'était point de ne pas pouvoir comparer, dans ces originaux, le plus ancien au plus moderne, Rufus à Galien, mais de ne pouvoir se donner le plaisir de comparer le grec de Galien avec le grec d'Aetius qui lui est postérieur de plusieurs siècles. A la bonne heure! cette explication est doublement curieuse; car elle nous apprend, d'une part, qu'on devra appeler les *originaux* d'un auteur une phrase transportée de ses écrits dans une compilation faite bien des siècles après lui; et d'autre part, elle établit comme un principe de critique non encore découvert, mais qui peut être d'un grand usage, qu'un excellent moyen de s'assurer si Galien a copié un auteur plus ancien que lui, c'est de voir, dans un compilateur beaucoup plus moderne, et dont l'autorité comme historien ou comme critique est parfaitement nulle, si le passage relatif au même sujet est exprimé dans les mêmes termes ! C'est quelque chose d'avoir appris cela dans la brochure. L'auteur a voulu m'apprendre, en outre, qu'il existe des manuscrits grecs d'Aetius et qu'on en trouve plusieurs à la Bibliothèque royale. Je le remercie de son obligeance, mais je pouvais me passer de son avis, qui ne m'a rien appris, par la raison que j'ai à ma disposition un fort bon manuscrit, qui appartint autrefois au savant René Moreau, et qui, ayant été conféré par lui avec les quatre meilleurs manuscrits de la Bibliothèque, est plus que suffisant pour en tenir lieu dans une dispute telle que celle que j'ai à soutenir.

Je passerais par dessus la page 31, si je n'avais à repousser le reproche qui m'y est adressé (on va voir avec quelle justice), d'avoir tronqué un passage de la thèse ; le voici tout entier : « Comme on le voit, nous rayons de cette histoire les noms de Philagrius et d'Antyllus, auxquels on rattache ordinairement plusieurs de ces procédés, sans qu'on apporte même en faveur de cette opinion une raison au moins probable. » Or, en parlant du procédé de Philagrius, et de celui-là seulement, j'ai fait remarquer, après avoir cité la partie de la phrase de la thèse qui s'y rapporte, de la manière suivante : « Comme on le voit, nous rayons de cette histoire le nom de Philagrius, auquel on rattache, etc. », j'ai fait remarquer, dis-je, que j'avais déjà fait cette élimination dans mon article, et que non seulement je l'avais motivée, mais que j'avais indiqué la cause de l'erreur de beaucoup d'historiens, ce que n'avaient fait ni l'auteur de la thèse, ni Peyrilhe, ni Sprengel, quoi qu'il en dise. Et voici la preuve de ce que j'avance par rapport à Sprengel ; je copie ses propres expressions : *uebrigens ist er* (Philagrius) *der erste der das Aneurysma zu operiren Anleitung giebt.* (Kurt Sprengel, *Versuch einer pragmatischen Geschichte der Arzneykunde.* 3e édit. Halle, 1823, t. II, p. 130). Et puisqu'il plaît à l'auteur des *Quelques recherches* de relever le nom d'Antyllus, dont je n'avais pas parlé, silence qu'il interprète comme un aveu de quelque grosse faute que j'aurais faite sur son chapitre, je prétends au contraire prouver à l'auteur de la thèse qu'il ignore les motifs pour lesquels Antyllus a été souvent désigné pour l'inventeur d'une méthode décrite par Paul d'Égine, qu'il serait en peine d'indiquer ceux pour lesquels il a rayé le nom d'Antyllus de cette histoire, et qu'il y en a peut-être de meilleurs encore pour laisser cette question dans le doute. Ici comme en une foule d'endroits des *Quelques recherches*, il saute aux yeux que l'auteur ne connaît des sources que les seuls passages dont il a trouvé l'indication dans Peyrilhe, dans Sprengel et dans mon article.

Le défaut d'espace m'oblige à terminer ici; mais je ne puis le faire sans dire quelques mots de la prétention de l'auteur de la thèse, de trouver la méthode dite d'Anel dans Guillemeau, et même dans Paré, prétention qui est vivement soutenue par l'auteur des *Quelques recherches*, et que je crois avoir ruinée dans ma première réponse. Je dirai avec mon antagoniste : « En résumé, il me paraît qu'il y a dans la manière dont nous entendons ces passages, des différences tellement tranchées, qu'il faut de toute nécessité que l'un ou l'autre demeure chargé d'un ou de plusieurs contre-sens. » C'est au public à voir qui de nous est en défaut. Pour moi, quand je compare l'opération de Guillemeau à la méthode d'Aetius, qui lie l'artère au-dessus de l'anévrysme *et vide la tumeur*, et à celle d'Anel, qui lie l'artère *sans toucher à la tumeur*, je ne puis m'empêcher de reconnaître que c'est à la méthode d'Aetius qu'elle ressemble, puisque Guillemeau lia l'artère au-dessus *et vida la tumeur de tout le sang groumelé et autre caillé contenu en elle* ; et quand je lis dans Ambroise Paré : « Je conseille au jeune chirurgien qu'il se garde d'ouvrir les anévrysmes si elles ne sont fort petites et en parties non dangereuses », il m'est impossible de ne pas voir là le conseil de respecter les anévrysmes volumineux et situés en des parties où leur ouverture serait dangereuse, comme au cou, par exemple, (conseil répété par tous les chirurgiens depuis Aetius), et de ne se décider à ouvrir ou opérer de la manière qu'il indique, que ceux qui sont petits et dans des parties non dangereuses, comme au pli du bras. Il m'est impossible aussi de ne pas voir exprimé d'une manière parfaitement claire, dans la suite du passage français, ou de la traduction latine de Guillemeau, au choix de l'auteur des *Quelques recherches*, le sens que je lui ai donné, et qu'on ne peut altérer sans changer la valeur des mots et bouleverser toutes les idées.

(Extrait de la *Gazette des Hôpitaux*, du 9 août.)

Un dernier mot de M. Dezeimeris, en réponse au dernier mot de M. Lisfranc.

Extrait de la *Gazette des Hôpitaux*, du 26 août 1834.

C'est un système suivi par certains personnages, et qui réussit, dit-on, dans le monde, de vanter bien haut leurs succès, au moment même où ils auraient à déplorer leurs revers les plus décisifs. Tel va s'applaudir dans un cercle d'amis ou de flatteurs d'être sorti triomphant d'une lutte, qui s'est échappé tout meurtri de la carrière, aux yeux de ceux qui avaient observé le combat.

En choisissant son monde, et ne laissant parvenir la brochure publiée sous son nom qu'aux personnes à qui il lui plaît de l'adresser, M. Lisfranc peut se flatter d'en trouver un certain nombre qui lui donnent gain de cause, parce qu'il y en a beaucoup qui n'entendent rien à la question et qui n'en prennent pas moins parti, et parce que un plus grand nombre, quoique capables de l'entendre, trouvent plus simple d'adopter une assertion que d'examiner des preuves. Je n'ai ni le loisir, ni la volonté de faire imprimer, comme M. Lisfranc, et de distribuer comme lui de longues brochures pour répéter qu'il s'est trompé sur tous les points de l'histoire de la chirurgie des anévrysmes, et pour soutenir les preuves que j'en ai données et les assertions que j'ai émises. Mais je désirerais sincèrement que le public médical sût à quoi s'en tenir sur les questions débattues entre nous. Il ne suffirait pas pour cela de démontrer que les vingt-quatre propositions du *dernier mot* de M. Lisfranc sont vingt-quatre erreurs dont quelques unes multiples; cela n'empêcherait point M. Lisfranc d'aller répétant à qui voudrait l'entendre : « Le passage que j'ai cité comme description d'une mé» thode d'opérer l'anévrysme, est bien relatif à l'ané» vrysme; ce passage, que j'ai attribué à Rufus, est bien » de Rufus; j'ai accusé Galien de l'avoir copié, et Galien » l'a copié; j'ai regretté de ne pouvoir comparer les ori» ginaux du copiste et de l'auteur copié, on m'a prouvé » que j'avais trahi par là mon manque d'érudition, puis» que les prétendus originaux n'existent pas; mais c'est » égal, je n'en ai pas moins eu raison pour cela de regret-

» ter de ne pouvoir comparer des originaux quels qu'ils » soient; d'ailleurs j'ai pris ma revanche en trouvant des » choses originales sur l'anévrysme chez les Arabes, et, » qui plus est, dans un chapitre copié des Grecs, et qui » n'est point relatif à l'anévrysme. J'ai dit que Sprengel » avait enlevé à Philagrius le procédé décrit par Aetius; » on m'a démontré le contraire en me citant les propres ex- » pressions de Sprengel, mais cela ne m'empêche pas de » répéter que j'ai eu raison, en ajoutant, comme nouvel » argument, une assertion fausse. J'ai dit que Guy de » Chauliac avait le premier employé la compression de la » tumeur anévrysmale; on m'a fait voir que je m'étais » trompé, et que la compression, telle que l'entend Guy » de Chauliac est dans Galien; mais je me suis vengé de » ce mécompte en confondant adroitement cette com- » pression avec l'emploi du tourniquet, et concluant que » M. Dezeimeris avait eu tort dans ce cas de dire que » Bourdelot avait le premier employé le tourniquet. J'ai » découvert que la méthode d'Anel se trouve au long dans » Guillemeau et même dans Ambroise Paré; à la vérité, » on a réduit à rien cette découverte, qui d'ailleurs n'est » pas mienne, et on a fait voir que je n'avais compris ni » Aetius, ni Paré, ni Guillemeau; on m'a mis hors d'état » de me défendre avec des raisons, en me mettant sous » les yeux la traduction latine de Paré par Guillemeau, qui » ne peut être entendue de deux manières; mais quand » tout argument m'est enlevé, il me reste mon imperturbable assurance, et je répète non seulement que M. De- » zeimeris se trompe dans la manière dont il entend » Paré, mais même qu'il n'a pas lu la traduction de Paré, » dont il m'a pourtant appris l'existence. »

Avec un pareil système il est évident qu'il n'y a pas de

solution possible à cette discussion, jusqu'à ce que des juges prennent la peine d'examiner les raisons alléguées de part et d'autre, et prononcent sur leur valeur.

SI C'EST L'AMOUR DE LA SCIENCE ET LE DÉSIR DE CONNAÎTRE LA VÉRITÉ QUI ANIMENT M. LISFRANC, IL ACCEPTERA LA PROPOSITION QUE JE VAIS FAIRE.

Nous allons déposer, lui et moi, la somme de 1000 fr. entre les mains d'un notaire qu'il désignera. Cette somme sera le prix d'un concours qui s'ouvrira entre nous. Un jury composé de professeurs de la faculté et de membres de l'Académie sera prié de nous entendre. (J'ai la certitude qu'un nombre suffisant de membres de ces deux corps savans acceptera le rôle de juges.) J'aurai à soutenir l'article anévrysme du *Dictionnaire de médecine*, qui a été attaqué dans la thèse présentée au concours par M. Lisfranc, l'article que j'ai mis dans les *Archives* pour le défendre, et ma réplique, insérée dans la *Gazette des hôpitaux* du 9 août.

M. Lisfranc, ou les auteurs de la thèse présentée par lui au concours de chirurgie, M. Lisfranc, ou les auteurs des *Recherches sur l'Histoire chirurgicale des anévrysmes* publiées sous son nom, et du *supplément* ajouté à cette brochure, M. Lisfranc ou ces auteurs, quel qu'en soit le nombre, auront à défendre ces divers écrits.

Si M. Lisfranc ou ces auteurs sortent vainqueurs de la lutte, le prix du concours leur appartiendra ; ils en disposeront comme ils l'entendront. Si c'est à moi que le jury adjuge le prix, j'en fais don à la bibliothèque de la Faculté de médecine, et tout ne sera pas perdu pour les vaincus, qui pourront y profiter des ouvrages dont ils l'auront enrichie.

Si M. Lisfranc refuse ce concours, son refus suffira

pour qu'on puisse apprécier les motifs qui l'ont engagé, lui ou les auteurs des écrits publiés sous son nom, à élever une discussion contre moi, qui n'ai jamais attaqué personne, et je déclarerai dès-lors que je regarderais comme perdu le temps qu'il faudrait employer pour répondre désormais un seul mot à tout ce qu'il pourrait plaire à M. Lisfranc de publier encore sur ce sujet.

DEZEIMERIS.

Nota. Beaucoup de professeurs étant sur le point de quitter Paris, je suis obligé de demander une prompte réponse. Je l'attends sous trois jours (1).

— Pour les personnes qui ont suivi consciencieusement nos débats, et qui veulent juger avec impartialité, je dois dire ici que les phrases sur Rufus et Galien, que M. Lisfranc cite dans l'espoir de me mettre en contradiction avec moi-même, et qu'il tire de l'article *Chirurgie*, du *Dictionnaire de Médecine*, ne sont pas de moi. Cet article *Chirurgie*, qui est extrait du *Dictionnaire historique de la Médecine, etc.*, n'est mien qu'en partie; c'est M. Raige-Delorme qui y a fait l'histoire de la chirurgie grecque et arabe, et principalement d'après Dujardin et Peyrilhe. Ma part commence avec l'histoire de la chirurgie de l'Europe occidentale au moyen âge.

Des Fractures en général.

Des diverses branches de l'art de guérir, il y a tout lieu de penser que la chirurgie est la plus an-

(1) Cette réponse ne vint pas.

cienne; et dans la chirurgie, il n'y a point de partie dont l'existence et le perfectionnement remontent à un temps plus reculé que celle relative au traitement des fractures. Les nations mêmes dont la civilisation est le moins avancée ne sont pas dépourvues de quelques rudimens de l'art de guérir les membres fracturés; et s'il fallait prendre à la rigueur les assertions de quelques voyageurs, des peuplades barbares posséderaient en ce genre des artistes d'une habileté remarquable. Quoi qu'il en soit, les monumens qui nous restent de la médecine des anciens nous montrent que la connaissance et le traitement des fractures et des luxations en étaient la partie la plus avancée. Les livres de la collection hippocratique relatifs à ces matières tiennent le premier rang parmi ceux que leur supériorité fait regarder comme des productions légitimes du célèbre médecin de Cos. La doctrine contenue dans ces livres ayant fait pendant vingt siècles le fond principal de toutes les connaissances qu'on posséda, nous croyons qu'il est convenable d'en donner une idée aussi étendue que le comporte la nature de cet article. Nous extrairons de ces ouvrages les passages qui se rapportent aux fractures en général, et qui y sont dispersés sans beaucoup d'ordre. Nous épargnerons aux lecteurs les réflexions que ces passages font naître naturellement ; nous nous abstiendrons même de les lier par des phrases qui n'ajouteraient rien au sens qu'ils renferment. Nous devons être économes d'espace, car nous sommes loin d'avoir celui qui serait nécessaire pour rapporter tout ce qu'il y a d'intéressant dans l'ouvrage d'Hippocrate.

Nous ne nous arrêterons pas à répéter les excellens enseignemens que donne le médecin de Cos sur les signes ordinaires des fractures, sur le temps que chacune d'elles demande pour arriver à une parfaite consolidation, sur la nature et le choix des matières qu'il faut employer pour l'appareil destiné à les contenir.

Les considérations sur lesquelles il fonde le pronostic se tirent de leur siège, loin ou près des articulations, de leur état de simplicité ou des complications diverses qu'elles peuvent présenter. Il note que, dans les fractures de la cuisse ou du bras, le déplacement des fragmens en dedans est plus dangereux que celui en dehors, à cause des vaisseaux qui se trouvent dans le premier sens (*lib. de Fract.*).

Les préceptes relatifs au traitement des fractures forment la partie la plus considérable de l'ouvrage, et c'est celle que nous allons surtout nous attacher à faire connaître. Nous laisserons parler Hippocrate lui-même. (Nous employons, à défaut de mieux, la traduction de Gardeil.)

« La situation, l'extension, la flexion, doivent se régler d'après les positions naturelles. On connaît les positions naturelles à la manière dont le membre se place dans les diverses actions, ayant égard à l'état de repos, à l'état moyen et à celui qui est le plus habituel (*du Laboratoire du chirurgien*, 16). »

« Quand la force des hommes suffit à l'extension, il ne faut pas employer inutilement d'autres moyens : il y a une sorte de barbarie à user des machines là où elles ne sont pas nécessaires. Mais lorsque la force des hommes, ou des moyens pareils ne suffisent point, il faut bien avoir recours à d'autres plus puissans, dont on soit le maître (*des Fractures*, 15).

« On fait une extension d'autant plus forte, que les os sont plus gros, plus forts, qu'il y en a deux de conjugués, et que tous les deux se trouvent cassés. On tire, à cet égard, une seconde considération de leur profondeur. L'extension doit être plus forte pour les os qui sont profonds, moindre pour ceux qui ne sont que faiblement recouverts. L'on a surtout à craindre le défaut d'extension suffisante, à moins qu'il ne s'agisse de réduire des os de petits enfans. On reconnaît si le membre est ramené à sa conformation naturelle en lui comparant son pareil, pourvu qu'il soit dans l'état naturel (*du Laboratoire du chirurgien*, 17). »

« Quand les fractures sont simples, sans plaies et sans esquilles, le traitement en est simple, si on les racommode aussitôt ou même le lendemain et s'il n'y a pas lieu de craindre qu'il se séparera quelque fragment de l'os; ou même, quoiqu'il y ait une plaie, si les extrémités des os cassés ne sortent point en dehors; et si enfin il n'y a point d'apparence qu'il se fasse des esquilles (*des Fractures*, 21). »

Après avoir donné tous les préceptes convenables, relativement à la nécessité de faire la réduction des fractures le plus promptement possible après l'accident qui les a causées, et avant tout développement de l'inflammation qui les suit, Hippocrate parle des cas où on n'a pu faire cette réduction en temps opportun; il montre que c'est vers le huitième jour que le relâchement des parties, procuré par un traitement convenable employé dans l'intervalle, permet de tenter cette opération, sans qu'on ait à redouter les accidents qu'elle aurait provoqués étant pratiquée à l'époque où le gonflement du membre et la tension des parties étaient le plus considérables.

« Tout étant alors dans le relâchement, les os se prêtent davantage au mouvement pour être parfaitement redressés, s'il le faut; dans ce cas, on les redresse, et l'on met les éclisses après avoir serré davantage, à moins qu'il n'y ait enflure à l'extrémité du membre avec douleur. On place les éclisses par dessus le bandage, et on les entoure d'autres bandes lâches, de manière qu'il ne résulte de l'addition des éclisses, ni de nouvelle incommodité, ni une cause d'enflure (*des Fractures*, 6). »

A côté des principes judicieux et des préceptes utiles dont on est redevable à Hippocrate, il faut signaler aussi les erreurs dans lesquelles il tomba, et qui eurent de l'influence sur la pratique de ses successeurs.

« Lorsque les bouts des os cassés ont de la saillie, et qu'on ne peut, au moyen des extensions, les ramener dans leur place, voici comment on s'y prend. On a des barres de fer à peu près pareilles à celles dont les tailleurs de pierre se servent en guise de levier, un peu plus larges et amincies d'un bout; l'on en a trois, ou même davantage, de différente grandeur, pour servir suivant les divers cas. On en insère une entre les deux bouts de l'os, par le côté aminci, et on la fait jouer comme un levier, en appuyant sur l'os, en travaillant à en ramener ainsi les deux bouts à leur place naturelle, vis à vis l'un de l'autre, durant qu'on fait faire l'extension; en un mot, l'on s'en sert comme l'on ferait si l'on avait à mouvoir une pierre ou une pièce de bois qui opposât une grande résistance. Les barres doivent être fortes pour ne point plier. L'on se procure ainsi une grande force, si le bout de la barre est bien placé, et si l'on sait s'en servir comme il faut. De toutes les machines inventées, celles qui augmentent le plus la force, sont au nombre de trois, le treuil, le levier et le coin. On ne saurait exécuter les ouvrages qui demandent une très grande force sans les employer, ou séparément, ou toutes réunies ensemble. Cette manière de repousser les os est d'un grand secours. On parviendra ainsi à les ramener en leur place, ou la chose sera impossible. Quand le bout de l'os qui fait saillie ne peut pas être bien assis sur la barre, parce qu'une de ses extrémités excède trop l'autre, il faut les scier un peu pour que la barre puisse avoir suffisamment de prise. On doit faire ceci dès le premier jour, ou le lendemain, point le troisième, le quatrième, ni le cinquième. Si l'on ne réussit point à remettre les os en place, le tourment qu'on y aura occasionné excitera une violente inflammation : du reste il y en aura toujours, quoiqu'on parvienne à les rajuster : l'on est même plus exposé aux convulsions quand les os sont remis, que si l'on ne peut les remettre. Il est bon d'être prévenu là-dessus, et qu'il y a peu d'espoir de conserver la vie, lorsque les convulsions arrivent. Il est donc bien essentiel, en repoussant les os en arrière, de le faire aussi doucement que possible. Les convulsions et le tétanos n'arrivent point dans les cas où les ligaments sont relâchés, mais quand ils sont trop tendus. Or, aux jours que j'ai dits, c'est le cas d'une extrême tension : il ne faut donc exciter alors aucun trouble, afin que la plaie ne s'enflamme que le moins possible, et que la suppuration soit abondante (*des Fractures*, 27). »

On trouve rarement de ces pratiques meurtrières dans la chirurgie d'Hippocrate ; il rentre bientôt dans les voies de la prudence, et donne les conseils les plus sages et les plus utiles.

« C'est par le nombre des compresses qu'il faut soutenir le bandage, plus que par la force employée à le serrer. Les linges doivent être doux, fins, légers, propres, larges, assez forts pour pouvoir se dispenser de mettre des éclisses, et il faut avoir soin de les arroser abondamment (*du Laboratoire du chirurgien*, 20). »

« Il faut avoir toujours attention que les éclisses ne touchent pas la chair à nu, et qu'elles n'appuient ni sur des os saillans, ni sur des articulations (*des Fractures*, 18). »

« En faisant l'application du bandage, on commence sur l'endroit malade, sans appuyer ni serrer guère. Après deux ou trois tours, on dirige la bande vers le haut, en serrant davantage, pour empêcher l'affluence du sang, et on arrête la première bande qui doit être courte. On en a une seconde, qu'on commence pareillement de rouler à l'endroit de la fracture; après y avoir fait un tour, on la dirige vers le bas, et on la serre moins que la première : on lui fait parcourir plus d'espace pour aller se terminer où la première a fini. L'on roule la bande de droite à gauche ou de gauche à droite, ou dans une autre direction, en suivant toujours celle qui paraît la plus utile et la plus propre à contenir les parties dans la bonne position. On met ensuite des compresses légèrement enduites de quelque cérat, propre à les tenir adhérentes et assujetties; on les recouvre enfin d'autres bandes, allant de gauche à à droite, et de droite à gauche, commençant par le bas, et faisant plus de tours de bas en haut que du haut vers le bas. Les parties grêles et sèches doivent être recouvertes de plus de compresses, par parties, sans vouloir rendre le bandage égal et uni, au moyen d'une seule compresse, tandis qu'il en faut une succession graduée (*des Fractures*, 5). »

« En commençant par l'endroit malade, on pousse les humeurs ichoreuses loin du mal, çà et là : si l'on commençait par un autre endroit, on amènerait les humeurs vers le mal. Ceci est un article important. On choisira donc le lieu pour commencer les bandages d'après ce principe ; on continue ensuite suivant l'occurrence, serrant moins quand on est éloigné du mal, de manière cependant que nulle part les bandes ne soient lâches ; elles doivent s'appliquer juste (*des Fractures*, 6). »

« En mettant le bandage, on observera toujours si le malade se plaint qu'il est trop serré à l'endroit du mal ; il ne doit pas l'être non plus sur les tubérosités ; le tout doit être arrangé de manière qu'il n'y ait pas de gêne par la grande quantité de linge, ni par une trop forte pression. Après les premières vingt-quatre heures, on doit lâcher un peu et le troisième jour un peu plus. Le second jour, il doit y avoir une légère enflure vers les extrémités du bandage ; le troisième jour elle doit être moindre : ceci est général pour tous les bandages ; on connaît, le second jour, à ce signe, si le bandage est serré convenablement. Après la dissipation de l'enflure on serre davantage, et l'on met plus de linge : on peut commencer quelquefois dès le troisième jour. Tout doit être relâché le septième jour, à compter du premier jour du bandage. Les extrémités des os réduits ne doivent point saillir, ni se sentir au toucher. Quand il y a des fanons, si les parties sont un peu charnues, et s'il n'y a ni plaie ni démangeaisons, on laisse le bandage sans le délier, jusqu'au vingtième jour. Quand il y a des raisons pour cela, l'on délie l'appareil dans le milieu, chaque trois jours, et l'on fixe de nouveau les fanons. Ayez attention que le bandage, la situation de la partie, sa figure, restent toujours les mêmes. Chaque membre a une situation qui lui est naturelle et habituelle : c'est celle-là qu'il est essentiel de lui donner (*du Laborat. du chirurg.*, 18-19). »

« On doit, en faisant les bandages, prévoir le danger des secousses, faire que les extrémités qui doivent se réunir se touchent, s'adaptent comme il faut, et que ni le besoin de tousser, ni celui d'éternuer, ne fassent de déplacement dans les points par où elles se touchent (*du Laborat. du chirurg.*, 23). »

Ce qui précède se rapporte aux fractures simples; les fractures compliquées demandent quelques modifications aux traitemens indiqués.

Dans les cas où les complications ne consistent que dans une plaie simple ajoutée à la fracture, « On se conduit en tout à peu près de même que s'il n'y avait pas de plaie, sinon en ce que le bandage doit être un peu moins serré. Quand tout va bien, l'on voit l'endroit de la plaie perdre continuellement de son enflure, ainsi que toute la partie recouverte du bandage. La suppuration s'établit ainsi plus tôt qu'en suivant toute autre méthode : les chairs noires et mortes tomberont en peu de temps, à mesure que l'endroit blessé et le voisinage se désenfleront. Le traitement se fait donc, en général, à peu près comme s'il n'y avait pas de plaie, à la réserve qu'on ne met point d'éclisses. C'est aussi pour cela qu'on y emploie un plus grand nombre de bandes; et parce qu'on les serre moins, et parce qu'on y place des éclisses plus tard, quand on y en met; l'on a soin alors qu'elles ne portent point sur la plaie : on les place plus mollement, afin qu'elles ne fassent point de compression, conformément à ce qui a été dit (*des Fractures*, 23). »

« Quand il n'y a pas lieu de craindre qu'il se détachera des esquilles, on doit mettre l'appareil de même que s'il n'y avait pas de plaie : l'extension de la partie, la manière de redresser les os, sont les mêmes, et le bandage est à peu près le même. On étend sur la plaie un cérat mêlé de poix; on la recouvre d'une compresse de linge fin, doublée en deux, et l'on enduit les entours de quelque léger cérat. Les bandes et les linges doivent être plus larges que s'il n'y avait pas de plaie; la largeur de la première compresse surtout doit excéder de beaucoup la largeur de la plaie, sans quoi ses bords feraient sur la plaie une impression qu'il faut éviter. Le premier tour doit recouvrir toute la plaie, l'excéder même un peu de chaque côté : on le fait dans le sens contraire à celui de la déchirure des chairs; l'on serre un peu moins que s'il n'y avait pas de plaie; les compresses et les bandes doivent toujours être d'un linge doux, mais plus encore quand il y a des plaies : leur nombre sera le même au moins que s'il n'y avait pas de plaie, ou plus grand; on l'augmentera jusqu'à ce que le malade trouve que tout est bien assujetti, sans être trop serré (*des Fractures*, 23). »

Un second genre de complications est celui où, sur une fracture qui paraissait simple et où il n'y avait pas de plaie, il se forme des abcès, et il se détache des parties désorganisées par la violence de l'accident.

« On connaît qu'il se fera quelque plaie par la douleur de la partie, et par les battemens. Les enflures des extrémités deviennent dures dans ce cas : si l'on veut y enfoncer le bout des doigts, elles résistent et se relèvent promptement. Quand on craint quelque chose de cette nature, il faut, après avoir défait le bandage, si l'on trouve des rougeurs, y mettre du cérat mêlé de poix, préférablement à tout autre. Si, au lieu des rougeurs, on trouve que la partie irritée est devenue noire, que les chairs sont mortifiées, et qu'après la suppuration les parties membraneuses se sépareront, on ne doit point rafraîchir la plaie, ni redouter beaucoup cet accident. On le soignera comme s'il y avait eu une plaie dès le commencement;

on fera le bandage en commençant par l'endroit tuméfié, serrant très peu les bandes, et allant toujours du bas vers le haut, avec précaution de serrer un peu plus aux endroits ulcérés : on se servira de linges propres, de bandes larges, en aussi grand nombre qu'on en emploierait si l'on mettait des éclisses, ou un peu moins. Les compresses qu'on placera sur les plaies seront enduites de cérat blanc. Toutes les chairs et les parties membraneuses qui sont noires, tomberont. Il ne faut point y faire d'applications mordantes, mais adoucissantes, comme dans une brûlure. On fortifie ensuite le bandage au troisième jour : on ne met point d'éclisses; on fait garder le repos et le régime plus scrupuleusement qu'auparavant. On peut être assuré que les chairs ou les membranes qui doivent tomber se détacheront beaucoup plus tôt en suivant cette méthode; que la pourriture ne s'étendra pas à beaucoup près autant; qu'enfin les enflures ne seront pas aussi considérables que si, après avoir délié le bandage, on avait fait le pansement avec des mondificatifs. De plus, après la chute des parties mortifiées, les chairs reviennent plus vite, et la cicatrice est plus prompte, qu'en pansant de toute autre manière. Le point cardinal est de savoir faire un bandage convenable et modéré, dans quoi il faut comprendre aussi la bonne situation de la partie et le choix des linges convenables, sans omettre le régime (*des Fractures*, 23). »

Ce n'est pas seulement le lieu de la fracture qui peut devenir le siège d'accidens variés.

« On ne doit jamais oublier que les membres qui restent long-temps dans la même position, sur des matières putrides, sont sujets à s'ulcérer, et que les entamures s'y guérissent difficilement (*des Fractures*, 24.) »

Quoiqu'il semble donner toute son attention à l'examen

local minutieux des parties malades, au détail des pansemens qu'elles exigent, aux pratiques de la partie mécanique de l'art, Hippocrate n'oublie pas l'importance des conseils plus généraux que la chirurgie emprunte dans ces cas à la médecine. Il règle avec soin le régime qu'on doit prescrire aux malades, selon les cas.

« Le régime, pour ceux dont la fracture est sans plaie et dont les bouts des os ne paraissent point au dehors, doit être modéré. Il suffira, durant les dix premiers jours, qu'ils prennent peu de nourriture, qu'ils ne fassent point d'exercice, et qu'ils usent d'alimens liquides, propres à tenir le ventre libre, s'abstenant des viandes et du vin. On augmente ensuite peu à peu. Ce que je dis du régime peut être regardé comme un précepte dont il faut se faire une loi dans le traitement des fractures pour y avoir une bonne réussite, sinon l'on peut être assuré qu'il s'y trouvera à la fin quelque inconvénient, pour avoir trop accordé, ou pas assez. » (*Des Fractures*, 8.)

« Le régime doit être plus rigoureux et plus long-temps continué quand il y a plaie dès le commencement, et quand les bouts des os sont en dehors. Pour le dire en un mot, toutes les fois qu'il y a de grandes plaies, on fait observer pendant long-temps un régime sévère. On se conduit de même dans tous les cas des fractures des os qui, après avoir été sans plaie au commencement, en ont ensuite, parce que des bandages ou les éclisses auront été trop serrés, ou pour toute autre cause. » (*Des Fractures*, 23.)

Après avoir donné sur la chirurgie d'Hippocrate relative aux fractures en général, des détails assez étendus, quoique bien insuffisans pour la faire connaître d'une manière complète, l'histoire de cette partie de l'art jusqu'aux temps modernes sera bien courte, puisque nous n'aurons à y faire entrer que les additions réellement neuves qui y furent faites par les chirurgiens, en assez petit nombre, qui s'en occupèrent d'une manière spéciale.

Nous noterons dans Celse trois choses dignes de remarque, d'abord une erreur, adoptée sans contestation pendant bien des siècles, savoir : la prétention d'augmenter ou d'amoindrir à son gré, avec des remèdes, la formation du cal; puis ensuite deux méthodes de traitement qui ont reparu dans les temps modernes comme des découvertes nouvelles; l'une pour les cas de non-réunion des fractures, l'autre pour les cas de réunion vicieuse. Voici ces méthodes, décrites par l'auteur :

« Quelquefois encore les os se reprennent parfaitement; mais le cal pousse trop, et le membre est gonflé à cet endroit. Lorsque cela arrive, il faut frotter la partie pendant long-temps avec de l'huile, du sel et du nitre, faire des fomentations dessus avec de l'eau chaude salée; y appliquer un cataplasme résolutif et serrer le bandage plus fort. Le blessé doit vivre de légumes, et se faire vomir de temps en temps; par là le cal diminuera à proportion que le corps perdra de son embonpoint : il est bon aussi d'appliquer sur le membre correspondant un cataplasme de moutarde et de figues, et de l'y laisser jusqu'à ce qu'il fasse érosion, pour attirer sur cette partie l'afflux des humeurs : lorsqu'on aura diminué, par ces moyens, la grosseur du cal, on remettra le malade à son genre de vie ordinaire. » (*Celse*, liv. VIII, sect. X, chap. 7.)

« Mais si, lorsque la plaie sera guérie, les os ne se sont pas repris, parce qu'on aura été obligé de les remuer souvent, et de lever souvent l'appareil, il n'est pas difficile après d'en procurer l'agglutination. Si la fracture est ancienne, il faudra étendre violemment le membre fracturé, séparer les fragmens avec la main, et les faire ensuite rejoindre l'un contre l'autre, afin qu'ils s'effleurent par leur choc mutuel, que les matières visqueuses qui peuvent s'être amassées autour s'en détachent, et que, par ce moyen, on renouvelle en quelque façon la fracture : on doit, toutefois, en faisant ces tentatives, observer soigneusement de n'offenser ni les muscles ni les nerfs. On fomentera ensuite l'endroit de la fracture avec du vin dans lequel on aura fait bouillir de l'écorce de grenade, et on appliquera par dessus cette écorce même, mêlée avec du blanc d'œuf. Le troisième jour, on lèvera l'appareil, et on fomentera la partie avec une décoction de verveine; le cinquième jour on fera la même chose, et on appliquera des attelles tout autour de la fracture; on continuera de lever et de remettre l'appareil, ainsi que l'on avait dit plus haut. » (*Celse*, liv. VIII, sect. x, chap. 7.)

« Il arrive néanmoins, quelquefois, que les fragmens de l'os se consolident l'un sur l'autre, et que le membre reste défiguré et plus court que son pareil; on y ressent des picotemens continuels si les fragmens sont pointus. Dans ce cas, il faut fracturer l'os de nouveau. Voici comment cela se fait : on fomente pendant long-temps, avec de l'eau chaude, la partie fracturée ; on la frotte ensuite avec du cérat liquide, puis on l'étend ; pendant ce temps, le chirurgien sépare avec ses mains les fragmens dont le cal est encore tendre et les remet dans leur situation naturelle. S'il ne peut y parvenir, il faut appliquer, du côté vers lequel l'os incline, une attelle garnie de laine, placer ensuite l'appareil, et forcer ensuite l'os à reprendre sa première position. » (*Celse*, liv. VIII, sect. x, chap. 7.)

Passons à un autre auteur.

On trouve de la précision et de la justesse dans le résumé de Soranus sur les fractures, en vingt-trois aphorismes, recueillis dans la collection chirurgicale de Nicétas, et qui ouvrent le fragment de cette collection publié par Cocchi (*Græc. chirurg. lib. Sorani unus de fracturarum signis, etc.; e Coll. Nicetæ ed. ab. Ant. Cocchi.* Florence, 1754, in-fol., p. 44-51).

Soranus substitua à la méthode d'Hippocrate pour la réduction des fractures du bras, laquelle consistait dans l'emploi de l'ambi, c'est à dire de l'extension de tout le membre, une autre méthode, qui consistait à fléchir l'avant-bras, et à tirer sur le bras même au-dessus et au-dessous de la fracture. Quoique Paul d'Égine, qui nous a conservé cette idée de Soranus (*De re med.*, lib. VI, cap. 99), n'indique point les motifs de l'auteur, il est difficile de n'y pas voir celui de mettre les muscles du membre fracturé dans le plus grand relâchement possible; et à ce titre, la méthode de Soranus méritait d'être signalée.

Galien pratiqua la chirurgie tout le temps qu'il habita dans sa patrie; il l'exerça aussi quelque temps à Rome, mais il ne tarda pas à y renoncer, pour se conformer à l'usage établi alors dans la capitale du monde de séparer dans la pratique les deux parties du même art. Le médecin de Pergame a montré d'ailleurs dans ses ouvrages qu'il les possédait au même degré l'une et l'autre. Ce qu'il a écrit sur les fractures occupe un assez grand espace parmi ses œuvres. Galien développe le texte d'Hippocrate avec beaucoup de prolixité dans ses Commentaires; mais il le résume avec beaucoup de justesse et de netteté dans son *Methodus medendi*, lib. VI.

Il expose les avantages d'une situation commode et qui fatigue le moins possible par sa permanence, et, selon lui, pour la plupart des parties, cette position est la demi-flexion.

Il parle d'un *glossocome* pour l'extension permanente de la cuisse (*Meth. med.*, lib. VI). Enfin il répand de plus en plus l'idée que les lotions tièdes fréquentes *amollissent*, *dissolvent* le cal, et permettent de le faire céder si la consolidation s'est faite d'une manière vicieuse.

En commentant Hippocrate, qui avait dit que les os divisés ne se réunissaient pas, il enseigne que ces parties ne se réunissent point par cicatrice, mais sont maintenues unies par l'ossification des parties qui les enveloppent immédiatement.

On ne trouve rien de neuf dans Paul d'Égine sur les fractures considérées en général; mais nous dirons, quoique ce ne soit pas ici le lieu où l'on doive chercher cette remarque, qu'il est le premier qui ait parlé de la fracture de la rotule, et qu'il l'a fait de manière à ne laisser rien à ajouter d'important à ses successeurs jusqu'au XVIIIe siècle.

A côté de cet éloge, il mérite un reproche pour ne pas s'être borné, comme ses prédécesseurs, à attaquer un cal exubérant par l'emploi de remèdes insignifians comme les astringens et les emplâtres *porolithes*, mais pour avoir conseillé de le découvrir et d'en emporter toute la partie exubérante, soit avec l'instrument tranchant, soit même avec le trépan. Dans un cas qui semblerait par sa gravité devoir, bien plus que le précédent, enhardir le chirurgien à tout tenter, dans le cas où un membre a été mis hors d'usage par la réunion des fragmens dans une situation vicieuse, Paul d'Egine interdit de rompre le cal, à cause du danger de l'opération.

Les Arabes ont traité assez longuement des maladies des os, et leur époque n'est pas absolument stérile pour l'histoire de la chirurgie des fractures.

Rhazès blâme la méthode usitée par les chirurgiens de son temps, de rompre le cal difforme par des coups brusques et violens, au risque de faire une fracture ailleurs qu'à l'endroit où elle existait. Il veut qu'on commence par employer les moyens regardés comme propres à amollir le cal, après quoi une forte extension suffit pour séparer les bouts de l'os non parfaitement consolidés. (Rhazès, *Totum continens*, lib. XXIX, Tr. 1, cap. II.)

On trouve dans Rhazès l'idée que la réunion des os fracturés ne se fait point par une véritable soudure, mais que les bouts sont maintenus réunis par une virole qui les enveloppe.

Haly-Abbas a parlé de la *crépitation*, comme signe des fractures, avec plus de précision qu'on n'avait encore fait; il rapporte qu'un vieillard de 70 ans, ayant la cuisse difforme après la consolidation d'une fracture, se la fit casser de nouveau, et mourut dans l'opération.

Je citerai deux passages d'Avicenne, l'un sur la nature du cal : la virole osseuse; l'autre sur le cal difforme et sur les pratiques usitées alors pour détruire ces difformités, et je dirai qu'on pourrait facilement trouver dans un autre la méthode de White de *réséquer* les bouts des fragmens non réunis d'une fracture pour les raviver.

« Currit super ea (fragmenta) incarnatio ex materia cartilaginosa conjungens inter duo ossa, de genere ejus quod facit currere faber de plumbo super continuationem æris et aliorum. » (Avicenne, *Canon.*, lib. IV, fen. V, Tract. II, cap. I.)

« Quandoque fractura est restaurata non secundum quod oportet : et est necessarium ut iteretur ejus fractura, quare oportet ut restaurator sciat dispositionem alrosboth (le cal), qui restauravit os. Quod si fuerit magnus, fortis, non vadat ad frangendum ipsum secundo; fortasse enim non erit possibile ut frangatur ex loco fracturæ primæ propter fortitudinem alrosboth, quare frangetur in alia parte loci. Quod si non invenitur excusatio, tunc oportet ut præcedat, et leniat, donec mollificetur alrosboth, et mollificantia ipsum sunt medicinæ prædictæ in capitulo duritierum illic : sicut cutis alalic et dactyli, et sicut species fœcum, oborum, et alahealat, et medullæ ossium, et medullæ granorum cotti, et ejus similia: deinde frangatur, et oportet ut assiduetur cum hoc embrocatio cum aqua calida, et introitus tinæ in die multoties. Quod si non profecerit illud, et experimentum, et motio significaverint firmitudinem vehementem, tunc oportebit ut secetur caro ita ut sit possibile fricare alrosboth ex latere, et destruere vel debilitare eum cum ea; deinde frangatur et restauretur : et curetur vulnus curatione suá. Et multoties quidem est possibile ut curetur fractura male restaurata absque fractura secunda, leniendo alrosboth cum eo quod scis, deinde æquetur : et quando servatur super ipsam, æquatur super ipsam alrosboth iterum, et excusat fracturam proprie in corporibus lenibus. » (Avicenne, *Canon*, lib. IV, Fen V, tr. III, cap. X.)

Albucasis est l'auteur arabe qui a traité des fractures avec le plus d'ordre, de netteté, et de la manière la plus complète. Il ne donne son ouvrage que comme un résumé de ce que les anciens avaient écrit sur la matière ; on y trouve néanmoins plusieurs choses à citer, sinon comme originales, du moins comme étant présentées sous un aspect nouveau.

« Tortuositas quando accidit membro post sanationem ejus, et eminentia ossi fracto, aut nodatio, et fœdatur per illud forma membri, tamen membrum non prohibet ab operatione sua naturali, cave stolidorum medicorum exemplo, denuo membrum loco suo et sanitati restitutum frangas. Nam inventi sunt adeo amentes qui hoc fecerunt. » (Albucasis, *Chirurg.*, lib. III, cap. XXII.) A cette méthode qu'il proscrit, Albucasis substitue l'emploi d'une foule d'emplâtres ou de cataplasmes amollissans, pour rendre le cal susceptible de céder ; et dans le cas où ils ne produisent pas cet effet et où la difformité du membre est par trop incommode, il propose de scier l'os au-dessus du cal, et de réséquer le superflu de ce dernier. « Si autem tortuositas jam inveterata et fortis facta est, et conversa est in lapidem, ut amplius non possit curari sine ferro, tunc oportet ut secetur superior ejus pars et solvatur continuatio ejus ossis, et incidatur quod superfluit ex nodatione aut osse, cum incisoriis subtilibus. Hæc omnia administranda sunt magna cura et sollicitudine (lib. III, cap. XXII).

Dans les fractures compliquées de plaies, si la réduction des fragmens ne peut se faire, Albucasis veut qu'on en résèque les bouts avec la scie, assez pour que la réduction se fasse sans difficulté (Albucasis, *Chirurg.*, lib. III, cap. XIX); idée prise de Celse, mais un peu modifiée. Enfin Albucasis parle, lui aussi, de la virole osseuse qui constitue le cal, et même du *cal provisoire*.

« Natura annectit super os fractum ex omni parte aliquid simile ossibus, in quo est crassitudo quæ adhæret, et stringit ipsum donec conglutinantur et ligantur ad invicem, ita ut firmitate et robore omnes suas functiones obeat, quemadmodum fecerat ante fracturam. » (Albuca- *Chirurg.*, lib. III, cap. I.)

Tous les écrivains occidentaux du moyen-âge copient quelquefois Galien, très souvent Avicenne, et presque toujours Albucasis. Il est inutile de donner ici des lambeaux de leurs copies. Je ferai exception en faveur de Guy de Chauliac, parce qu'il nous fait connaître un procédé qui n'est pas suffisamment indiqué ailleurs, pour fracturer de nouveau un membre consolidé dans une situation difforme. Voici le passage de Guy de Chauliac dans la traduction de Mingelousaulx (traité V, chap. I) : « Si l'os se trouvait mal repris, que le calus n'eût pas plus de six mois, il le faudrait ramollir, en le faisant tremper dans une décoction de mauves, de guimauves et d'autres émolliens, ou par des cataplasmes faits avec les mêmes herbes, comme dit Jamier, desquels on se servira durant quinze jours, et par après faisant une grande et forte extension avec des liens qui soient bons, on rompra encore d'un coup de genou l'os dans le mesme endroit, et on le remettra bien, continuant ensuite de traiter la partie de la façon que nous l'avons déjà dit. Il arrive souvent, dit Avicenne, qu'en ramollissant le calus par l'ordre que nous venons d'exposer, on rajuste la fracture sans qu'il soit besoin de rompre l'os déjà lié ; pour moi j'ai vu que par le moyen des poids et de la poulie on en venait fort bien à bout ; mais si la fracture est vieille et le calus endurci, vous n'y devez pas absolument toucher, c'est l'avis de tous les experts de la profession, et certainement il aurait été plus avantageux à ce sage duquel parle Haly-Abbas, *sur le troisième de l'art*, de vivre étant boiteux que de mourir dans de très grands tourmens. Si pourtant le calus était fort incommode, et qu'on vous pressât extrêmement d'y remédier, Avicenne conseille qu'on fasse une incision dans la chair, qu'on râcle le calus, et qu'on l'emporte par ce moyen; après quoi on doit traiter la fracture comme nous l'avons dit. » (Traité v, chap. I.)

C'est sur ce fonds fourni par les anciens que travaillèrent les chirurgiens de la renaissance, et ceux qui les suivirent jusqu'au dix-huitième siècle. On ne trouve à signaler chez eux, relativement aux fractures en général, rien de neuf, si ce n'est la remarque faite par Fabrice de Hilden de la non-réunion qu'on observe assez souvent chez les femmes grosses; remarque confirmée depuis par Alanson, et qui est mise hors de doute par un nombre assez considérable de faits, bien qu'elle ait été contestée jusqu'à ces derniers temps.

Il est bon de noter aussi que Fabrice de Hilden recommanda dans beaucoup de cas la position demi-fléchie; que le même Fabrice de Hilden, et, environ un siècle après lui, Purmann, parlent de l'opération qui consiste à fracturer de nouveau un os mal réduit et consolidé dans une position vicieuse, en gens qui l'ont eux-mêmes pratiquée.

Les anciens, comme on l'a vu, et les chirurgiens du dix-septième siècle, avaient transmis un fonds très riche sur les fractures; mais ce fonds consistait surtout en observations isolées, qui demandent des lecteurs déjà formés, et ne suffisent pas pour constituer la science et la faire avancer. Laurent Verduc avait tenté de faibles efforts pour en faire un corps de doctrine. J. L. Petit mit au jour son *Traité des maladies des os*, et ses prédécesseurs furent oubliés. Personne n'avait encore rattaché, avec autant de soin qu'il le fit, l'anatomie exacte des parties à l'étude des fractures et des luxations, qui seraient sans elle d'une obscurité impénétrable. L'emploi des machines pour la réduction des os luxés et fracturés est tout ce qu'on peut reprocher à J. L. Petit.

Bien long-temps après, parut un ouvrage écrit probablement à la même époque; c'est le *Traité des maladies des os*, du grand anatomiste Duverney, qui, sous divers rapports, ne le cède point au précédent.

Comme traités généraux, ces deux ouvrages ne furent point surpassés jusqu'à la fin du dernier siècle. Les considérations générales des Closs sur les maladies des os, les résumés de Pallas et de Manne, et la riche compilation de Bœtcher ne les firent point oublier; mais les travaux d'une foule de chirurgiens ou d'expérimentateurs jetèrent beaucoup de lumière sur quelques uns des sujets les plus importans de cette partie de l'art.

L'anatomie pathologique s'étudia à dévoiler le travail naturel par lequel les fractures se consolident. On a fait à l'article *Cal* l'histoire des recherches de Duhamel, Haller et Dethleef, Hunter, Troja, Bonn, etc.

Les principes généraux du traitement des fractures avaient peu varié depuis des siècles. Surmonter à tout prix la puissance des muscles qui ont déplacé les fragmens, et affronter ceux-ci suivant leurs rapports naturels; s'opposer à un nouveau déplacement par des bandages résistans qui ne permissent pas une nouvelle déformation du membre, ou par l'application permanente d'une force qui l'étendît sans cesse, tel était le but thérapeutique pour lequel on avait toujours des machines prêtes. On ne s'apercevait point que, dans la plupart des cas, la tendance continuelle des os à se déplacer, et la résistance prodigieuse des muscles, étaient le résultat de l'extension même dans laquelle on plaçait le membre fracturé. Guillaume Sharp et Percival Pott se partagent l'honneur d'avoir établi pour condition fondamentale de la réduction et du maintien des fractures, l'attention de placer le membre de telle sorte que les muscles qui tendraient à déplacer les fragmens soient dans le plus grand relâchement possible.

Ces principes, adoptés en France par Lassus qui les y fit connaître, par Sabatier et quelques autres, s'y seraient sans doute propagés et établis; mais l'école de Desault, dont les opinions étaient fort opposées, bien qu'on ne puisse d'ailleurs lui contester le mérite d'avoir singulièrement éclairé le diagnostic et même la thérapeutique générale des maladies des os, l'école de Desault l'emporta durant plus d'un quart de siècle, et ce n'est que depuis un petit nombre d'années qu'on a commencé à revenir aux principes des deux célèbres chirurgiens anglais.

D'après ce qu'on a lu plus haut, ce n'est pas comme des découvertes qu'il faut citer, dans le traitement des fractures non consolidées, la méthode de Hunter de frotter les fragmens l'un contre l'autre; celle de White de les rafraîchir; celle du même auteur d'en pratiquer la résection, et l'application faite par Park de cette opération aux maladies des articles, opérations que l'on trouve clairement dans Paul d'Égine et Rhazès; mais ces méthodes doivent être signalées comme des vérités long-temps perdues, puis retrouvées.

L'histoire de la chirurgie des fractures ne pourrait se continuer dans les temps plus rapprochés de nous sans empiéter sur le domaine *du dogme;* il est temps de renvoyer à l'article auquel celui-ci fait suite, et de passer à la bibliographie. (*Dictionnaire de médecine.*)

TABLE DES MATIÈRES.

PREMIÈRE PARTIE.

DEUXIÈME PARTIE.

(1) C'est chapitre II, qu'il aurait fallu mettre.

BIBLIOTHEQUE NATIONALE DE FRANCE
3 7531 01510756 9

www.ingramcontent.com/pod-product-compliance
Ingram Content Group UK Ltd.
Pitfield, Milton Keynes, MK11 3LW, UK
UKHW012006240726
13965UKWH00001B/194

9 782011 919076